Anusati Thumm • Katharina Zeh

Handbuch Ätherische Öle

65 Öle für Gesundheit & Wohlbefinden

Anusati Thumm • Katharina Zeh

Handbuch Ätherische Öle

65 Öle für Gesundheit & Wohlbefinden

INHALT

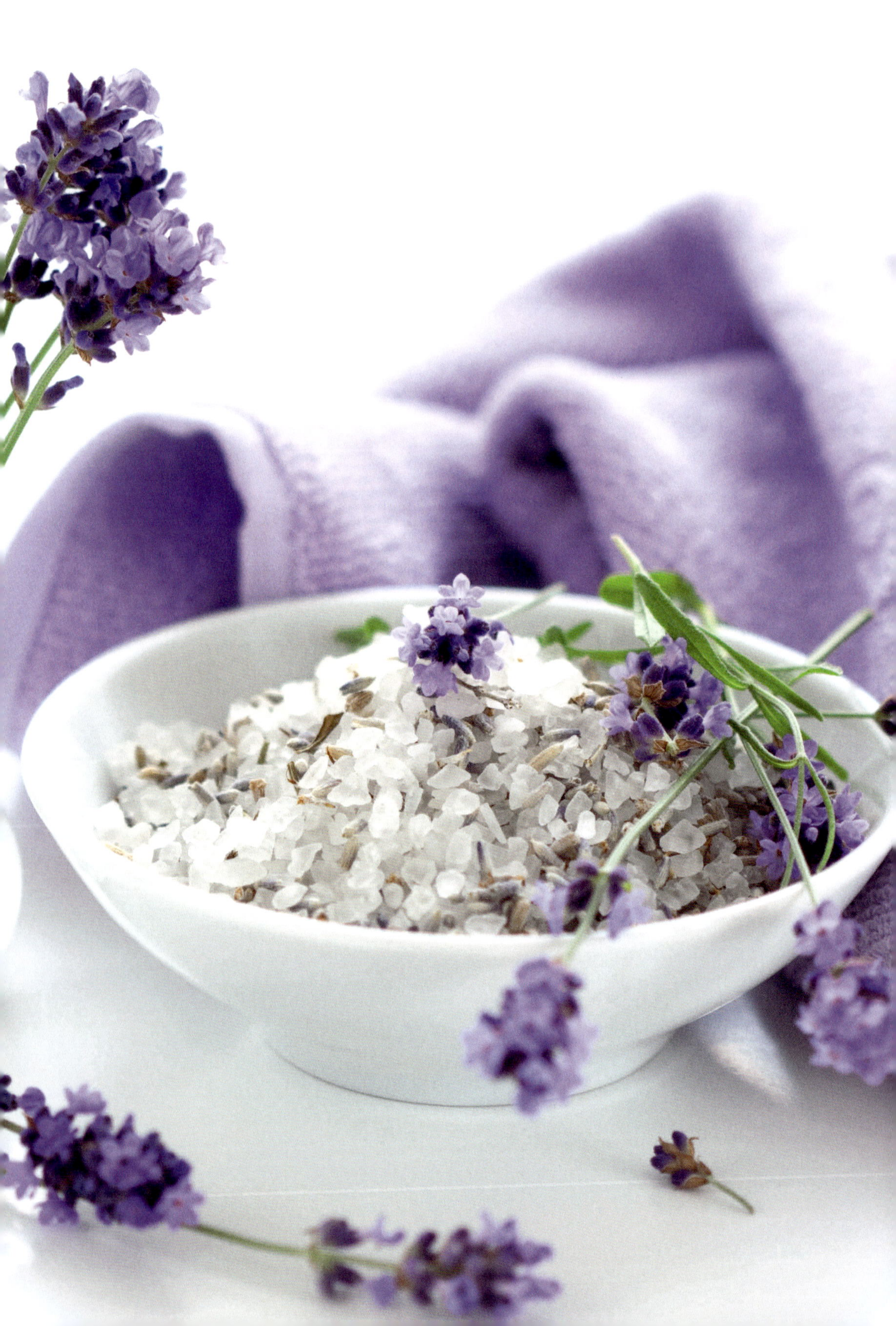

Vorwort zur Neuauflage

Mit der vorliegenden, von Anusati Thumm komplett überarbeiteten Ausgabe des beliebten „Handbuch Ätherische Öle" möchten wir Ihnen, liebe Leserinnen und Leser, nach nunmehr elf Auflagen ein aktualisiertes Werk in die Hände legen, das dem heutigen Stand der Aromatherapie und Aromapflege entspricht.

Seit dem ersten Erscheinen dieses Buches im Jahr 2004 haben sich die Verwendungsmöglichkeiten der ätherischen Öle stetig erweitert. Basierend auf einer Vielzahl von internationalen Veröffentlichungen und Studien können wir heute in vielerlei Hinsicht von wissenschaftlich nachweisbaren Wirkungen der Öle sprechen. Parallel dazu liegen neue praktische Erkenntnisse und Erfahrungen von Aromaexpert*innen vor, die sowohl untereinander als auch in Veröffentlichungen und Seminaren vermittelt werden.

Besonders freuen wir uns, dass die Aromapflege nach jahrzehntelanger Pionierphase nun Einzug in viele Krankenhäuser, Pflegeeinrichtungen und Hospize gehalten hat – nicht zuletzt aufgrund der engagierten Arbeit aromatherapeutisch bestens ausgebildeter Mitarbeiter*innen, die diese Form der Komplementärmedizin in ihren Häusern und Einrichtungen erfolgreich vorgestellt haben.

Ätherische Öle sind hochwirksame und konzentrierte Pflanzenstoffe. Manche Inhaltsstoffe sind gut verträglich, andere wiederum können bei zu hoher Dosierung oder falscher Anwendung problematisch sein. Wir empfehlen unseren Leserinnen und Lesern, vor Verwendung der Öle alle wichtigen Informationen im ersten Teil des Buches gründlich zu lesen. Unter Berücksichtigung dieser Basisinformationen werden Sie viel Freude an diesen heilsamen, naturreinen Pflanzenstoffen haben.

Im zweiten Teil des Buches werden die wichtigsten ätherischen Öle in Wort und Bild beschrieben. Hier finden Sie auch Besonderheiten oder Warnhinweise zu den einzelnen Ölen sowie Informationen zu den Hauptinhaltsstoffen und Verwendungsmöglichkeiten. Die dazugehörigen zahlreichen Rezepturen ermöglichen eine schnelle und einfache Anwendung, sowohl für den häuslichen Gebrauch als auch für die professionelle Pflege.

Alle Informationen zu den Inhaltsstoffen der einzelnen Öle sowie zahlreiche Fotos wurden von der Firma Primavera Life GmbH freundlicherweise zur Verfügung gestellt – hierfür möchten wir uns sehr herzlich bedanken.

JOY Verlag im Januar 2023

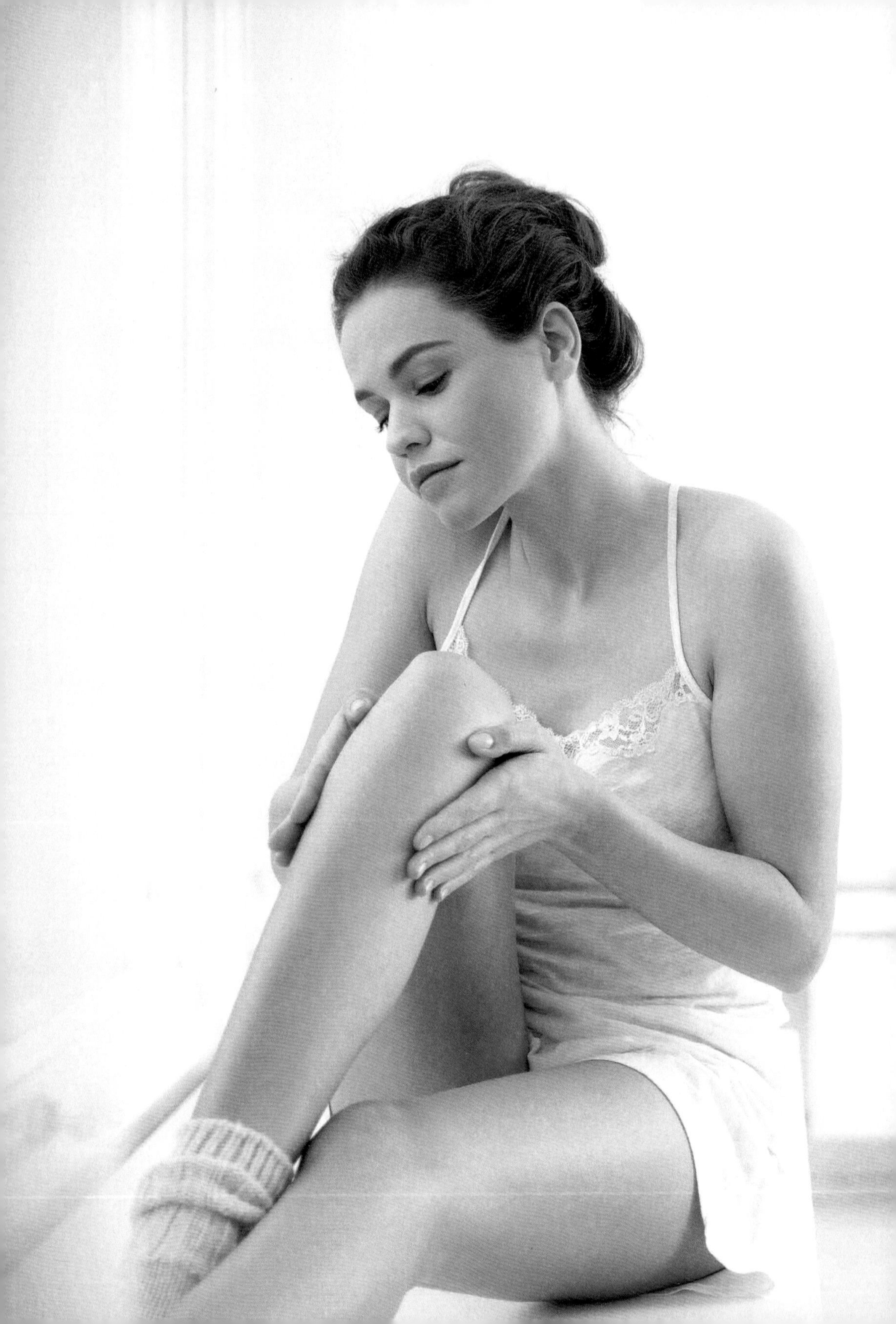

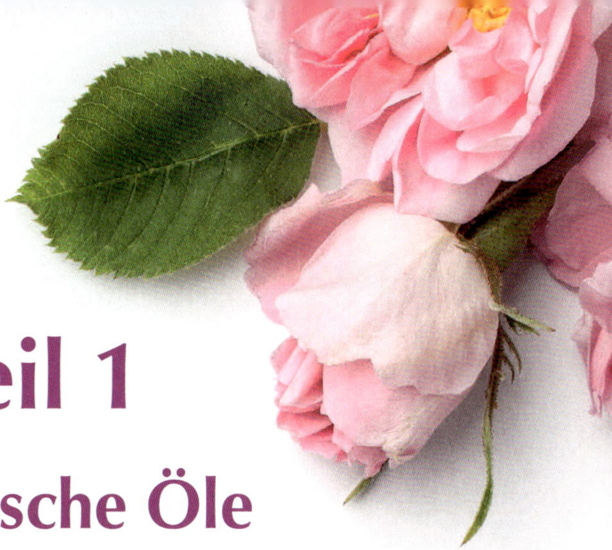

Teil 1

Ätherische Öle

Wirkung & Verwendung

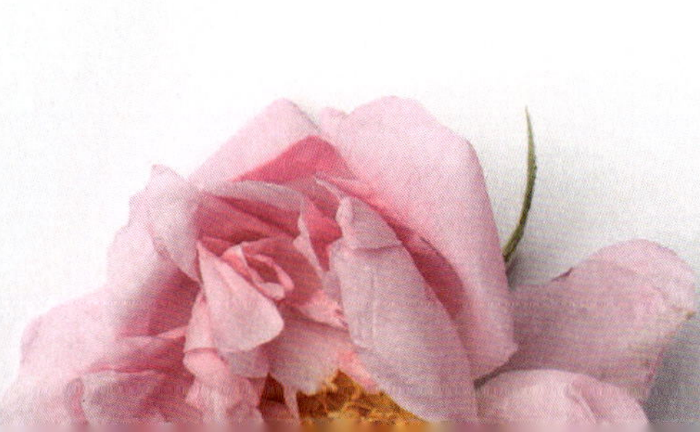

Ätherische Öle sind Gemische biochemischer Verbindungen, die von Pflanzen innerhalb ihres Stoffwechsels produziert und in unterschiedlichen Pflanzenteilen in Öldrüsen gespeichert werden.

Man gewinnt sie aus Blüten, Blättern, Kräutern, Nadeln, Samen, Früchten, Wurzeln, Rinden, Ästen, Zweigen und dem Stamm- oder Wurzelholz von Bäumen.

Es handelt sich um flüssige Substanzen, die flüchtig sind, das heißt, sie verdunsten in die Luft (in den Äther). Sind die gewonnenen Substanzen harzig, nennt man sie Resinoide.

Ätherische Öle dürfen nicht mit den ebenfalls von Pflanzen gebildeten fetten Ölen verwechselt werden.

Ätherische Öle sind:

- stark riechende Substanzen
- unlöslich in Wasser
- löslich in Alkohol, Zucker, Honig, Salz etc.
- aufgrund ihrer lipophilen Eigenschaften mischbar mit Pflanzenölen (fetten Öle) sowie Sahne, Milch und Butter
- reich an unterschiedlichen Inhaltsstoffen
- vielseitig wirksam – auf körperlicher Ebene sowie im psychischen Bereich
- die Inhaltsstoffe sind von kleiner Molekülstruktur; sie können die Hautbarriere durchdringen und auf diese Weise in die Blutbahn und die Lymphbahn gelangen

Gewinnungsarten

Die drei häufigsten Gewinnungsarten für ätherische Öle sind die Wasserdampfdestillation, die Kaltpressung und das Auszugsverfahren (Extraktion).

Wasserdampf- und Kochdestillation
Die meisten ätherischen Öle werden durch Wasserdampf, der mit einer Temperatur von etwa 100 °C durch das Pflanzenmaterial zieht und die flüchtigen Bestandteile herauszieht, gewonnen. Rosenblüten hingegen werden im Wasser gekocht, wobei der entstehende Dampf den Blüten in gleicher Weise das ätherische Öle ent-

Wichtiger Hinweis:
Ätherische Öle sind hoch konzentrierte Stoffe, die in der Regel nicht pur, sondern nur in geeigneter Verdünnung auf der Haut angewendet werden dürfen. Hiervon gibt es einige wenige Ausnahmen wie zum Beispiel Lavendel, Pfefferminz- oder Teebaumöl. Falls unter Umständen ein hautreizendes Öl versehentlich auf die Haut oder Schleimhaut geraten ist, sollte dieses zunächst mit viel Wasser abgespült und je nach Schweregrad ein Arzt aufgesucht werden.

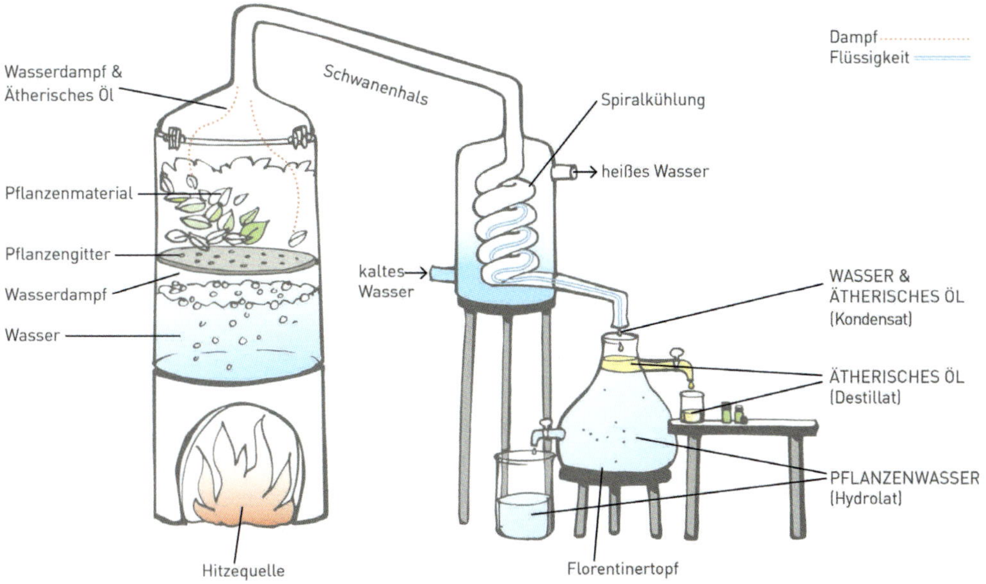

zieht und mit sich nach oben „reißt". Anschließend kondensieren sowohl diese wie auch die Wassermoleküle in einer Kühlschlange und im Auffanggefäß (Florentinertopf) und es entsteht wieder flüssiges Wasser sowie das nun sichtbare ätherische Öl. Da Wasser und ätherisches Öl sich nicht mischen, sammelt sich unten im Auffanggefäß das Wasser und darüber schwimmt eine meist dünne Schicht von ätherischem Öl. Der kondensierte Wasserdampf ist angereichert mit den wasserlöslichen, leicht flüchtigen Inhaltsstoffen der Pflanzen. Diese aromatischen Wässer nennt man Pflanzen- oder Blütenwässer oder Hydrolate.

Haltbarkeit: Die durch Wasserdampfdestillation gewonnenen ätherischen Öle sind stabil und lange haltbar, wenn sie dunkel und dicht verschlossen sowie kühl, das heißt abseits von Wärmequellen, gelagert werden. Nadelbaumöle können Sie etwa ein bis zwei Jahre verwenden; Blüten-, Holz- und Wurzelöle drei bis fünf Jahre oder auch länger. Besonders die Blütenöle, aber auch etliche Holzöle, entwickeln mit der Zeit ein zunehmend ausgewogeneres und „runderes" Aroma.

Chemotypen: Grundsätzlich verändern Pflanzen ihre Inhaltsstoffe mehr oder weniger im Laufe einer Wachstumsperiode – und auch, wenn sie an anderen Standorten mit anderen Boden- bzw. Lichtverhältnissen wachsen. Bei einigen Pflanzen, die ätherische Öle bilden, zeigt sich das besonders deutlich (z. B. Rosmarin und Thymian). Bei ihnen weichen die Zusammensetzungen der ätherischen Öle je nach Standort sehr deutlich voneinander ab. Es handelt sich hierbei jedoch keineswegs um verschiedene Unterarten der Pflanze, die man Varietäten nennt und die immer durch einen erweiterten lateinischen Namen gekennzeichnet sind. Bei dem beschriebenen Phänomen spricht man dagegen von Chemotypen und setzt hinter den botanischen Pflanzennamen ein „Ct." zusammen mit der Bezeichnung des Inhaltsstoffes, der mengenmäßig herausragt (Beispiel Rosmarin: *Salvia rosmarinus Ct. Cineol*). Der Name des entsprechenden ätherischen Öls der Pflanze erhält ebenfalls die Bezeichnung des Chemotyps **Rosmarin Cineol**.

Die Gesamtwirkung der Inhaltsstoffe bei den Chemotypen ist sehr spezifisch, daher sollte der jeweils angegebene Chemotyp bei den Rezepturen in diesem Buch beachtet werden.

Kaltpressung (Expression)
Diese Methode wird nur zur Gewinnung von ätherischen Ölen aus den Schalen der Zitrusfrüchte angewandt. Die Schalen werden zerkleinert oder auf Schältrommeln abgerieben, mit Wasser versetzt und anschließend bei kühlen Temperaturen von 18–20 °C zentrifugiert. Dabei trennen sich Öl und Wasser. In naturreinen ätherischen Ölen von Zitrusfrüchten befindet sich noch natürliches Wachs der Schale, welches bewusst nicht komplett herausfiltriert wird.

Haltbarkeit: Sie beträgt max. sechs bis acht Monate nach Anbruch der Flaschen. Nach neueren Erkenntnissen werden diese nicht kühl gelagert, da sich in der Kälte vermehrt Sauerstoff im Öl binden kann. Das würde die Oxidationsgefahr erhöhen und Zitrusschalen-Öle zusätzlich hautreizend machen. Durch Zugabe des schweren, flüssigen Edelgases Argon (in Sprühflaschen erhältlich) können Anbrüche in größeren Flaschen durch Luftabschluss etwas länger gelagert werden.

Auszugsverfahren (Extraktion)
Die Inhaltsstoffe etlicher Blütendüfte sind zu empfindlich, als dass sie eine Temperatur von etwa 100 °C überstehen könnten. Deshalb kann man viele wohlriechenden Blüten nicht destillieren. Aber es ist möglich, ihre Düfte durch Auszug mit organischen Lösungsmitteln zu gewinnen. Flieder-, Maiglöckchenduft und viele weitere Blütendüfte können jedoch weiterhin nur synthetisch hergestellt werden.

Alkoholauszug: Durch Ausziehen mit reinem Alkohol oder einem Gemisch von Wasser und Alkohol werden aus pflanzlichen Rohstoffen Extrakte gewonnen. Am Ende des Vorgangs wird das Lösungsmittel abfiltriert und entfernt; zurück bleibt eine zähflüssige Masse. Zur besseren Handhabung setzt man unter Umständen neuen Alkohol zu. Beispiele hierfür sind **Tonka-, Kakao-, Vanille- oder Benzoeextrakt.**

Hexanauszug (Absolue): Hexan siedet bei niedrigen Temperaturen, schont und löst die Inhaltsstoffe der ätherischen Öle. Allerdings muss nach dem Extraktionsverfahren das Hexan restlos entfernt werden – durch erneute Destillation mit Alkohol. Seriöse Hersteller- bzw. Lieferfirmen prüfen die Öle anschließend und bestätigen eine rückstandskontrollierte Ware. Durch den Einsatz eines chemischen Lösungsmittels können die Absolues allerdings nicht biozertifiziert werden.

Folgende Absolues (Hexanauszüge) werden in diesem Buch besprochen: **Frangipani**, **Jasmin**, **Mimose**, **Rose**. Es handelt sich um sehr intensive Blütendüfte, daher genügen 1–2 Tropfen in einer Mischung.

Ähnlich wie bei den destillierten Blüten- und Holzdüften wird ihr Aroma mit der Zeit immer ausgewogener und „runder".

Haltbarkeit: 3–5 Jahre und länger.

Qualitätskriterien

Auf dem Etikett, dem Beipackzettel oder auch in einem Produktkatalog sollten folgende Angaben zu einem ätherischen Öl zu finden sein:

- der Hinweis: 100 % naturreines ätherisches Öl
- neben dem deutschen Namen unbedingt der botanische lateinische Name
- der Pflanzenteil, der verwendet wurde
- das Herkunftsland, gegebenenfalls der Name des Anbaugebiets, des Anbauverbandes, der Kooperative
- Art des Anbaus: z. B. Demeter (aus biologisch-dynamischem Anbau), k. b. A. (aus kontrolliert biologischem Anbau), Wildsammlung oder konventionell
- das Gewinnungsverfahren: z. B. Wasserdampfdestillation, Kaltpressung oder Auszugsverfahren
- ein besonderes Qualitätsmerkmal stellt die Angabe einer Chargen-Nummer dar. Sie wird nach jeder einzelnen Gewinnung neu vergeben, so dass keine ätherischen Öle aus zeitlich oder räumlich getrennten Produktionen zusammengeschüttet werden können. Das bedeutet, dass der Anbieter um Transparenz und Eigenkontrolle bemüht ist

Darüber hinaus sollte der Anbieter auf Nachfragen detaillierte prozentuale Angaben zu den Ölen machen können. Ätherische Öle sollten Sie nur kaufen, wenn diese in Dunkelglasflaschen angeboten werden, da sie generell lichtempfindlich sind.

Beim Thema Qualitätskriterien steht eine Forderung im Mittelpunkt: *100 % naturreine Ware*, also keine naturidentischen Aromen oder Riechstoffe!

Heutzutage können jedoch sehr viele Einzelinhaltsstoffe aus Pflanzen „nachgebaut", das heißt synthetisch hergestellt werden. Das sind die ganz legalen naturidentischen Stoffe. Die heutigen Parfumhersteller verwenden zu 90 % naturidentische Stoffe. Auch die Lebensmittel-, Pharma- und Kosmetikindustrie sowie die konventionelle moderne Kosmetik wollen auf naturidentische Stoffe, besonders die Aromen, nicht verzichten. Da es so viele synthetisch hergestellte Inhaltsstoffe – auch die der ätherischen Öle – gibt, liegt es für viele Hersteller nahe, eine weniger gute Ernte bzw. deren Ausbeute mit naturidentischen Stoffen „aufzuwerten".

In der Naturheilkunde geht man davon aus, dass unser Körper die nachgebauten Stoffe im Gegensatz zu den biologischen Originalen schlechter annehmen und nicht vollständig verstoffwechseln kann. Viele Experten sind davon überzeugt, dass die zahlreichen naturidentischen Substanzen, die wir im Alltag üblicherweise zu uns nehmen – über Essen, Trinken und Körperpflegeprodukte –, eine wichtige Ursache für die extreme Zunahme von Allergien sind.

Moleküle natürlicher Pflanzeninhaltsstoffe weisen häufig eine *Isomerie* auf, das heißt, ansonsten identische Moleküle verhalten sich entweder spiegelbildlich zueinander (optische Isomerie: rechts-/linksdrehend) oder weichen in der räumlichen Struktur voneinander ab (räumliche Isomerie: cis/trans). Dabei können die beiden „Partner-Moleküle" trotz gleicher Anzahl und Art der Atome recht unterschiedliche Eigenschaften und Wirkungen haben. So riecht beispielsweise ein Monoterpenalkohol in seiner trans-Form (Geraniol) süß, rosenartig und blumig, dagegen in seiner cis-Form (Nerol) eher zitrusartig frisch; trans-Anethol im Anissamenöl (zu 90 % enthalten) ist heilsam, cis-Anethol, ebenfalls im Anissamenöl (unter 1 % enthalten) ist jedoch toxisch. In den Pflanzen – auch in den naturreinen ätherischen Ölen – liegen diese „isomeren Partner" in ihren spezifischen, stets gleichen Verhältnissen vor, zum Beispiel 95:5 oder 20:60.

Werden diese Stoffe aber nachgebaut, dann liegen sie immer im Verhältnis 50:50 vor. Dadurch ist beispielsweise viel mehr toxisches cis-Anethol in einem gepanschten „Anisöl" enthalten als im naturreinen Anissamenöl.

Verbrauchergerechte Verdünnungen

Bei einigen Pflanzen ist die Ausbeute an ätherischen Ölen extrem gering und der übrige Aufwand sehr groß, so dass der Verkaufspreis am Ende besonders hoch ausfällt – so bei den Absolues, beim Rosen- oder dem schier unbezahlbaren Irisöl. Sie alle werden in winzigen 1-ml-Fläschchen mit einer Pipette zur Entnahme angeboten. Weil dadurch viele Verbraucher abgeschreckt wurden, bieten verantwortungsbewusste Firmen diese teuren Öle in Verdünnungen entweder mit reinem Bio-Alkohol oder Jojobaöl an. So gibt es beispielsweise Iris 1 %ig oder Jasmin Absolue 4 %ig. Bei 30 %igem Melissenöl oder 10 %igem Zitronenverbenenöl handelt es sich hingegen um Synergiemischungen: 30 % Melissen- mit 70 % Lavendelfein-Öl oder 10 % Zitronenverbenen- mit 90 % Lemongrassöl. In beiden Fällen ergänzen sich die Öle ausgezeichnet in Duft und Wirkung. Alle Verdünnungen sind auf den Etiketten ordnungsgemäß deklariert und werden in den gewohnten 5-ml-Fläschchen mit Tropfeinsatz angeboten.

Es gibt verschiedene Möglichkeiten, die Fülle und Vielfalt der ätherischen Öle ansatzweise zu ordnen:

- *botanisch,* nach Pflanzenfamilien: Es gibt Rosengewächse, Doldengewächse, Lippenblütler, Schmetterlingsblütler usw. Diese Einteilung ist aber in der Praxis keine Hilfe
- *chemisch,* nach den wichtigsten Inhaltsstoffen: Da die ätherischen Öle aber äußerst vielfältige Stoffgemische sind, stellt eine solche Einteilung nur einen groben Überblick dar und bleibt dennoch zugleich sehr kompliziert
- *empirisch,* nach traditioneller Weise der Parfumhersteller: nach der Verweildauer eines Duftes an einem Riechstreifen. Dabei wird unterschieden zwischen Kopfnoten (▲), Herznoten (❤) und Basisnoten (■). Diese Dreiteilung beschränkt sich aber nicht nur auf den Zeitfaktor, das wäre zu technisch gedacht. In jeder der drei Gruppen finden sich nämlich verschiedene Öle mit vergleichbaren Wirkungen. Das bietet eine gewisse Orientierungshilfe im Hinblick auf die Verwendungsmöglichkeiten

Kopfnoten ▲

Der Duft ist sofort in ganzer Fülle am Riechstreifen erlebbar, bleibt etwa zwei Stunden erhalten und verschwindet dann restlos. In dieser kurzen Zeit üben die meist frischen Düfte einen anregenden Impuls auf den Menschen aus, besonders im Kopfbereich: Sie machen wach, aufmerksam und munter bis fröhlich; sie erfrischen, kühlen, motivieren und regen an, ohne aufzuregen.

Auf körperlicher Ebene wirken sie antibakteriell, antiviral, schleimlösend, durchblutungsfördernd und gewebestraffend. Zitrusschalen- und Baumdüfte eignen sich zudem hervorragend zur Geruchsneutralisierung und ganz allgemein zur Verbesserung der Raumluft.

Zu der Gruppe der Kopfnoten gehören ätherische Öle wie beispielsweise **Eukalyptus**, **Lemongrass**, **Litsea**, verschiedene Minzöle, **Rosmarin**, **Wacholderbeere**, **Weisstanne** und Zitrusschalenöle.

Öle, die zu den Herznoten überleiten, werden als Kopf-/Herznoten (▲/❤) bezeichnet. Hierzu zählen zum Beispiel **Myrte** sowie verschiedene Nadelbaumöle (**Douglasfichte**, **Zirbelkiefer** und weitere).

Herznoten ❤

Diese Düfte benötigen eine gewisse Zeit – bis zu 30 Minuten –, um sich voll zu entfalten; dann halten sie drei bis vier Stunden an und klingen anschließend langsam ab.

Herznoten sind gefühlsbetonte (emotional wirksame) Düfte und gehen regelrecht „ans Herz". Sie wecken und beeinflussen Empfindungen oder tragen dazu bei, dass blockierte Gefühle wieder zugelassen werden dürfen. Sie können trösten, erfreuen, begeistern, erotisieren, beruhigen, harmonisieren und ausgleichen.

Auf der körperlichen Ebene sind sie sehr hautfreundlich, hautpflegend, zellregenerierend, entzündungshemmend und heilend.

Die bekanntesten Herznoten sind häufig Blütendüfte wie **Jasmin**, **Lavendel**, alle Rosen-Öle, **Rosengeranie** (das allerdings aus Blättern gewonnen wird) und **Ylang Ylang**; aber auch strengere Düfte wie **Kamille blau**, **Melisse**, **Teebaum** und **Zypresse**.

Da die Herznoten Gefühle beeinflussen, gibt es bei den Anwendern sowohl große Begeisterung wie auch starke Ablehnung. Hat jemand aber seine „persönliche Herznote" gefunden, wird ihm dieser Duft stets helfen, zu seiner inneren Mitte zurückzufinden.

Basisnoten ■

Diese Öle entwickeln ihren wahren Duft gegebenenfalls erst nach ein bis zwei Stunden und halten ihn dann fünf bis acht Stunden, meist sogar länger. Danach klingt er ganz langsam ab. Die allmähliche Geruchsentwicklung bewirkt natürlich etwas völlig anderes als der „Frische-Kick" der Kopfnoten: Basisnoten vermitteln Ruhe, Ausdauer, Konzentration, innere Stärke und Mut, Geborgenheit und Sicherheit. Sie werden deshalb gerne auch als „Psycho-Öle" bezeichnet.

Auf körperlicher Ebene sind sie sehr wohltuend für die Haut: pflegend, beruhigend, juckreizlindernd, eventuell antiallergisch und entzündungshemmend.

Basisnoten stammen meist von den festeren, langlebigen Teilen einer Pflanze: Rinden, Wurzeln, Hölzern und Harzen. Reine Basisnoten sind Harzöle wie z. B. **Benzoe Siam**, **Myrrhe** und **Weihrauch afrikanisch**, außerdem **Vanilleextrakt** und **Vetiver**.

Einige Öle stellen auch hier wieder einen Übergang dar, in diesem Fall von Herz- zu Basisnoten (❤/■): Beispiele hierfür sind **Patchouli**, **Zeder** und **Sandelholz**.

Zusammenfasssung

▲ **Kopfnote:** frisch, spritzig
Duftentfaltung ca. 2 Std.
in Mischungen: 5 Teile
z. B. Nadel- u. Zitrusdüfte.

❤ **Herznote:** warm, rund
Duftentfaltung 3–4 Std.
in Mischungen: 2 Teile
z. B. Kräuter- u. Blütendüfte.

■ **Basisnote:** schwer, erdig
Duftentfaltung 5–8 Std.
in Mischungen: 1 Teil
z. B. Wurzel- u. Holzdüfte.

In der Aromatherapie werden nur 100 % naturreine ätherische Öle verwendet. Jedes Öl ist ein Gemisch aus mehreren bis sehr vielen (bis über 500) Einzelstoffen. Dabei ragen stets einige Verbindungen mengenmäßig heraus und prägen unter Umständen vordergründig den Charakter des jeweiligen Öls.

Es darf aber nicht übersehen werden, dass erst die vielen anderen Einzelstoffe den wahren Charakter in seiner Vielfältigkeit, die ganze Qualität und Wirksamkeit eines Öls ausmachen. Sie alle zusammen runden die manchmal etwas „scharfkantigen", eigenwilligen Hauptbestandteile zu einem harmonischeren Ganzen ab – oder auch auf! Man kann dies mit einem Orchesterkonzert vergleichen: Meistens ragen der Solist, die Streicher und „das Blech" deutlich heraus, aber es gibt auch Passagen für die Oboe, die Harfe, das sanfte Waldhorn oder den Triangel. Erst der Einsatz von all den unterschiedlichen Einzelinstrumenten macht das Musikstück zu einem Kunstwerk mit einer bestimmten Wirkung auf die Zuhörer.

Den Hauptanteil bei den verschiedenen Inhaltsstoffen bilden die Monoterpene und deren Verbindungen wie Monoterpenester, Monoterpenaldehyde, Monoterpenketone usw. In der Literatur ist es üblich, vereinfachend nur von Estern, Aldehyden und Ketonen zu sprechen.

In diesem Buch haben wir Abkürzungen bei den verschiedenen Ketonen bewusst nicht übernommen, da zwischen den Sesquiterpenketonen und vielen Monoterpenketonen hinsichtlich ihrer Anwendung deutliche Unterschiede bestehen.

Monoterpenalkohole werden in der Literatur häufig verkürzend Monoterpenole genannt. Entsprechendes gilt für die Sesquiterpen- und Diterpenalkohole (Sesquiterpenole, Diterpenole). Auch diese Kurzform wurde im Buch nicht übernommen. Es soll jeweils deutlich bleiben, dass es sich chemisch um Alkohol-Verbindungen handelt.

Nachfolgend werden charaktergebende Stoffgruppen ätherischer Öle bezüglich ihrer Hauptmerkmale, Wirkweisen und eventuellen Bedenklichkeiten vorgestellt.

Gruppe 1

Ätherische Öle, die einen höheren Anteil an Monoterpenalkoholen, -Ester oder Sesquiterpenen und Sesquiterpenverbindungen aufweisen, gelten als „Lieblinge der Aromatherapie". Sie sind vielseitig einsetzbar und sehr hautfreundlich.

Monoterpenalkohole

Geraniol, Linalool, Menthol, Terpinen-4-ol, Terpineol.

Beispiele ätherischer Öle:

Lavandin, Lavendel, Neroli, Palmarosa, Rose, Rosengeranie, Majoran, Pfefferminze, Teebaum und **Thymian Linalool**.

» Wirkungen allgemein:
Antiseptisch, -viral, -mykotisch, hautpflegend u. -regenerierend, belebend (Antriebsschwäche), entspannend, stimmungsaufhellend.

Ester (Monoterpenester)

Geranylformiat, Geranylacetat, Linalylacetat, Nerylacetat, α-Terpinylacetat und viele weitere seltene Ester.

Beispiele ätherischer Öle:
Bergamotte, Immortelle, Kamille Römische, Lavendel, Muskatellersalbei, Palmarosa, Petit Grain Bigaradier, Rosengeranie, Ylang Ylang, ätherische Öle von Nadelbäumen und Melaleuka (Teebaum)-Arten.

» Wirkungen allgemein:
Krampflösend, entspannend, antimykotisch, psychisch ausgleichend, stimmungshebend.

Sesquiterpene

Bisabolen, Chamazulen, Elemen, Himachalen, Patchoulen, Zingiberen.

Beispiele ätherischer Öle:
Ingwer, Kamille blau, Karottensamen, Melisse, Myrrhe, Patchouli, Pfeffer Schwarz, Schafgarbe, Ylang Ylang, Zeder.

» Wirkungen allgemein:
Entzündungshemmend, krampflösend, nervenberuhigend, kraftspendend, stressreduzierend, antiallergisch.

Sesquiterpenalkohole

Bisabolol, Carotol, Cedrol, Nerolidol, Patchoulol, Santalol.

Beispiele ätherischer Öle:
Kamille blau, Karottensamen, Neroli, Patchouli, Sandelholz, Zypresse.

» Wirkungen allgemein:
Antiallergisch, entzündungshemmend, immunstärkend, tonisierend, stimmungsaufhellend, ausgleichend, beruhigend.

Sesquiterpenketone

Atlantone, Jonone, Vetivone.

Beispiele ätherischer Öle:
Iris, Vetiver, Zeder.

» Wirkungen allgemein:
Hautregenerierend, wundheilend, schleimlösend, harmonisierend, angstlösend, stärkend, unbedenkliche und hautfreundliche Stoffe.

Diketone
Beispiele ätherischer Öle:
Immortelle (Italidione).

» Wirkungen allgemein:
Stark hautregenerierend, kann Blutergüsse sehr schnell auflösen.

Triketone
Beispiele ätherischer Öle:
Manuka (Leptospermone).

» Wirkungen allgemein:
Stark juckreizstillend.

Gruppe 2

Ätherische Öle, die einen hohen Anteil an Monoterpenen, Monoterpenaldehyden und Monoterpenoxiden aufweisen, sind unter Berücksichtigung der Nebenwirkungen ebenfalls vielseitig einsetzbar.

Monoterpene

Limonen, Myrcen, Pinen, Terpinen und weitere.

Beispiele ätherischer Öle:
In fast allen ätherischen Ölen vorkommend. Besonders reich an Monoterpenen sind Nadelbaumöle und Zitrusschalenöle sowie **ANGELIKAWUZEL, ZITRONENVERBENE, LEMONGRASS, MYRTE, ROSMARIN, TEEBAUM, WACHOLDERBEERE.**

» **Wirkungen allgemein**:
Antiseptisch, antiviral (gut zur Raumdesinfektion), antimykotisch, anregend, erfrischend.

! Nebenwirkungen:
Teilweise hautreizend, besonders in Verbindung mit heißem Wasser.

Aldehyde (Monoterpenaldehyde)

Geranial (Citral A), Neral (Citral B), Citronellal.

Beispiele ätherischer Öle mit Vorkommen von Citral A und B:
ZITRONENVERBENE, LEMONGRASS, CITRONELLA, LITSEA, MELISSE.

» **Wirkungen allgemein**:
Stark antiviral (gut geeignet bei Herpes und Gürtelrose), entzündungshemmend, krampflösend; normal dosiert anregend und belebend, in geringer Dosierung beruhigend.

! Nebenwirkungen:
Aldehyde sind chemisch sehr aktiv und können deshalb hautreizend wirken. Bei zu häufiger oder zu hoch dosierter Verwendung können gegenteilige Wirkungen auftreten.

Oxide (Monoterpenoxide)

Das wichtigste und häufigste Monoterpen-Oxid ist *1,8-Cineol (Eucalyptol, Cajeputol)*.

Beispiele ätherischer Öle:
CAJEPUT, EUKALYPTUS, LORBEERBLÄTTER, MYRTE, NIAULI, PFEFFERMINZE, RAVINTSARA, SALBEI, ROSMARIN CINEOL.

» **Wirkungen allgemein**:
Schleimlösend, auswurffördernd, antiviral, antibakteriell, entzündungshemmend, schmerzmindernd, antirheumatisch; geistig anregend.

! Nebenwirkungen:
1,8-Cineol-haltige Öle sind außer **EUKALYPTUS GLOBULUS** für Säuglinge und Kleinkinder in entsprechenden Dosierungen geeignet. Allerdings sollten sie bei Säuglingen und Menschen, die unter Krampfanfällen leiden, sehr gering dosiert werden, um einen Sekretstau zu vermeiden.

Gruppe 3

Ätherische Öle mit einem höheren Anteil gewisser Inhaltsstoffe aus dieser Gruppe können beachtliche Nebenwirkungen auslösen. Daher bitte nur mit entsprechender Sachkenntnis einsetzen.

Monoterpenketone

Monoterpenketone können aufgrund ihrer Wirkungen und Nebenwirkungen in zwei Gruppen unterteilt werden:

Erste Gruppe (gut verträglich)
Carvon, Menthon, Verbenon.

Beispiele ätherischer Öle:
ROSMARIN VERBENON, PFEFFERMINZE, NANAMINZE, SPEARMINT.

» **Wirkungen allgemein**:
Wundheilend, zellregenerierend auf der Haut, die Gallensaftproduktion anregend und den Gallenfluss fördernd, schleimlösend, auswurffördernd, das Immunsystem anregend, die Konzentration stimulierend.

Zweite Gruppe (gering dosiert verwenden und nur gezielt einsetzen. Nicht für Säuglinge und Kleinkinder geeignet)
Borneon (Kampher), Pinocamphon, Thujon, Fenchon.

Beispiele ätherischer Öle:
ROSMARIN CAMPHER, SALBEI, YSOP, SPEIKLAVENDEL, FENCHEL BITTER.

» **Wirkungen allgemein**:
Wundheilend, zellregenerierend auf der Haut, schleimlösend und auswurffördernd, das Nervensystem anregend.

! Nebenwirkungen:
Gefahr von neurotoxischen Schäden, das Zentralnervensystem anregend und eventuell krampfauslösend, deshalb nicht bei epilepsiegefährdeten Menschen verwenden. Diese Stoffe können eventuell abortiv wirksam sein und dürfen daher maximal 0,5 %ig als Zusatz in einem Körperöl während einer bestehenden Schwangerschaft eingesetzt werden. Nicht geeignet für Säuglinge und Kleinkinder.

Monoterpenphenole

Carvacrol und Thymol.

Beispiele ätherischer Öle:
OREGANO, THYMIAN THYMOL, THYMIAN TÜRKISCH.

» **Wirkungen allgemein**:
Stark wirksame Stoffgruppe – entsprechende Öle nur mit Sachkenntnis einsetzen. Sehr stark antiseptisch, gelten als pflanzliches Antibiotikum, schleimlösend, auswurffördernd, erwärmend, blutdrucksteigernd, anästhesierend, schmerzmindernd.

! Nebenwirkungen:
Sehr stark hautreizend; bei längerer Anwendung sind Schädigungen an Leber und Schilddrüse möglich.

Phenylpropane

Diese biochemischen Verbindungen aus Aminosäuren umfassen folgende Stoffgruppen:

Aromatische Ether
Anethol, Eugenol, Methylchavicol, Methyleugenol.

Beispiele ätherischer Öle:
ANISSAMEN, ROSE, BASILIKUM, FENCHEL SÜSS, NELKENKNOSPE, ZIMTRINDE.

» **Wirkungen allgemein**:
Schleimlösend, entkrampfend, schmerzstillend, antibakteriell.

! Nebenwirkungen:
Abhängig von den jeweiligen Inhaltsstoffen. *Methyleugenol* darf in Rose und Basilikum laut Kosmetikverordnung nur in sehr geringer Konzentration auftreten, da es als eventuell krebserregend gilt.

Aromatische Aldehyde
Vanillin, Zimtaldehyd.

Beispiele ätherischer Öle:
ZIMTRINDE, VANILLE.

» **Wirkungen allgemein**:
Durchblutungsfördernd, wärmend, schmerzlindernd.

! Nebenwirkungen:
Zimtaldehyd ist stark hautreizend.

Aromatische Ester:
Benzylbenzoat.

Beispiele ätherischer Öle:
BENZOE SIAM, YLANG YLANG, JASMIN.

» **Wirkungen allgemein:**
Stimmungsaufhellend, entspannend und entkrampfend.

Aromatischer Alkohol

Phenylethylalkohol

Beispiel ätherisches Öl:
ROSE (deutlich höherer Anteilen in Rosen Absolue (bis 55 %).

» **Wirkungen allgemein:**
Beruhigend, tröstend, stimmungshebend, anästehesierend, leicht narkotisierend.

Furanocumarine
Bergapten, Angelicin.

Beispiele ätherischer Öle:
ANGELIKAWURZEL, BERGAMOTTE, LIMETTE, GRAPEFRUIT, ZITRONE.

Hinweis:
Aromatische Ether werden aufgrund ihrer Ethergruppe auch als **Phenylether** bezeichnet. Der aromatische Ether **Eugenol** weist zusätzlich eine phenolische Gruppe auf und wird daher teilweise unter **Phenolen** aufgeführt.

»**Wirkungen allgemein:**
Psychisch stark aufhellend, stimmungshebend.

! Nebenwirkungen:
Furanocumarine wirken photosensibilisierend. Im Zusammenhang mit langwelligem UV-Licht – sowohl beim Sonnenbad wie unter der Bräunungslampe – entwickeln sich braune Flecken auf der Haut. Bei Verwendung von furanocumarinhaltigen Ölen in Hautpflegeprodukten oder Massageölen sollte deshalb für mindestens 2–4 Stunden die Haut vor direktem Sonnenlicht geschützt sein.

Cumarine
α-Benzopyron.

Beispiele ätherische Öle:
Tonkaextrakt, **Anis** (in Spuren).

»**Wirkungen allgemein:**
Entspannend, entkrampfend, ausgleichend, beruhigend.

Sonstige Inhaltsstoffe

Es folgen einige besondere oder selten vorkommende Verbindungen:

Diterpene

Diterpen-Alkohole:
Abienol, iso-Abienol, Salviol, Sclareol.

Beispiele ätherische Öle:
Fichtennadel sibirisch, **Muskatellersalbei**, **Salbei**, **Zypresse** (in Spuren).

»**Wirkungen allgemein:**
Östrogenartig; obwohl diese Stoffe keine Hormone sind, wirkt besonders das *Sclareol* anregend oder ausgleichend auf den menschlichen Hormonhaushalt (moduliert die Östrogenausschüttung).

Lactone

Lactone sind intermolekulare Ester, auch Ringester genannt. Zu ihnen gehören einige Stoffgruppen, die in ätherischen Ölen vorkommen:

Sesquiterpen-Lactone:
Beispielsweise *Anthecotulid* – ein Bitterstoff, der die Ursache für Allergien sein kann (in **Kamille römisch**).

Sesquiterpenaldehyde

Beispiel ätherisches Öle:
Orange (Sinensal).

»**Wirkungen allgemein:**
Ausgleichend und angstlösend.

Sesquiterpenoxide

Beispiel ätherisches Öle:
Kamille blau (Bisabololoxid).

»**Wirkungen allgemein:**
Stark entzündungshemmend.

Prozentangaben von Inhaltsstoffen

Im zweiten Teil des Buches sind die Inhaltsstoffe jeweils mit prozentualen Mengenangaben aufgeführt. Zusammen mit der soeben dargestellten Übersicht über die Wirkungen der einzelnen Stoffgruppen bieten Ihnen diese Informationen die Möglichkeit, sich ein detaillierteres Bild über die Öle zu machen. Die komplexen Wirkungen werden sich Ihnen dabei immer mehr erschließen.

Bei der Beschäftigung mit den Prozentzahlen wundern Sie sich vielleicht, dass Sie teilweise schwankende Mengenangaben vorfinden. Doch gerade dieser Umstand ist ein wesentliches Merkmal natürlicher pflanzlicher Rohstoffe: Wie Sie es auch von guten Weinsorten kennen, die jedes Jahr ein wenig anders schmecken, so fallen auch die ätherischen Öle Jahr für Jahr etwas unterschiedlich aus. Der pflanzliche Stoffwechsel variiert innerhalb seines eigenen Spektrums während einer Wachstumsperiode sowie auch an den verschiedenen Standorten.

Viele Destillateure schöpfen aus den Erfahrungen mehrerer Generationen und wissen daher sehr gut, wann der optimale Zeitpunkt erreicht ist, eine Pflanze zu ernten und das Öl herauszudestillieren. Außerdem leisten sich heutzutage alle Produzenten eine kleine Testanlage, um mit geringen Materialmengen eine Probedestillation vorzunehmen. Das so gewonnene Öl wird untersucht, und daraufhin entscheidet sich der Destillateur, ob sofort geerntet und weiter destilliert werden soll, oder ob noch ein paar Tage Sonnenschein die Qualität verbessern würden. Trotz gewisser Schwankungen ist die inhaltliche Zusammensetzung der ätherischen Öle in der Regel sehr ausgewogen. Ein wichtiger Grund dafür ist die jeweils spezielle Mischung von Hauptwirkstoffen und vielen verschiedenen, in geringen Mengen vorhandenen Nebenwirkstoffen oder begleitenden Wirkstoffen.

Homöopathie und ätherische Öle

Unter Homöopathen besteht die Meinung, auch Erfahrung, dass ätherische Öle einen störenden Einfluss auf die Wirkung potenzierter Mittel haben können. Ursache hierfür ist das ketonreiche (bis zu 50 % Borneon) Kampfer-Öl. Mit ihm werden homöopathische Behandlungen bei Bedarf abgebrochen. Deshalb gelten auch andere ketonhaltige ätherische Öle als mögliche Störfaktoren. Aber Keton ist nicht gleich Keton, es gibt auch „mildere" Sorten.

Pfefferminzöl enthält ebenfalls ein Keton, das Menthon. Wegen häufiger Verwendung als Aromastoff in Hygieneartikeln oder Süßwaren, aber auch als Raumduft, ist Pfefferminzöl das wohl meistgenannte „störende" Öl.

Man weiß aber auch, dass andere Stoffe einzelne homöopathische Mittel negativ beeinflussen können. Wichtig ist ein klärendes Gespräch zwischen der homöopathisch behandelnden Person und dem Patienten zu Beginn der Behandlung über mögliche Störfaktoren.

Schwangerschaft und ätherische Öle

Schwangerschaft ist keine Krankheit! Deshalb kann eine gesunde schwangere Frau viele ätherische Öle weiterhin als Raumduft oder in pflegenden Produkten verwenden. Ihre Nase wird sie leiten und spontan über einen Duft und dessen meist geringere Dosierung entscheiden.

Bei Beschwerden während der Schwangerschaft kann eine aromatherapeutisch geschulte Hebamme mit ätherischen Ölen in Badezusätzen oder Massage-Ölmischungen helfen. Dennoch sind einige ätherische Öle während der Schwangerschaft zu meiden, weil sie z. B. Wehen auslösen können: **Ysop**, **Salbei** oder **Rosmarin Campher**.

Ätherische Öle für die Baby- und Kleinkindpflege

Für die natürliche Babypflege sind hochwertige fette Pflanzenöle unersetzlich. Insbesondere Mandelöl und Calendulaöl eignen sich gut, um die zarte Haut von Babys und Kleinkindern zu pflegen und zu schützen. Ätherische Öle kommen sehr sparsam und immer nur sehr gering dosiert zum Einsatz. Die Dosierung beträgt 0,25–0,5 %. Zudem ist nur eine bestimmte Auswahl an ätherischen Ölen für Babys und Kleinkinder geeignet.

Für ein sanfte Raumbeduftung zur Beruhigung und Entspannung haben sich ein paar Tropfen **Benzoe Siam**, **Mandarine rot** und **Lavendel fein** bewährt. In der Erkältungszeit bietet sich zudem **Cajeput** in der elektrischen Duftlampe an. Eine Duftlampe mit einem Teelicht wird im Kinderzimmer nicht verwendet. Hautpflegemischungen für die Kleinsten sollten nur nach Rezepturvorschlägen gemischt werden. Einen Literaturhinweis hierzu finden Sie im Anhang des Buches.

Verträglichkeitstest:
Bei Menschen, die unter Allergien neigen, empfiehlt es sich, vor der Anwendung die ätherischen Öle auf die individuelle Verträglichkeit zu testen. Wie empfehlen daher, die vorgesehene Mischung in der Ellenbeuge zu testen. Zunächst werden hierfür ein bis zwei Tropfen des gewünschten ätherischen Öls mit einem Esslöffel fettem Pflanzenöl (z. B. Mandelöl) vermengt. Diese Mischung dann auf die Ellenbeuge auftragen und 10–20 Minuten warten. Wenn keine Hautreaktion auftritt, kann das Öl in entsprechender Dosierung problemlos verwendet werden.

Das vorangegangene Kapitel hat gezeigt, wie vielfältig ätherische Öle zu verwenden sind. Dabei fallen zwei grundlegende Einsatzbereiche auf: körperliche Symptome und psychische Beschwerden. Diese Unterscheidung wird auch in den Kapiteln über die einzelnen Öle (in Teil 2) vorgenommen.

Körperliche Wirkung

Vieles, was im Kapitel „Die wichtigsten Inhaltsstoffe ätherischer Öle" bereits gesagt wurde und in den jeweiligen Kapiteln zu den einzelnen Ölen noch detaillierter dargestellt wird, ist uns aus der allgemeinen Naturheilkunde vertraut – wenn nämlich die selbe Pflanze, die wir als Tee-Aufguss gut kennen, nun auch ein ätherisches Öl liefert. Man denke nur an Anis, Fenchel und Koriander als Tee gegen Blähungen, an Kamillentee zur Heilung von Haut und Schleimhaut, an Rosmarintee für den Kreislauf und an Thymian, den Hustentee-Klassiker.

Aber eine Tasse Tee ist nicht gleichzusetzen mit einigen Tropfen eines ätherischen Öls. Bei der allseits bekannten Kamille wird es ganz deutlich: Der gebrühte Tee ist blassgelb, das ätherische Öl dagegen dunkelblau. Grund dafür ist das Chamazulen, das sich erst bei der Destillation aus den anderen Inhaltsstoffen neu bildet. Oder nehmen wir Ingwer und Pfeffer: In frischem Zustand enthalten sie Scharfstoffe, die beim Destillieren nicht in das Öl übergehen. Diese Beispiele sollen deutlich machen, dass die Aromatherapie innerhalb der gesamten Naturheilkunde eigene und ganz spezielle Möglichkeiten zur Behandlung bietet.

Die heilsamen Wirkungen der ätherischen Öle auf körperlicher Ebene sind vielfältig: antibakteriell, antiviral und antimykotisch (das Pilzwachstum hemmend), außerdem krampflösend, schmerzmindernd und hustenlösend. Die Öle beeinflussen die Verdauung, fördern die Durchblutung, wärmen oder kühlen. Folgende auf die körperliche Ebene wirkende Anwendungsarten haben sich im Zusammenhang mit ätherischen Ölen bewährt: Raumbeduftung (zur Desinfektion der Atemluft), Riechtraining (z. B. bei Geruchsverlust), Kosmetik und Hautpflege, medizinische Massage, Wickel und Kompressen, Waschungen, Aromabäder, Inhalationen, Saunaaufgüsse.

Psychische Wirkung

Warum macht mich der Duft eines ätherischen Öls heiter und fröhlich, ruhig und gelassen oder mutig und aktiv? Die Bezeichnung „Aromatherapie" weist auf eine Antwort hin: Es handelt sich um eine Therapie mit den Düften ätherischer Öle, die über das Riechen – also durch eines unserer Sinnesorgane – wahrgenommen werden. Man könnte nun etwa die Farb- oder Musiktherapie zum Vergleich heranziehen. Aber erstaunlicherweise funktioniert das Riechen anders als das Hören und Sehen.

Wie der Riechsinn unsere Psyche beeinflusst:

Das Wissen um die Physiologie des Riechens hat sich in den letzten zehn Jahren in ganz erstaunlichem Maße erweitert. Neben vielen Teilschritten, die man im Detail aufklären konnte, wurde eine grundlegende Tatsache bestätigt: Der Vorgang des Riechens läuft viel zentraler und unvermittelter in uns ab, als es uns bewusst ist. Verfolgen wir einmal den Weg einiger Duftmoleküle: Sie gelangen mit einem Atemzug in unsere Nase und erreichen ein hinter der Nase gelegenes Organ mit vielen Riechzellen. Diese haben eine langgestreckte Form und an einem Ende befinden sich zahlreiche dünnste Härchen (Cilien), an welche die Moleküle nach dem Schloss-Schlüssel-Prinzip „andocken“ können. Der weitere Vorgang in der Zelle ist sehr kompliziert. Er endet damit, dass der chemische Reiz in einen elektrischen Reiz umgewandelt und als Information auf einem dünnen, langen Nervenfortsatz am anderen Ende der Riechzelle durch den Gehirnknochen (das sogenannte Siebbein, eine durchlöcherte Knochenplatte) direkt in das Riechhirn geleitet wird. Von dort aus wird die Information weitergegeben in die Stammhirnareale, das limbische System und den Hypothalamus.

Das limbische System und der Hypothalamus gelten als die Teile des Gehirns, in denen Gefühle und Triebe („Lust und Frust“), der fight-and-flight-Reflex, die hormonelle Steuerung sowie die Regulierung der Drüsenfunktionen lokalisiert sind. Düfte, die man erstmalig wahrnimmt, werden mit derjenigen Gefühlslage oder Empfindung zusammen gespeichert, in der man sich gerade befindet. Später löst der gleiche Duft das damalige Gefühl spontan wieder aus. Somit hat jeder Mensch seine ureigene Bewertung von Düften und kann sich mit seinen individuell positiv besetzten Lieblingsdüften jederzeit selbst in eine gute psychische Verfassung bringen.

Über diese persönlich geprägten Dufterfahrungen hinaus gibt es auch allgemein gültige, medizinisch verwendbare Wirkungseinflüsse von ätherischen Ölen. Sie werden vom Hypothalamus, der Schaltstelle zu den Drüsen, weitergeleitet. Dabei kann die Ausschüttung von Neurotransmittern, auch Botenstoffe genannt, angeregt werden. Ätherische Öle sind hervorragende Begleiter in Zeiten der Angst und Unruhe, denn sie unterstützen u. a. die Ausschüttung von sogenannten „Glücksbotenstoffen“ (z. B. Serotonin oder Endorphin) und können nachweislich für eine Harmonisierung unserer Gefühlslage sorgen. Folgende Neurotransmitter werden stimuliert:

- **Endorphine** werden in der Hypophyse gebildet. Man nennt sie im Volksmund auch „Glückshormone“, da sie euphorisierend auf unsere Psyche und dadurch schmerzmindernd auf uns einwirken können. Volle Herznoten-Düfte wie beispielsweise **Jasmin**

Absolue, **Muskatellersalbei**, **Ylang-Ylang** oder **Patchouli** fördern die Ausschüttung von Endorphinen.

- **Encephaline**, wie beispielsweise Leu-Encephalin und Met-Encephalin, werden im Thalamus produziert. Sie fördern Lebensfreude sowie (Selbst-) Vertrauen und gleichen Stimmungsschwankungen aus. Ätherische Öle wie z. B. **Grapefruit**, **Muskatellersalbei**, **Rose** und **Rosengeranie** regen die Ausschüttung von Encephalinen an.

- **Noradrenalin** kann von einem Areal im Gehirn, dem Locus caeruleus, weitergeleitet werden. Es macht wach und aktiv, hilft gegen Antriebsschwäche und stärkt ganz allgemein die Abwehrkräfte. Frische Kopfnoten wie **Lemongrass**, **Rosmarin** und **Wacholderbeere**, aber auch **Ingwer** und **Kardamom** aktivieren die Noradrenalin-Ausschüttung.

- **Serotonin** wird im Gehirnareal Raphus nucleus gebildet. Es fördert Ruhe, Entspannung und Ausgeglichenheit, mindert Angst und Zorn sowie Reizbarkeit und wirkt sehr ausgleichend. Herznoten wie **Lavendel fein**, **Majoran**, **Neroli** und **Kamille römisch** sowie einige Basisnoten wie z. B. **Vanilleextrakt** vermehren die Ausschüttung von Serotonin.

- **Dopamin** wird im Zentralnervensystem produziert und vermittelt positive Gefühlserlebnisse, speziell den „Belohnungseffekt". Es motiviert uns, stärkt die Aufmerksamkeit und wird auch als Kreativbotenstoff bezeichnet. Aromaexperten vermuten, dass speziell die Monoterpenaldehyde modulierend auf den Dopaminhaushalt einwirken.

- **GABA (Gamma-Aminobuttersäure)** sind Neurotransmitter, die sich an die sogenannten GABA-Rezeptoren in den Nervenzellen binden. Die Rezeptoraktivierung hat eine beruhigende und schlafanstoßende Wirkung. Der Duft von Jasmin kann die GABA-Rezeptoren aktivieren, was die angstlösende und stark beruhigende Wirkung von Jasminduft erklärt. Menthol und Pfefferminzöl blockieren hingegen den GABA-Rezeptor und haben dadurch eine stark wachmachende Wirkung.

- **Acetylcholin** ist einer der wichtigsten Neurotransmitter und steuert unter anderem die Erregungsübertragung von Nervenimpulsen auf Muskelfasern und trägt zur Gedächtnisbildung bei. **Lavendelsalbei** und **Melisse** können einen Mangel an Acetylcholin ausgleichen, so dass Signale besser übertragen werden können. Anwendungen mit diesen Ölen bieten sich zur Gedächtnissteigerung speziell bei Alzheimer-Demenz an.

Raumbeduftung

Die Sitte, Räume zu beduften, ist so alt wie die ersten Formen zivilisierter menschlicher Wohngemeinschaft. Zuerst war es das Räuchern von aromatischen Pflanzenteilen, mit dem bewusst Düfte erzeugt wurden. Räucherungen wurden zunächst jedoch nur zu rituellen Zwecken oder für sakrale Handlungen verwendet. Später – zum Beispiel während des sogenannten Mittleren Reiches in Ägypten – gelangte das Wissen über Duft- und Räucherstoffe sowie die deren Verwendung auch in die (wohlhabenden) privaten Haushaltungen.

In unserem Kulturraum wurde natürlich ebenfalls geräuchert. Besonders in den Zeiten von Pest und Cholera diente das intensive Räuchern ganz selbstverständlich der Vorbeugung gegen Ansteckungen und zur Reinigung sowohl der Luft wie auch der Möbel in den Krankenzimmern. Dies geschah im privaten Bereich ebenso wie im öffentlichen Hospital.

Seit etwa 1.000 nach unserer Zeitrechnung hatte sich daneben die Kunst des Destillierens von ätherischen Ölen entwickelt – zunehmend mehr Pflanzendüfte wurden erhältlich. Die ätherischen Öle sind bekömmlicher, feiner und reiner im Duft als das Räucherwerk, außerdem auch bequemer zu handhaben. Beduftet wurden damit sowohl Wohn- und Schlafräume als auch Kleidung und Körperpflegemittel.

Heutzutage stehen eine Vielzahl von Geräten zur Raumbeduftung zur Verfügung:

Duftlampe:

Sie ist inzwischen das wohl am meisten genutzte Utensil im Umgang mit ätherischen Ölen und zur Raumbeduftung. Deshalb sind viele verschiedene Modelle im Handel: aus Glas, Porzellan oder Keramik, aus Metall oder Kunststoff.

Vorteile:

- Verbreitet den Duft im Raum und ist gleichzeitig Schmuckelement.
- Die Handhabung ist relativ einfach (Dosierung siehe nächstes Kapitel).
- Die Preise sind breit gefächert.
- Geeignet für Erstanwender, die ihre Lieblingsdüfte erleben und deren Wirkungen erfahren möchten.

Nachteile:

- Ein Teelicht ist eine offene Flamme. Dies kann gefährliche Konsequenzen haben und erfordert Vorsichtsmaßnahmen. Mit Teelichten betriebene Duftlampen sind daher nicht geeignet (teilweise auch nicht erlaubt) für Kinder- und Krankenzimmer, Altenwohnheime und öffentliche Räume wie Praxen, Wartezimmer, Büros, Schulungsräume, Hotels usw.
- Das Wasser in der Schale kann vorzeitig verdampfen, während das Teelicht noch weiterbrennt. Dabei verkrustet das restliche ätherische Öl an der Schale, und es entstehen eher unliebsame

Düfte. Die Verkrustung lässt sich jedoch mit Alkohol reinigen.
- Wasser, das möglicherweise recht heiß ist, kann verschüttet werden.
- In Regionen mit hartem Wasser verkalkt die Schale schnell. Die Rückstände lassen sich jedoch mit Essig reinigen – oder man benutzt gleich demineralisiertes Wasser.

Elektrische Duftgeräte:
Gut geeignet sind elektrisch betriebene Aroma-Ventilatoren, die die Düfte gleichmäßig und ohne Wärme in den Raum verströmen oder Aroma-Vernebler, die den Duft im Raum vernebeln. Aromaleuchten oder Thermoduftsteine erwärmen das ätherische Öl auf die ideale Diffussionstemperatur und können ohne Wasser angewendet werden. Alle elektrischen Duftgeräte haben den Vorteil, dass sie auch für repräsentative Räume gut geeignet sind, sich einfach reinigen lassen und automatisch abschaltbar sind.

Thermoduftstein / Aromaleuchte:
Diese Geräte sind eigentlich Wärmeplatten, die das ätherische Öl rasch und geräuschlos auf die ideale Diffusionstemperatur erwärmen. Sie können mit oder sogar ohne Wasser verwendet werden, schalten sich automatisch ab und sind mühelos zu reinigen.

Aroma-Ventilator (Streamer): Er ist weniger bekannt, aber äußerst praktisch. Die beiliegenden Vliese sind leicht auswechselbar (Lieferung im Gewinderahmen); es können unterschiedliche Düfte (oder Duftgruppen) – auf verschiedenen Vliesen – je nach Verwendungszweck eingesetzt werden.

Vorteile:
- Leise und unauffällig
- Einfaches Einsetzen eines Vliesteils (mit einer Vierteldrehung)
- Keine offene Flamme, und evt. kein Wasser
- Schnelle Beduftung auch in größeren Räumen

Hinweis:
Der Aroma-Ventilator sollte möglichst auf eine glatte, weitgehend staubfreie Fläche gestellt werden.

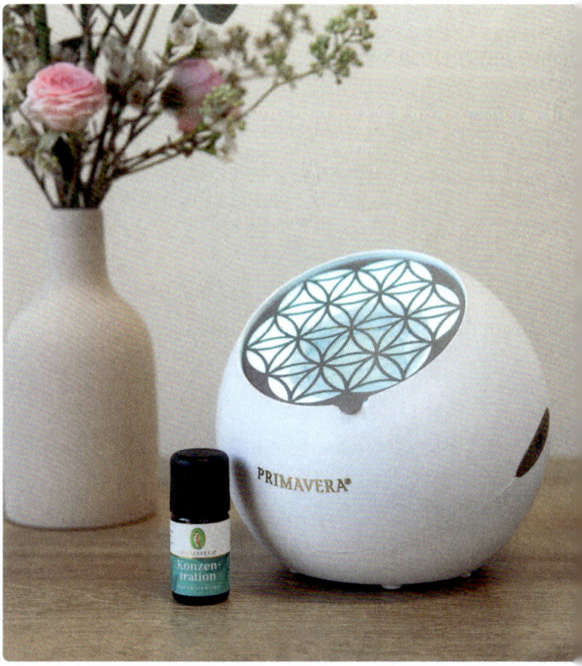

Aroma-Vernebler (Diffuser): Bei diesem Vernebler wird durch Ultraschalltechnik etwas Wasser, gemischt mit ein paar Tropfen ätherischem Öl, in feinste Teilchen zerstäubt. Dadurch sorgt ein Aroma-Vernebler neben einem angenehmen Raumduft auch für eine geringfügige Befeuchtung der Raumluft.

Vorteile:

- Bei vielen Anbietern von Verneblern sind unterschiedliche Funktionen wählbar: Entweder Dauerbetrieb von 1–2 Stunden oder Intervallbetrieb für ca. 6 Stunden.
- Dezentes Ambiente – z. B. Licht, das man der individuellen Stimmung anpassen kann (Farbwahl).
- Geräte in unterschiedlichen Ausführungen erhältlich (mit Kunststoff- oder Keramikgehäuse).

Nachteile:

- Im Klinik- und Pflegebereich werden Duftgeräte, die mit Wasser betrieben werden, wegen der eventuell schnellen Verkeimung des Wassers manchmal nicht toleriert.

Duftbrunnen: Er ist Duftspender, Luftbefeuchter und Raumschmuck zugleich. Es handelt sich um ein standfestes Objekt, so dass Wasser nicht verschüttet werden kann (höchstens etwas spritzen, was über die Pumpe regulierbar ist).

Vorteile:

- Das ständig fließende Wasser verbessert – durch Feuchtigkeitsabgabe und gleichzeitige Staubaufnahme – zusätzlich zu den ätherischen Ölen das Raumklima.
- Wer sich für die Raumaufteilung nach Feng-Shui-Kriterien interessiert, hat mit einem Duftbrunnen eine ideale Möglichkeit, Energie (Chi) zu verteilen.

Nachteile:

- Hartes Wasser führt zu Kalkresten und Kalk setzt sich an der Pumpe ab. Diese Ablagerungen müssen mit heißem Essigwasser entfernt werden.
- Das Wasser nimmt viel Staub aus der Raumluft auf. Deshalb muss die Pumpe in regelmäßigen Abständen gereinigt werden – was aber im Allgemeinen wenig Umstände macht.

Körperanwendungen

Auch in dieser Funktion haben ätherische Öle – bzw. deren Vorläufer, die Mazerate (siehe Seite 45) – eine sehr lange Tradition. Wie die Räucherungen waren auch die Salbungen zunächst nur höher gestellten Personen in Staat oder Religion vorbehalten, bis sie irgendwann den breiteren Bevölkerungsschichten zugänglich wurden. An den Arten der Anwendungen am Körper hat sich kaum etwas geändert. Wie damals sind es auch heute noch pflegende Massagen und Bäder, Kosmetik, Körper-, Kinder- und Krankenpflege, medizinisch begründete Anwendungen sowie die wohltuenden Maßnahmen aus dem Wellnessbereich. Heute steht uns eine große Anzahl naturreiner ätherischer Öle zur Verfügung, die allen Anwendungswünschen gerecht werden.

Nachfolgend finden Sie eine Reihe von Anwendungsmöglichkeiten, die uns zur Unterstützung der Körperfunktionen, des allgemeinen Wohlbefindens und zur täglichen oder temporären Hautpflege zur Verfügung stehen:

- **Kosmetische Anwendungen:** Wohlriechende Pflegeprodukte zum Auftragen auf Gesicht und Körper.
- **Massageöle:** Aromatische Körperpflegemischungen z. B. zum Erhalt der Gesundheit und Schönheit im weiteren Sinne, zur Behandlung akuter Beschwerden, Stärkung des Immunsystems, zum genussvollen Gebrauch.
- **Wickel und Kompressen:** für fast allen Pflegesituationen.
- **Waschungen:** für Anwendungen im häuslichen Krankenzimmer, Krankenhaus, Pflegeheim oder Hospiz.
- **Aromabäder:** als Schönheits-, Entspannungs- oder Heilbad sowie zur Vorbeugung.
- **Inhalationen:** Insbesondere bei Erkältungsbeschwerden.
- **Saunaaufgüsse:** Mischungen mit erfrischenden, atmungsfördernden ätherischen Ölen zur Kräftigung und Vorbeugung sowie zum intensiven Ausleiten von Giftstoffen.
- **Naturparfums:** Naturdüfte sind eine Bereicherung für das persönliche Wohlbefinden.

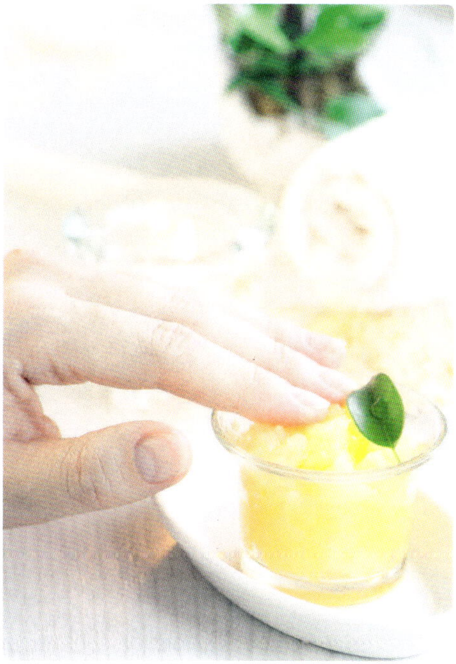

Aromaküche

Die Verwendung von Gewürzen und Kräutern beruht auf Erfahrungen, die über Jahrhunderte hinweg gesammelt wurden. Ihr charakteristisches Aroma ergibt sich fast immer durch ihre ätherischen Öle. Diese verleihen Speisen eine besondere Note und machen sie bekömmlicher und schmackhafter. Besonders lohnt sich das Würzen oder Aromatisieren mit Zitrusschalenölen. Sie geben Speisen, Shakes, Smoothies und Getränken eine erfrischende, belebende Geschmacksnote. Sie werden von vielen Firmen entweder in Demeter-Qualität (biologisch-dynamischer Anbau), aus kontrolliert biologischem Anbau (k.b.A.) oder in zertifizierter Lebensmittelqualität angeboten. Stehen uns keine frischen Limetten, Mandarinen, Orangen, Zitronen und Grapefruit in Bioqualität zur Verfügung, deren Schalen man ohne Bedenken abreiben könnte, dann sind ätherische Öle eine willkommene Alternative. Hilfreich ist eine kleine „Aromabar" mit verschiedenen Würzölen.

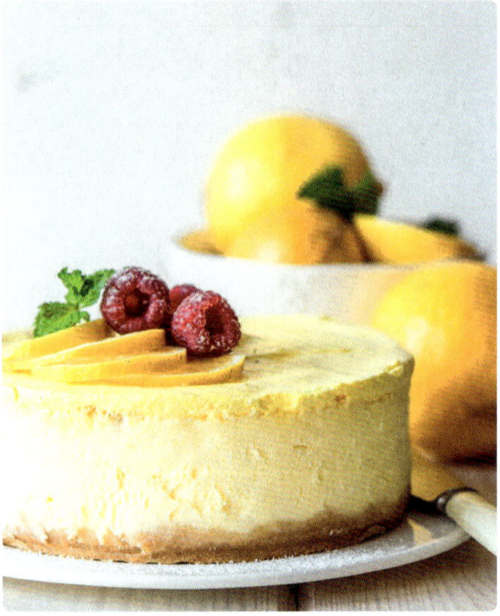

Hausputz

Auch diese Art der Verwendung ist keine „neumodische" Erfindung, sondern beruht auf den zahllosen Erfahrungen vergangener Jahrhunderte. So stammt beispielsweise das Wort „Lavendel" vom lateinischen lavare = waschen. Lavendelblüten im letzten Spülwasser desinfizierten die Wäsche etwas und verliehen ihr – nötig wegen der oftmals längeren Lagerung in Truhen – einen frischen Duft.

Für die Verwendung ätherischer Öle in natürlichen Reinigungsmitteln, wie z. B. Essig, eignen sich ätherische Zitrusschalenöle wegen ihres hohen Monoterpenanteils, der zudem fettlösende und geruchsneutralisierende Effekte hat. Phenolhaltige ätherische Öle wie **Thymian Thymol** oder **Oregano** wirken stark antibakteriell und sind in Kombination mit Alkohol als natürliches Desinfektionsmittel zur Raumreinigung verwendbar. Monoterpenaldeyde (Citral, Hauptinhaltsstoff der ätherischen Öle **Lemongrass** und **Citronella**) wirken ebenfalls stark antiseptisch und beseitigen schlechte Gerüche. Alles, was frisch und zitrusartig duftet, wird zudem in unserer Kultur mit „sauber und rein" assoziiert, so dass speziell die Zitrusdüfte und der aldehydige Duft von **Lemongrass** für Putzmittel bestens geeignet sind. Mit naturreinen ätherischen Ölen im Putzwasser oder in der Duftlampe wird Putzen zur wahren Freude und es hebt die Stimmung!

Zu den in diesem Kapitel genannten Anwendungsarten finden Sie in den Monographien der ätherischen Öle im zweiten Teil dieses Buches eine Reihe von Rezepturen und Anregungen zu deren Verwendung. Damit nicht bei jedem Öl die allgemeinen praktischen Anleitungen wiederholt werden müssen, folgen im nächsten Kapitel alle wichtigen Informationen, die Sie zum richtigen Mischen benötigen.

Folgendes Mengenverhältniss wird allen Angaben in diesem Buch zugrunde gelegt:

➡ 20–25 Tr. ätherische Öle ergeben etwa 1 ml Flüssigkeit

Hinweis: Die scheinbar ungenaue Angabe der Tropfenzahl für ein Milliliter ätherisches Öl hat damit zu tun, dass die verschiedenen Öle unterschiedlich dünnflüssig sind. Bei Messungen des genauen Tropfengewichts braucht es teilweise wesentlich höhere Tropfenmengen, um auf einen Milliliter zu gelangen.

In Mischungen wird der Anteil an ätherischen Ölen häufig in Prozent angegeben. Folgendes Verhältnis von ätherischem Öl und Pflanzenöl hat sich über viele Jahre als Faustformel bewährt:

Eine **1 %ige Mischung** (z. B. für Körper- oder Massageöle) wird beispielsweise wie folgt hergestellt:

➡ 20–25 Tr. ätherische Öle in 100 ml Pflanzenöl (fettes Öl) geben

➡ 10–12 Tr. ätherische Öle in 50 ml Pflanzenöl (fettes Öl) geben

Hinweis: Etliche destillierte Blütenöle oder auch Absolues sind in ihrem Duft so intensiv, dass sie deutlich geringer dosiert werden können (siehe hierzu auch unter „Dosierung Naturparfums" auf Seite 38).

Dosierung für die Raumbeduftung

Obwohl die Handhabung gerade bei diesen Objekten sehr einfach ist, sei dennoch auf einiges hingewiesen.

Räume sollen niemals den ganzen Tag hindurch beduftet werden, sondern nur schubweise, also mehrmals für ein bis maximal zwei Stunden, um eine Überreizung zu vermeiden. Man nimmt einen Duft ohnehin nur eine kurze Zeit lang wahr, dann schaltet das Gehirn ab (die Wirkung bleibt jedoch weiter erhalten, da der Duft noch im Raum ist). Das führt häufig zu dem Wunsch, neues Öl in die Duftlampe zu geben – doch genau das ist falsch. Wenn Sie den Raum kurzfristig verlassen, merken Sie bei der Rückkehr, wie intensiv es doch noch duftet. Das ist wichtig zu wissen, um einer möglichen Überdosierung und dadurch ausgelösten Ablehnung der Düfte oder der Gefahr von Kopfschmerzen vorzubeugen.

Allgemeine Dosierung
Raumgröße ca. 20 qm, normale Zimmerhöhe:

- 5–10 Tr. ätherisches Öl als Einzelöl oder in einer Mischung in das Wasser der Duftlampe, des Duftbrunnens, des Verneblers oder auf das Vlies des Aroma-Ventilators geben. Von den intensiv duftenden Blütenölen und Absolues wie z. B. **Rose** und **Jasmin** würden bereits zwei Tropfen genügen

Dosierung für Körperpflegeprodukte

Babys ab 6 Monaten und Kleinkinder (0,25 %ig)

- 6 Tr. ätherisches Öl in 100 ml fettes Pflanzenöl geben

Gesichtsöle (0,5 %ig)

(und Pflegeöle für Kinder bis 4 Jahre)

- 4 Tr. ätherische Öle in 30 ml fettes Pflanzenöl geben

Pflegeöle (1–2 %ig)

(Für Kinder bis 12 Jahre 1 %ig) Körperpflege, Massageanwendungen, Sportöle, Venen- oder Krampfadernöle und Brustöle, die bei Erkältungsbeschwerden auf Brust und Rücken gegeben werden. Die nachfolgende Angabe gilt für den täglichen Gebrauch.

- 25–50 Tr. ätherisches Öl in 100 ml fettes Pflanzenöl geben

Medizinische Mischungen (2–3 %ig)

Die Angabe betrifft kurzfristige oder punktuelle Anwendungen. Dabei darf durchaus höher dosiert werden als beim alltäglichen Gebrauch – jedoch unter Beachtung möglicher Nebenwirkungen.

- 18–30 Tr. ätherisches Öl in 50 ml fettes Pflanzenöl geben

Tipps:

- Pflege- und Massageöle in die feuchte (nicht nasse) Haut einreiben. Sie werden so besser aufgenommen als von trockener Haut.
- Es ist empfehlenswert, die Dosierungen Ihrer eigenen Rezepturen schriftlich festzuhalten! Das erleichtert das erneute Mischen nach längerer Zeit oder im plötzlichen Akutfall: „Welche Öle hatten wir denn für die Hexenschussmischung genommen?“

Wickel und Kompressen

Es gibt verschiedene Möglichkeiten, Wickel und Kompressen einzusetzen:

Heiß-feuchter Wickel: Dafür werden einige Tropfen ätherisches Öl mit einem Emulgator (z. B. Kaffeesahne-Einmalportion) und heißem Wasser gemischt und über eine Kompresse gegossen. Dann mithilfe eines Handtuches, das darum gewickelt wird, auswringen. Die heiße Kompresse kommt direkt auf die Haut. Mit einem Baumwollhandtuch und darüber einem Wolltuch abdecken.

Öl-Kompresse: Ätherisches Öl wird mit fettem Pflanzenöl gemischt; gegebenenfalls kann man ein „Brustöl“ oder eine Schmerzmischung nehmen (Tropfenzahlen siehe Rezepte im 2. Teil des Buches).

Säuglinge: 1 TL einer Ölmischung
Schulkinder: 2 TL einer Ölmischung
Erwachsene: 1–2 EL einer Ölmischung.

Anleitung: Die Ölmischung auf eine Mullkompresse geben. Die Kompresse in einer Plastiktüte mittels Wärmflasche erwärmen, dann direkt (ohne die Plastiktüte) auf den schmerzenden Körperbereich legen. Mit einem Baumwollhandtuch und darüber einem Wolltuch abdecken. So lange anwenden wie gewünscht bzw. solange die Kompresse warm bleibt.

Kleine Gesichtskompresse: Eine Mullkompresse oder ein Stofftaschentuch in das mit etwas ätherischem Öl versetzte Wasser oder Hydrolat tauchen, ausdrücken und 5–15 Minuten lang auflegen (z. B. bei Akne).

Waschungen

Für Waschungen sind Zusätze von Pflanzenwässern oder ätherischen Ölen gut geeignet:
Geben Sie entweder:

- 1–2 Esslöffel Hydrolat in eine Schüssel mit körperwarmem Wasser oder
- 2–4 Tr. ätherische Öle in ein Esslöffel Salz oder Milch geben. Verrühren und die Mischung zügig in die Schüssel mit dem warmen Wasser geben

Ganz- oder Teilkörperwaschungen mit Pflanzenwässern oder ätherischen Ölen dienen zur

- **Beruhigung:** Waschrichtung in Körperhaarwuchsrichtung; die Wassertemperatur sollte 1 °C über der Körpertemperatur liegen.
- **Anregung:** Waschrichtung entgegen der Körperhaarwuchsrichtung; die Wassertemperatur sollte leicht unter der Körpertemperatur liegen.
- **Fiebersenkung:** wie bei Anregung; dabei wird der Patient aber nicht abgetrocknet, sondern bleibt zugedeckt und vor Zugluft geschützt liegen.

Badezusätze

Vollbäder: Ätherische Öle dürfen nicht direkt ins Badewasser geträufelt werden! Da sie sich nicht mit dem Wasser mischen können, können sie unter Umständen unverdünnt mit der Haut in Berührung kommen und Irritationen hervorrufen.

Geeignete Trägersubstanzen (Emulgatoren) für Bademischungen sind Sahne und Kaffeesahne (2 EL) oder Vollmilch und/oder Honig (1 EL). Die ätherischen Öle werden mit der Trägersubstanz gemischt und erst dann dem Wasser zugegeben, wenn die Wanne voll ist.

Dosierungsrichtlinien zur Herstellung von Badezusätze mit ätherischen Ölen, nach Altersklassen, jeweils für ein Vollbad:

- 8–15 Tr. ätherische Öle im Emulgator (Erwachsene)
- 6–10 Tr. ätherische Öle im Emulgator (Schulkinder)

- 6 Tr. ätherische Öle im Emulgator (Kleinkinder)

Salzbäder: Zur Stabilisierung des Kreislaufes während eines Vollbades ist die Zugabe von Salz (2–3 Esslöffel) hilfreich. Dazu wird allerdings kein Speisesalz, sondern Meersalz, Steinsalz oder Basensalz verwendet.

Tipp:
Badesalze können auch direkt mit ätherischen Ölen vermischt werden. Für die Dosierung gelten die oben genannten Richtlinien für Vollbäder.

Geben Sie zunächst die ätherischen Öle in ein sauberes, leeres Schraubglas. Eine gute Durchmischung mit dem Salz wird erreicht, indem zunächst durch Drehen des Schraubglases die Innenwände des Glases rundum mit dem ätherischen Öl benetzt werden. Erst dann wird das Salz hinzugefügt und dann das Glas immer wieder verschütteln. Bei häufigem Baden lohnt es sich, aus 1 kg Salz zusammen mit der vier- bis fünffachen Menge der jeweils empfohlenen Tropfenzahl ätherischer Öle einen Vorrat für vier bis fünf Bäder anzulegen.

Sitzbäder und Sitzdampfbäder:
Verwenden Sie eine wassergefüllte Sitzbadewanne bzw. einen WC-Einsatz (erhältlich in Sanitätshäusern oder in Apotheken auf Bestellung).

Vorsicht: Vor dem Sitzbad immer die Wassertemperatur prüfen, damit das Wasser oder auch der Dampf nicht zu heiß sind.

- 4–6 Tr. ätherische Öle mit einem Emulgator (z. B. 1–2 Esslöffel Salz) bei Sitzbädern, bei Sitzdampfbädern werden die ätherischen Öle pur dem Wasser zugefügt.

Fußbäder:
Füllen Sie eine Fußbadewanne oder Plastikschüssel mit warmem Wasser. Die Temperatur des Wassers sollte zunächst so niedrig bemessen werden, dass die meist empfindlichen Füße problemlos eingetaucht werden können. Bereitstehendes heißes Wasser in kleinen Mengen bis zur gewünschten Wärme zugießen.

Für fiebersenkende Fußbäder die Temperatur um 1–2 °C unter der Körpertemperatur belassen, z. B. bei einem Bad mit dem ätherischen Öl **ZITRONE**.

- 4–6 Tr. ätherische Öle mit einem Emulgator (z. B. 1–2 Esslöffel Salz)

Dosierung für Inhalationen

Ätherische Öle können zum Inhalieren pur (ohne Emulgator) in eine mit Wasser gefüllte Schüssel geträufelt werden. Anschließend den Kopf mit einem Handtuch bedecken und 5–10 Minuten inhalieren.

Bei der Verwendung von elektrischen Inhalationsgeräten muss zuvor in der Gebrauchsanleitung nachgelesen werden, ob ätherische Öle für das Gerät geeignet bzw. zugelassen sind.

- 1–2 Tr. ätherisches Öl in das warme bzw. heiße Wasser zum Inhalieren geben

Dosierung Saunaaufgüsse

Die Öle werden pur (ohne Emulgator) in die mit Wasser gefüllte Saunakelle gegeben und in dieser Form über die heißen Steine gegossen.

Vorsicht: Ätherische Öle niemals pur auf die Steine träufeln! Sie können leicht entflammen.

Tipps:

- Bei häufiger Verwendung von Zitrusschalenölen können sich die natürlichen Wachsanteile dieser Öle auf den Steinen festsetzen; dieser Belag kann von Zeit zu Zeit mit Reinigungsalkohol (Isopropylalkohol) entfernt werden, wenn die Steine erkaltet sind.
- Im zweiten Teil dieses Buches werden bei einigen Monographien Mischungen für Saunaaufgüsse empfohlen. Sie sind ausgewogener im Geruch und in der Wirkung, als wenn man nur ein ätherisches Öl verwendet. Es ist sinnvoll, sich eine Mischung auf Vorrat herzustellen. Sie können beispielsweise die 10-fache Tropfenmenge anmischen und diese dann in einer Braunglasflasche aufbewahren. Von dieser Mischung gibt man dann nur so viele Tropfen in die Saunakelle, wie in der entsprechenden Rezeptur angegeben wird.

Dosierung Naturparfums

Die Herstellung von Naturparfums war bis zum Beginn des 20. Jahrhunderts der Inbegriff der hohen Kunst des Mischens von ätherischen Ölen – ähnlich der hohen Kunst des Würzens von Speisen mit natürlichen Aromen. Beides hat eine sehr lange Tradition.

Die schon zuvor erläuterten Kategorien Kopf-, Herz- und Basisnoten stammen aus der französischen Parfumherstellung (sie heißen hier: Tête, Coeur, Fond). Unter Berücksichtigung dieser drei Kategorien lässt sich eine länger anhaltende naturreine Duftkreation aus ätherischen Ölen selbst herstellen. Die drei Noten haben folgende Funktionen:

- Kopfnoten (▲) sind wichtig für den sogenannten Angeruch, also den ersten Atemzug, mit dem man eine Parfummischung riecht. Er sollte sofort ansprechend und sympathisch sein, frisch und lebendig wirken.
- Herznoten (❤) sind das Mittelstück einer Duftkomposition und prägen den Gesamteindruck. Beispiele: weich-blumig, rassig-exotisch, würzig-krautig bis balsamisch.
- Basisnoten (■) geben der Mischung einen Halt. Sie fassen alles zusammen und verlängern

den Duft der schnell flüchtigen Kopfnoten.

Aufgrund der unterschiedlichen Leichtigkeit (Flüchtigkeit, Verweildauer) hat man für Mischungen ein Idealverhältnis herausgefunden, eine Art „goldene Regel“:

➡ Duftkombinationen von naturreinen ätherischen Ölen entwickeln sich optimal in einem Verhältnis von 5 : 2 : 1 (Kopfnoten / Herznoten / Basisnoten).
Beispiel: In 10 ml Trägersubstanz (Alkohol oder Jojobaöl) werden ätherische Öle der drei Kategorien in folgender maximaler Tropfenverteilung gegeben:

->15 Tr. Kopfnote
-> 6 Tr. Herznote
-> 3 Tr. Basisnote

Wie schon zu Beginn dieses Kapitels erwähnt wurde, nimmt man von den ganz intensiv duftenden Blütenölen oder Absolues deutlich weniger als die errechnete Tropfenzahl. Anschließend wird mit weniger intensiven Herznoten ergänzt, wie zum Beispiel mit **Lavendel fein**, **Rosengeranie** oder **Palmarosa**.

Dosierung Aromaküche

Ätherische Öle in der Küche sind vielseitig einsetzbar und der Kreativität sind hier kaum Grenzen gesetzt. Viele Öle sind in Bio- und Lebensmittelqualität beziehbar. Nachfolgend ein paar Tipps für die einfache Anwendung:

Dosierung sofortiger Gebrauch:
Verwenden sie in Kombination mit ätherischen Ölen nur natürliche Emulgatoren wie z. B. native Öle, Salze, Sahne, Milch, Joghurt, Sojasauce, frisch gepresster Zitronensaft, Eigelb, Senf oder Mayonnaise.

- 2– max. 3 Tr. ätherische Öle (einzeln oder in Mischung) in 1 EL eines Trägerstoffes (Ausnahmen: Zitronensaft, Sojasauce, Essig nur 1 TL). Alles gut vermischen und das Ganze am Ende des Kochvorgangs einrühren, außer bei Marinaden

Wichtiger Hinweis: Ätherische Öle nie direkt in die Speisen träufeln, da sie sich nicht ausgewogen verbinden würden. Dazu kommt, das ein Tropfen zu viel aus dem Fläschchen kommen kann und das lässt sich nicht mehr leicht korrigieren.

Dosierung Vorratshaltung:
Grundlage bilden die bereits oben genannten haltbaren Emulgatoren sowie Essig, Tamari, Agavendicksaft, Ahornsirup, Honig und Zucker. Damit stellen Sie ihre aromatischen Vorratsmischungen her und würzen nach ihrem persönlichen Gusto. Sie bepinseln, rühren unter oder besprühen ihre Speisen am Ende des Kochvorgangs, bei Marinaden lassen Sie sie einwirken.

- 2–4 Tr. ätherische Öle mit kräftig-würzigem Aroma wie beispielsweise **Basilikum**, **Lorbeerblätter**, **Majoran**, **Pfeffer schwarz**, **Rosmarin** oder **Thymian**) in 50 ml / 50 g eines Emulgators geben, siehe oben

- 6–8 Tr. ätherische Zitrusschalenöle in 50 ml / 50 g eines Emulgators geben

Tipp: Für Süßspeisen eignen sich besonders gut **Mandarine rot**, **Orange**, **Zitrone** und **Grapefruit** sowie **Angelikawurzel**, **Kardamom**, und **Vanilleextrakt** – entweder frisch in Sahne emulgiert oder aus dem Vorrat in Honig, Ahornsirup oder Zucker eingemischt.

Beispiel: Zucker / Salz mit Aroma
Tropfenmenge ätherischer Öle laut Dosierungsangabe oben in ein leeres, sauberes Schraubglas geben. Das Glas bewegen und die Wände mit dem Öl benetzen. Dann Zucker oder Salz im entsprechenden Verhältnis zur Tropfenmenge einfüllen. Das Gefäß fest verschließen, gelegentlich schütteln und die Mischung einige Tage „reifen" lassen.

Dosierung Hausputz

Fußböden, Wände, Türen und sanitäre Anlagen können mit ätherischen Ölen gereinigt und gleichzeitig etwas desinfiziert werden. Ein neutrales Reinigungsmittel dient als Emulgator für die ätherischen Öle. Nachfolgend finden Sie die wichtigsten Grunddosierungen:

Wischwasser:

- 10 Tr. ätherisches Öl wie beispielsweise **Lavandin** oder eines der Zitrusschalenöle auf 3–5 Liter Putzwasser + neutrales Bio-Reinigungsmittel in üblicher Menge. Bei besonders heiklen Ecken und Stellen können Sie auch ein paar Tropfen pur auf den feuchten Wischlappen geben

Waschmaschine:

- 8–10 Tr. ätherisches Öl wie z. B. **Lavandin** mit etwas Wasser in das Fach für den Weichspüler geben

Dampfbügeleisen:
Hydrolate sind besser geeignet als ätherische Öle, da sie Plastikteile nicht angreifen. Die Zugabe erfrischt bei der Arbeit und verleiht der Wäsche einen zarten Duft.

- 1–2 EL Pflanzenwasser z. B. Rosen- oder Lavendelwasser zu dem destillierten Wasser geben

Reinigungs- und Lösungsmittel:
Für die Oberflächenreinigung und das Ablösen von Etiketten. Der Zusatz von Wollwasch- oder Haarwaschmittel hilft, die Öle im Wasser zu verteilen.

- 10 Tr. ätherisches Öl
(z. B. 5 Tr. **Lavandin**, 5 Tr. **Zitrone**)
Wasser und ein paar Spritzer Wollwaschmittel

Pflanzenwässer, häufig auch Hydrolate genannt, entstehen als Nebenprodukt der Destillation von ätherischen Ölen durch die Kondensation des Wasserdampfs. Sie enthalten wirksame, wasserlösliche, leicht flüchtige Bestandteile der Pflanzen und nur sehr wenig ätherisches Öl (ca. 0,1–0,3 %).

Da die fettlöslichen Inhaltsstoffe in das ätherische Öl übergehen, unterscheiden sich die Inhaltsstoffe der Pflanzenwässer teilweise stark von denen des ätherischen Öls. Obwohl bei jeder Wasserdampfdestillation zwangsläufig ein Pflanzenwasser entsteht, sind nur von wenigen Pflanzen Pflanzenwässer im Handel erhältlich. Das hat verschiedene Gründe:

Zum einen duften Hydrolate meistens ganz anders als das entsprechende Öl. Das hat damit zu tun, dass bestimmte Inhaltsstoffe (z. B. Monoterpene und Sesquiterpene) nur in ganz geringen Mengen im Pflanzenwasser auftreten und andere sich durch das Wasser sehr schnell in andere Inhaltsstoffe verwandeln.

Zum anderen verkeimen Hydrolate sehr schnell und müssen daher für den Handel entweder mit 14 % Alkohol oder anderen Konservierungsstoffen haltbar gemacht werden. Alternativ bieten manche Firmen Hydrolate in Flaschen mit speziellen Sprühköpfen an, durch deren Verschluss keine Luft nach innen gelangen kann (Airless-Flaschen).

Eine eventuelle Verkeimung lässt sich mit dem Auge nicht erkennen, weshalb man die Haltbarkeitsangaben der Hersteller beachten sollte. Hydrolate am besten bei Raumtemperaturen von 18–21 °C aufbewahren.

Pflanzenwässer können bedenkenlos großflächig zur Hautpflege, für Kompressen, als Mundwasser und als Körpersprays angewendet werden. Sie haben einen pH-Wert von 3–6 und sind somit chemisch als leicht sauer einzustufen. Leider gibt es bis jetzt so gut wie keine wissenschaftlichen Aussagen zur therapeutischen Wirksamkeit von Pflanzenwässern. Am häufigsten kommen Rosenwasser, Orangenblütenwasser und Hamameliswasser zum Einsatz.

Inhaltsstoffe von Pflanzenwässern:

- Monoterpenalkohole, -oxide, -aldehyde u. -ketone
- Phenolische Verbindungen
- Ester (aufgespalten in Säure und Alkohol, dadurch andere Düfte)
- Aromatische Alkohole

Nicht enthalten sind: Gerbstoffe, Vitamine, Bitterstoffe; Flavonoide, fettlösliche Inhaltsstoffe ätherischer Öle nur in sehr geringen Mengen

Haupteigenschaften von Pflanzenwässern:

- sehr hautfreundlich, hautpflegend
- kühlend
- adstringierend
- entzündungshemmend
- desinfizierend
- befeuchtend

Pflanzenwässer sind vielfältig einsetzbar:
Zur Gesichts- und Körperpflege, für die Baby- Kranken- und Seniorenpflege, Aromaküche, Haushalt, Tierpflege, Pflanzenbehandlung uvm.

Als Gesichtswasser, Rasierwasser, Mundwasser, Haarwasser, Körperspray, Gesichtsspray, Raumspray, Kleiderspray, Kissenspray, Spray für Augenkompressen uvm.

Pur oder in Mischungen, z. B. in Schüttelemulsionen (Pflanzenwasser und fettes Pflanzenöl) mit oder ohne Zusatz von ätherischen Ölen.

Wichtig: Bitte beachten Sie die Angaben zur Haltbarkeit auf dem Produkt. Je nach Zusätzen (z. B. Bio-Alkohol) oder technisch bedingten Abfüll- oder Verschlussverfahren kann diese herstellerbedingt unterschiedlich ausfallen.

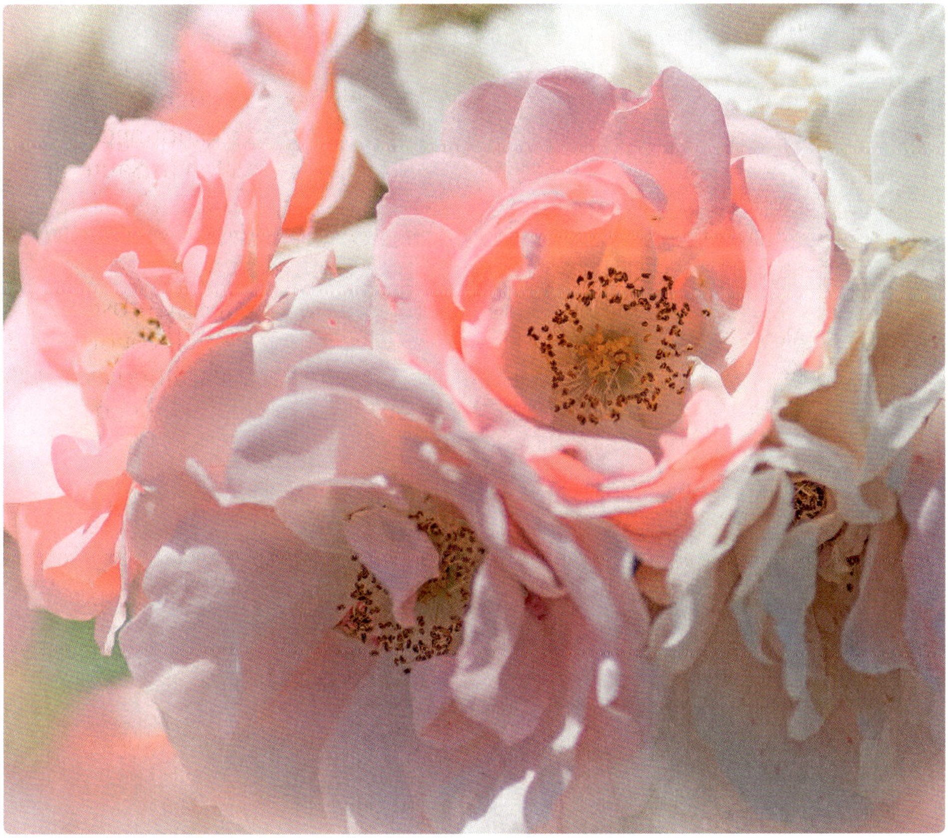

Tabelle: Ausgewählte Pflanzenwässer

Pflanzenwässer	Unterstützende Eigenschaften	Verwendungsgebiete
Hamameliswasser	Entzündungshemmend, stark adstringierend bei Varizen	Bei Hautrötungen, Ödemen, Neurodermitis, grobporiger Haut, Akne, für Deos, Gesichtswässer, Mundwässer, Rasierwässer
Immortellenwasser	Abschwellend und lindernd, entzündungshemmend, aufbauend und stärkend	Bei blauen Flecken, Hämatomen, Prellungen, Muskelkater, beanspruchter Haut, Neurodermitis, Psoriasis, Akne
Lavendelwasser	Ausgleichend, beruhigend, juckreizlindernd, entzündungshemmend, fiebersenkend	Bei Sonnenbrand, Verbrennungen, Fieber, Akne, geröteter Haut, Ulcus cruris (offenes Bein); bei Stress und vegetativer Dystonie
Orangenblütenwasser	Entzündungshemmend, desodorierend; stark beruhigend, seelisch aufrichtend, angstlösend	Rasierwässer, Gesichtswässer bei Akne, Couperose; bei Angst (z. B. Prüfungen), Schock (erste Hilfe), zur seelischen Unterstützung von immunschwachen oder auch sterbenden Personen; in Backwaren, Lassis, Süßigkeiten
Pfefferminzwasser	Erfrischend, aktivierend, schmerzlindernd, gegen Übelkeit	Bei Kopfschmerzen, Fieber, schweren Beinen, Übelkeit, unreiner Haut, Hitzewallungen; Antriebslosigkeit, Konzentrationsproblemen
Rosenwasser	Schmerzlindernd, entzündungshemmend; beruhigend, stresslösend	Als Gesichtswasser, bei Augenreizungen oder Gerstenkorn (Augenkompresse), zur Befeuchtung der Haut vor Körperölanwendungen, nach Zahn- und Kieferoperationen, als Lebensmittelaroma, als Raum- oder Kissenspray, zur Erfrischung bei Hitzewallungen

Fette Pflanzenöle, nachfolgend auch als Basisöle bezeichnet, sind für aromatherapeutische und aromapflegende Anwendungen unverzichtbar. Fette Pflanzenöle enthalten selbst wertvolle Inhaltsstoffe und unterstützen zusätzlich die Aufnahme der ätherischen Öle über die Haut. Sie lassen sich mit ätherischen Ölen sehr gut mischen und dienen als Grundlage für Hautpflegeprodukte.

Unter fetten Pflanzenölen verstehen wir hochwertige pflanzliche Fette und Öle, die aus Nüssen oder Samen hergestellt werden. Es handelt sich um wertvolle Kosmetik- und auch Lebensmittelprodukte. Zwischen Pflanzenölen und Pflanzenfetten wird hinsichtlich ihrer Konsistenz unterschieden. Wenn ein Pflanzenöl bei 24 °C fest ist, sprechen wir von einem Fett (Butter), wenn es flüssig ist, von einem Öl. Im Gegensatz zu ätherischen Ölen sind fette Pflanzenöle und -fette nicht flüchtig. Native fette Pflanzenöle versorgen unsere Haut mit wichtigen Wirkstoffen und können in die Haut einziehen. Sie sind stoffwechselaktiv und unterstützen die Haut dadurch in ihrer Funktion als Stoffwechselorgan. Sie unterstützen die natürliche Barrierefunktion und regenerieren und reparieren unsere Haut.

In vielen handelsüblichen Kosmetikprodukten sind Mineralöle enthalten. Diese liegen der Haut oben auf und sind sehr reaktionsträge. Mineralölbasierte Produkte wie beispielsweise Paraffine oder Vaseline unterstützen weder die natürliche Barrierefunktion der Haut noch die Hautregeneration.

Gewinnung und Qualität

Nur kaltgepresste und native fette Pflanzenöle eignen sich für aromapflegerische und aromatherapeutisch Mischungen. Sie enthalten aufgrund ihrer schonenden Herstellung noch viele wertvolle Inhaltsstoffe. Während des mechanischen Drucks des Pressvorgangs werden sie nur auf 45 °C bis maximal 60 °C erhitzt. Es findet keine zusätzliche Erwärmung statt.

Bei allen nicht kaltgepressten Pflanzenölen wird das Pflanzenmaterial häufig beim oder vor dem Pressvorgang so stark erhitzt (bis 150 °C), dass die wertvollen Inhaltsstoffe zerstört werden. Hohe Temperaturen und hoher Druck lassen nicht selten ein „ungenießbares Rohöl“ entstehen, das anschließend raffiniert, d. h. entschleimt, entsäuert, gebleicht und desodoriert werden muss. Diese Öle sollten für aromatherapeutische Anwendungen nicht verwendet werden.

Inhaltsstoffe:

Chemisch gesehen bestehen alle natürlichen Öle und Fette hauptsächlich aus Fettmolekülen, den sogenannten Triglyceriden. Fettmoleküle bestehen aus einem Glycerin-Molekül (dreiwertiger Alkohol) und drei anhängenden, meist verschiedenen Fettsäure-Molekülen. Es handelt sich somit um dreifache Ester des dreiwertigen Alkohols Glycerin.

Der Aufbau der Fettsäuren bestimmt unter anderem die Eigenschaften des Öls. Ein wichtiges Unterscheidungsmerkmal von Fettsäuren ist der Sättigungsgrad, der durch das Vorhandensein und die Anzahl der Doppelbindungen der Fettsäuremoleküle bestimmt wird.

Gesättigte Fettsäuren:
Gesättigte Fettsäuren weisen keine Doppelbindung auf und sind somit reaktionsträge. Öle und Fette mit hohem Anteil an gesättigten Fettsäuren sind länger haltbar und stellen einen sehr guten Hautschutz dar. Sie sind vor allem in Sheabutter, Kokosöl und Kakaobutter vorhanden. Alle eignen sich besonders gut als Konsistenzgeber und als Grundlage für Salben und Balsame.

Ungesättigte Fettsäuren:
Ungesättigte Fettsäuren sind Fettsäuren mit Doppelbindungen. Je nach Anzahl und Position der Doppelbindung erklären sich bestimmte Eigenschaften.

- Einfach ungesättigte Fettsäuren:
  Fettsäuren mit einer Doppelbindung. Pflanzenöle mit einfach ungesättigten Fettsäuren sind gut geeignet für die tägliche Hautpflege bei normaler bis trockener Haut und für Massageölmischungen. Ein bekannter Vertreter ist die **Ölsäure**, die z. B. in Aprikosenkernöl und Mandelöl in größeren Mengen enthalten ist.

- Zweifach ungesättigte Fettsäuren:
  Fettsäuren mit zwei Doppelbindungen. Pflanzenöle mit zweifach ungesättigten Fettsäuren fördern die Hautzellneubildung, stärken die Hornschichtbarriere der Haut und machen die Haut widerstandsfähig. Ein bekannter Vertreter ist die **Linolsäure**. Sie ist in größeren Mengen z. B. in Sesamöl enthalten.

- Dreifach ungesättigte Fettsäuren:
  Fettsäuren mit drei oder mehr Doppelbindungen. Pflanzenöle mit Anteilen an dreifach ungesättigten Fettsäuren regulieren die Bildung entzündungshemmender und juckreizstillender Botenstoffe, deshalb sind sie sehr gut einsetzbar bei Neurodermitis etc. Sie wirken stark hautregenerierend und hormonell ausgleichend. Wichtige Vertreter sind die **Alpha- und Gamma-Linolensäure,** die z. B. in Nachtkerzenöl und Wildrosenöl vorkommen.

Fettbegleitstoffe:
Neben Fettmolekülen mit gesättigten und ungesättigten Fettsäuren enthalten Pflanzenöle noch weitere wichtige Inhaltsstoffe, die jedoch nur in kleinen Mengen im pflanzlichen Öl oder Fett vorkommen:

- Vitamin E (Zellschutzmittel, Radikalfänger)
- Lecithin (unterstützt das Feuchthaltevermögen der Haut)
- Phytosterole (Schutz vor UV- Strahlung)
- Carotinoide (Antioxidantien)
- Polyphenole (Radikalenfänger)
- Flavonoide (Farbstoffe)
- Aromastoffe (ätherische Öle)

Fette Pflanzenöl werden in nicht trocknende und trocknende Öle eingeteilt. Unter kosmetischen Gesichtspunkten betrachtet unterscheiden sich diese hinsichtlich ihrem spürbaren Verbleiben auf der Hautoberfläche.

Nichttrocknende oder ölende Öle enthalten einen hohen Anteil einfach ungesättigter Fettsäuren (Ölsäure) und nur bis ca. 20 % mehrfach ungesättigter Fettsäuren. Sie eignen sich gut als Massageöle und ziehen nicht zu schnell in die Haut ein.

Trocknende Öle enthalten einen hohen Anteil mehrfach ungesättigter Fettsäuren und ziehen dadurch schneller in die Haut ein. Für Gesichts- oder Narbenpflegeölmischungen sind sie besonders wertvoll.

Mazerate

Mazerate stellen unter den Pflanzenölen eine Besonderheit dar. Zu ihrer Herstellung werden Blüten oder andere Pflanzenbestanteile in ein hochwertiges Pflanzenöl eingelegt (Mazerieren heißt einweichen), so dass die fettlöslichen Wirkstoffe der eingelegten Pflanzenteile vom fetten Pflanzenöl aufgenommen werden können.

Beispiele häufig verwendeter Pflanzenöle, die durch Mazeration hergestellt werden:

- Aloe-Vera-Öl
- Calendulaöl
- Johanniskrautöl

Haltbarkeit und Lagerung fetter Öle

Die Haltbarkeit von fetten Ölen ist sehr unterschiedlich und hängt von der jeweiligen Zusammensetzung und der Lagerung ab. Allgemein kann man sich jedoch an folgenden Punkten orientieren:

- Je mehr gesättigte oder einfach ungesättigte Fettsäuren enthalten sind, desto haltbarer ist das Öl. So ist beispielsweise Mandelöl etwa 24 Monate haltbar und Sesamöl nur 18–24 Monate. Jojobaöl, welches aus sehr stabilen Wachsmolekülen besteht, ist sogar unbegrenzt haltbar.
- Je mehr zwei- oder gar dreifach ungesättigte Fettsäuren im Öl vorliegen, desto kürzer ist die Haltbarkeit. Samenöle wie Hanfsamen-, Nachtkerzen- und Wildrosenöl halten sich max. ein Jahr.
- Durch Zusatz von ätherischen Ölen verlängert sich die Haltbarkeit von fetten Ölen für einige Zeit.

Fette Öle sind lichtempfindlich und sollten deshalb herstellerseits bereits in Dunkelglasflaschen abgefüllt sein. Sie werden in der Regel bei Raumtemperatur gelagert, ca. 18 Grad – nicht im Kühlschrank.

Da halbleere Flaschen über dem eigentlichen Inhalt mit Luft angefüllt sind, kann es sinnvoll sein, das Öl in kleinere Fläschchen umzufüllen, um eine Oxidation zu vermeiden. Weitere Möglichkeiten: Mit Edelgas Argon oder Glaskügelchen befüllen.

Tabelle: Häufig verwendete Pflanzenöle

Pflanzenöl	Eigenschaften	Verwendung
Aloe-Vera-Öl (Mazerat) Alternative: Aloe-Vera-Gel	Hautpflegend, kühlend, feuchtigkeitsregulierend, beruhigend, zellregenerierend	Sonnenbrand, Ekzeme, Allergien, Brandwunden, Juckreiz
Aprikosenkernöl	Hautglättend u. festigend, fördert die Elastizität der Haut, nährt die Haut	Für alle Hauttypen, speziell bei rissiger, trockener Haut, Pflege von Baby- und Altershaut, für Massagen
Avocadoöl	Hautregenerierend, stärkt die Hautbarriere, vor Feuchtigkeitsverlust bewahrend	Bei trockener, irritierter, juckender und entzündeter Haut, bei Altershaut, Narben, Dermatitis/Neurodermitis, Schuppenflechte
Calendulaöl (Mazerat)	Entzündungshemmend, antibakteriell, zellregenerierend, die Wundheilung fördernd	Brandwunden, Schnittwunden, blaue Flecken, entzündete Haut, strapazierte Haut, Krampfadern, für die Babypflege
Hanfsamenöl Trocknendes Öl	Fördert den Aufbau neuer Zellstrukturen, stärkt die Hornschichtbarriere der Haut, sehr hautpflegend	Für die reife Haut, Neurodermitis, Hauterkrankungen
Johanniskrautöl (Mazerat)	Regenerierend, schmerzlindernd, erwärmend, entzündungshemmend, durchblutungsfördernd	Für trockene, rissige Haut, bei Schmerzen, Entzündungen, Arthrose, Arthritis, Muskelschmerzen, rheumatischen Beschwerden, Sonnenbrand
Jojobaöl (Wachs)	Hautstraffend, schützt vor Feuchtigkeitsverlust, bindegewebsstraffend, entzündungshemmend	Für unreine, reife und trockene Haut, bei Ekzemen, Akne, Neurodermitis, Schuppenflechte, bei trockener oder empfindlicher Haut, Falten, Narben, Schwangerschaftsstreifen
Mandelöl süß	Hautberuhigend, feuchtigkeitsbindend	Bei trockener, rissiger Haut und für alle Hauttypen, für Körperpflege und Massage, für die Baby- und Kinderpflege

Nachtkerzenöl Trocknendes Öl	Stark hautregenerierend, feuchtigkeitsbindend, reizlindernd, beruhigend	Für trockene und gereizte Haut, Schuppenflechte, Neurodermitis, Ekzeme, Allergien
Sanddornfruchtfleischöl Trocknendes Öl	Sehr hautpflegend, stark hautregenerierend, haut- und schleimhautschützend, entzündungshemmend, beruhigend, schmerzstillend	Für strapazierte und gereifte Haut, bei Verbrennungen nach Strahlentherapien, Dekubitus, Schrunden, Akne. Zur Pflege trockener Schleimhäute (Mundpflege, Intimpflege)
Schwarzkümmelöl	Stärkt die Hautschutzbarriere, unterstützt den Hautstoffwechsel, wärmend, antiallergisch, immunstärkend	Für zur Irritation neigende Haut, bei Ekzemen, Neurodermitis, Heuschnupfen, Asthma, entblähend, verdauungsfördernd
Sesamöl	Unterstützt die Widerstandsfähigkeit der Haut, hautkräftigend, erwärmend, entzündungshemmend, entgiftend	Hautkuranwendungen (Ayurveda-Tradition), Mundöl (Ölziehen)
Sheabutter	Entzündungshemmend, feuchtigkeitsbindend, den Verhornungsprozess der Haut regulierend, vor Austrocknung schützend, hält die Haut geschmeidig und elastisch	Für spröde Haut bzw. Hautstellen, Lippenpomaden, Fuß- und Handbalsame, Grundlage für Balsame. Für Mischungen zunächst im Wasserbad bei 30–35 °C sanft schmelzen lassen
Weizenkeimöl Trocknendes Öl	Feuchtigkeitsbewahrend, Hautelastizität fördernd, stark fettend, das hauteigene Reparatursystem unterstützend	Für trockene und reife Haut, Hautpflege während der Schwangerschaft (Mischungen gegen Dehnungsstreifen, Dammpflegeölmischungen)
Wildrosenöl Trocknendes Öl	Stark hautregenerierend, glättend, feuchtigkeitsbewahrend, entzündungshemmend, narbenpflegend und narbenreduzierend	Für trockene und reife Haut, bei strapazierter Haut, bei Wunden, Verbrennungen, Couperose, Schuppenflechte, Akne und Narben

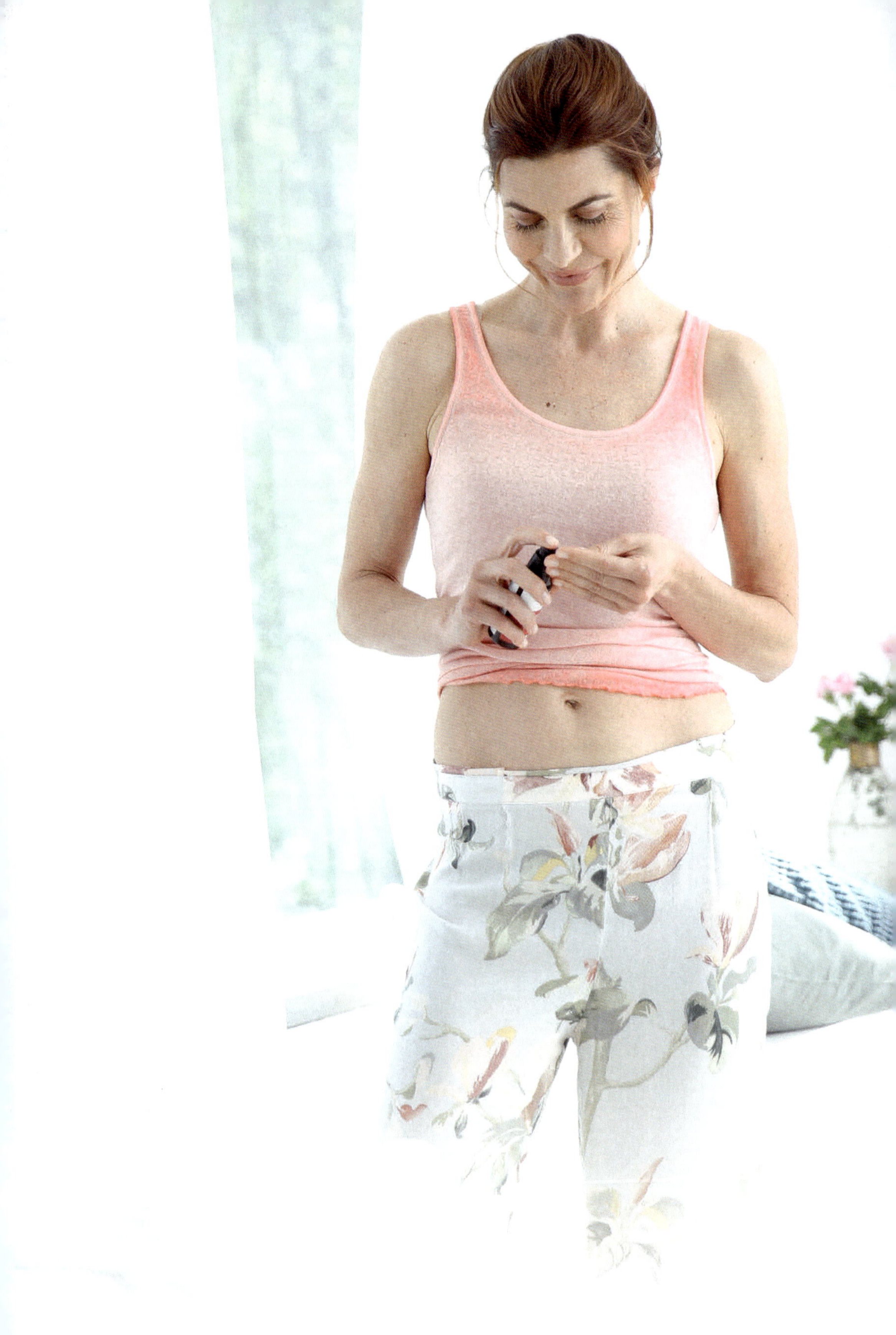

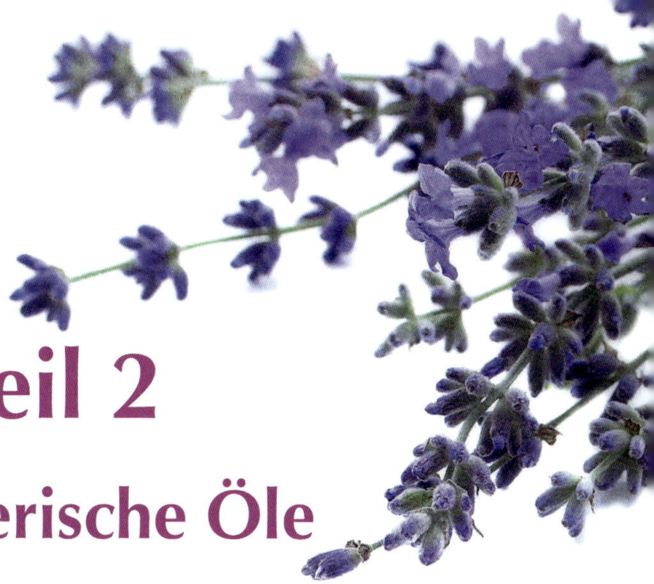

Teil 2

65 ätherische Öle mit Rezepturen für Gesundheit & Wohlbefinden

Blütenöle

Blätter- und Kräuteröle

Samen-, Knospen, Holz- und Wurzelöle

Nadelbaumöle

Zitrusschalenöle

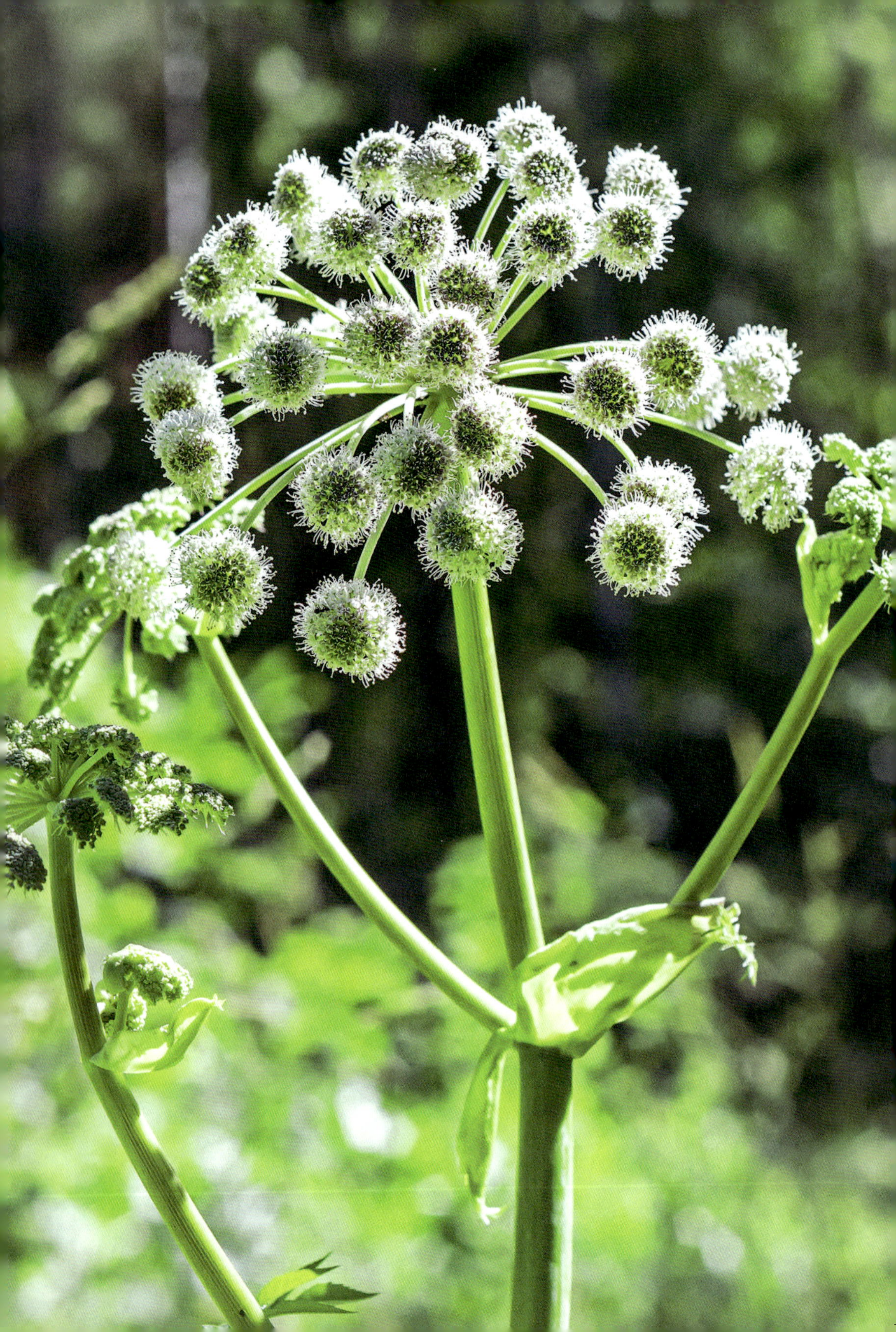

Angelikawurzel ❤

Kraftvoll, geerdet und zuversichtich Herausforderungen meistern

Botanischer Name der Pflanze
Angelica archangelica

Botanische Familie
Apiaceae (Doldengewächse)

Gewinnung
Wasserdampfdestillation der Wurzeln

Herkunft des Öls
Kroatien, Ungarn u. a.

Geruch / Farbe / Konsistenz
Vielschichtig, aromatisch-würzig, krautig, etwas frisch zitronig bis pfeffrig mit süßer Note, appetitanregend, weicher werdend, bis hin zu erdigem, aber nicht modrigem Duft. Dünnflüssiges Öl, anfangs farblos bis blassgelb und dunkelt dann nach

Duftbereich
Herznote ❤

Wichtige Inhaltsstoffe*
Monoterpene 80–90 %
α-Pinen 15–32 %
δ-3-Caren 4,5–15,5 %
α-Phellandren 5–10 %
β-Phellandren 9–20 %
Limonen 6–10 %
Myrcen 5 %
Monoterpenalkohole und Ester
in sehr kleinen Mengen
Furanocumarine
in kleinen Mengen: Angelicin, Bergapten

Lacton
In Spuren: Pentadecanolid (verleiht dem Öl seine besondere Duftnote)

Körperliche Wirkung
Krampflösend, Blähungen mindernd, ausleitend, entschlackend, antibakteriell, entzündungshemmend, antiviral, schleimlösend, das Immunsystem stärkend, Herz und Kreislauf stärkend, insgesamt körperlich stärkend.

Psychische Wirkung
Sehr beruhigend, ausgleichend, „erdend", angstlösend, aufbauend und psychisch stärkend, gibt innere Kraft und Zuversicht.

➡ **Warnhinweise / Besonderheiten**
Vorsicht: Angelikawurzelöl enthält Furanocumarine, die phototoxisch wirken. Im Zusammenhang mit UV-Licht (sowohl beim Sonnenbad wie auch unter der Bräunungslampe) können sich braune Flecken auf der Haut bilden (die sogenannte Sonnendermatose).

Bei Verwendung von furanocumarinhaltigen Ölen in Hautpflegeprodukten oder Massageölen sollte die Haut für mindestens zwei Stunden vor direktem Sonnenlicht geschützt bleiben. Bei geringer Dosierung (z. B. nur 10 Tropfen ätherisches Öl auf 100 ml fettes Pflanzenöl = 0,5 %ige Verdünnung) besteht aber kaum noch eine Gefahr.

HAUSAPOTHEKE

Erkältung

Duftlampe: Zur Verbesserung der Atemluft, zur Minderung der Keimzahl in der Luft, zur Stärkung der Abwehrkräfte und zum Lösen festsitzenden Schleims in Nase oder Bronchien.

- 5–10 Tr. ätherische Öle, davon 1 Tr. ANGELIKAWURZEL und zusätzliche Öle wie Zitrusschalenöle, Nadelbaumöle, CAJEPUT, NIAULI und MYRTE TÜRKISCH

Brustöl: Balsam zum Einreiben von Brust und Rücken. Diese Mischung ist auch für Schulkinder geeignet; für Kleinkinder erhöht man die Menge des Pflanzenöls auf 80–100 ml.

- 1 Tr. ANGELIKAWURZEL, 3 Tr. ZITRONE, 3 Tr. NIAULI, 2 Tr. ZIRBELKIEFER, 2 Tr. MYRTE TÜRKISCH
  + 50 ml Johanniskrautöl

Schnupfenbalsam: Diese Mischung ist die „verbesserte“ Variante der altbekannten Majoranbutter aus der Apotheke. Die Nasenflügel außen und auch die Stirnpartie über der Nase bestreichen.

- 1 Tr. ANGELIKAWURZEL, 2 Tr. MAJORAN
  + 10 ml Mandel- od. Jojobaöl

Saunamischung

Gesunde und erfrischende Mischungen mit besonderer Note. Die ätherischen Öle in die mit Wasser gefüllte Aufgusskelle geben.

- 1 Tr. ANGELIKAWURZEL, 2 Tr. CAJEPUT, 2 Tr. MYRTE TÜRKISCH

- 1 Tr. ANGELIKAWURZEL, 2 Tr. ZITRONE, 2 Tr. ZIRBELKIEFER

Prüfungsangst

Vor einer Prüfung das Öl in der Duftlampe oder in Körperpflegeprodukten benutzen. Am Prüfungstag an ANGELIKAWURZEL schnuppern.

Riechstift „Angstfrei“

- 1 Tr. ANGELIKAWURZEL, 1 Tr. NEROLI 10 %

Erschöpfung

Duftlampe: ANGELIKAWURZEL, NEROLI, ZEDER und Lieblingsöl, je ein Tropfen.

Massageöl / Badezusatz

- 2–3 Tr. ANGELIKAWURZEL, 1 Tr. NEROLI, 1 Tr. VETIVER, 1 Tr. ZEDER und 1 Tr. Lieblingsöl
  + 50 ml Mandelöl (Massageöl)
  + 2 EL Sahne od. Honig (Vollbad)

KÜCHE UND GENUSS

Süßes

1 Tr. ANGELIKAWURZEL in etwas Schnaps auflösen und Kompott, Obstsalat oder einem Cocktail zufügen. Zitronensaft oder Orangen- und Zitronenöl ist als Ergänzung gut geeignet.

Anissamen ▲

Süße Würzkraft, die alles ins Fließen bringt

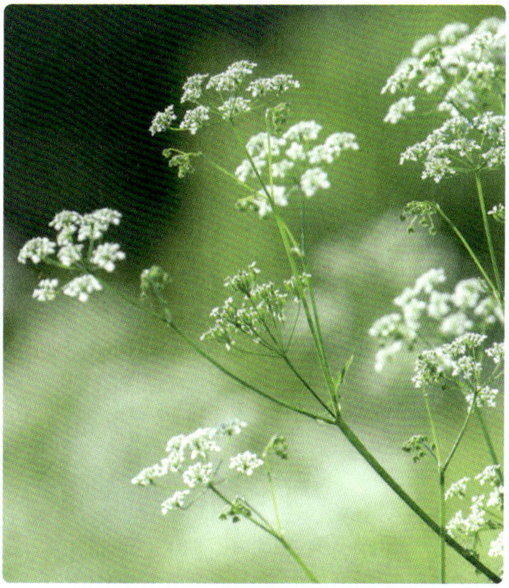

Botanischer Name der Pflanze
Pimpinella anisum

Botanische Familie
Apiaceae (Doldengewächse)

Gewinnung
Wasserdampfdestillation der Samen

Herkunft des Öls
Frankreich, Italien u. a.

Geruch / Farbe / Konsistenz
Süßer würziger Duft, lässt durchatmen und ist beschwingend. Helles Öl von leichtflüssiger Konsistenz

Duftbereich
Kopfnote ▲

Wichtige Inhaltsstoffe*
Aromatische Ether ca. 85 %
trans-Anethol 80–90 %
Methylchavicol 3,3 %
cis-Anethol 0,26 %
Iso-Methyleugenol 0,2 %
Monoterpenalkohole, Aldehyde und Sesquiterpene
in sehr kleinen Mengen

Körperliche Wirkung
Beruhigend, krampflösend, schmerzstillend, wirkt anregend auf die Flüssigkeitsproduktion des Körpers, z. B. Muttermilch, Magensäfte, Gallensäfte. Wirkt ausgleichend und regulierend auf den Hormonhaushalt.

Psychische Wirkung
Sehr beruhigend, entspannend, löst bei vielen Menschen glückliche Erinnerungen an Weihnachtsstimmung mit Anisgebäck aus.

➡ **Warnhinweise / Besonderheiten**
Vorsicht: Während der Schwangerschaft und für Säuglinge sollte das an trans-Anethol reiche Anissamenöl nur stark verdünnt (maximal 0,5–1 %ig) verwendet werden. Für stillende Mütter ist es nach der Geburt empfehlenswert zur Förderung des Milchflusses. Es sind leider auch „Anisöle" im Handel, die nur synthetisch hergestelltes Anethol enthalten. Sie dürfen für aromatherapeutische Zwecke oder für Aromapflegemischungen nicht verwendet werden.

HAUSAPOTHEKE

Erkältung

Brustöl: Beruhigt die Schleimhaut der oberen Luftwege, hilft bei trockenem Reizhusten.

1–3 Tr. ANISSAMEN
+ 100 ml Brustöl
-> siehe Seite 56

Verdauung

Bauchöl: Der Appetit wird angeregt, ebenso die Produktion der Magen- und Gallensäfte, schweres Essen wird besser verdaut und Magendrücken verhindert. Im Akutfall den Bauchbereich mit der Mischung im Uhrzeigersinn liebevoll massieren.

1–2 Tr. ANISSAMEN
+ 1 TL Schwarzkümmelöl

Frauenthemen

PMS: Krämpfe werden beruhigt und entspannt (besonders während der Menstruation); der Hormonhaushalt wird sanft geregelt; PMS-Beschwerden werden gemildert ebenso Probleme der Wechseljahre und der damit verbundenen Verlust- und Trauergefühle; hilft gegen die Stimmungsschwankungen in dieser Zeit. Wenige Tropfen ANISSAMEN in ein Körperpflegeöl geben und damit den Unterleib sanft massieren. Zusätzlich helfen auch folgende Öle: BASILIKUM, FENCHEL süß, MAJORAN, MUSKATELLERSALBEI und ROSENGERANIE. Bei PMS bietet es sich an, wenige Tage vor Beginn der Periode mit sanften Massagen einzuwirken. Begonnen wird die Massage an den schmerzhaft gespannten Brüsten oder am Bauch.

2 Tr. ANISSAMEN, 7 Tr. BERGAMOTTE, 5 Tr. MUSKATELLERSALBEI, 3 Tr. LAVENDEL FEIN, 2 Tr. YLANG YLANG
+ 100 ml Jojobaöl

Schwangerschaft, Geburt, Stillen: Regt nach der Entbindung die Produktion und das Fließen der Muttermilch an (siehe auch unter **FENCHEL SÜSS,** Seite 72).

KÜCHE & GENUSS

Traditionell werden Anissamen dem Weihnachtsgebäck und anderen Speisen für deren bessere Bekömmlichkeit zugegeben. Es dient somit als Aroma und gleichzeitig als Verdauungshilfe. Ebenso ist Anissamenöl als Zutat in den appetitanregenden und verdauungsfördernden Schnäpsen wie Ouzo oder Pernod zu finden. Auch Cachou-Bonbons sind beispielsweise eine herrlich altmodisch-nostalgische Anis-Spezialität.

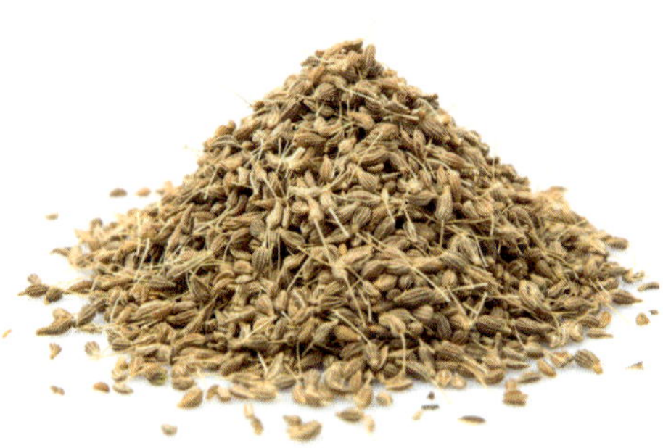

Basilikum ▲

Das Königskraut zur Stressreduzierung

Botanischer Name der Pflanze
Ocimum basilicum
Ct. linalool

Botanische Familie
Lamiaceae (Lippenblütler)

Gewinnung
Wasserdampfdestillation des blühenden Krautes

Herkunft des Öls
Frankreich, Italien u. a.

Geruch / Farbe / Konsistenz
Süßlich, frisch, krautig-würzig.
Dünnflüssiges Öl von heller Farbe

Duftbereich
Kopfnote ▲

Wichtige Inhaltsstoffe*
Monoterpenalkohole
Linalool 40–60 %
Aromatische Ether
Methylchavicol 1–3 %
Eugenol 5%
Methyleugenol 1,5–3 %
Oxide
1,8-Cineol 8 %
Sesquiterpene
GermancrenD 2,5 %
γ-Cadinen 2,3 %

Körperliche Wirkung
Stark entzündungshemmend, krampflösend, verdauungsfördernd, schleimlösend, schmerzmildernd, antimykotisch, Insekten vertreibend.

Psychische Wirkung
Stark beruhigend, ausgleichend, Stress reduzierend, stabilisierend, aufbauend, stärkend, antidepressiv, Konzentration und gleichzeitig innere Ruhe fördernd.

➡ Warnhinweise / Besonderheiten
Beim Einkauf von Basilikumöl ist es sehr wichtig, ganz genau auf die botanische Bezeichnung zu beachten, da es weltweit noch viele andere Basilikum-Arten gibt, die andere Inhaltsstoffe aufweisen. Das ätherische Basilikumöl, welches wir in diesem Buch beschreiben, wird ausschließlich von einer Basilikumart gewonnen, die einen hohen Anteil an Linalool aufweist (*Ocimum basilicum Ct. linalool*) und überwiegend in Europa oder Nordafrika angebaut wird. Es darf nicht mit exotischen Basilikumölen verwechselt werden, die besonders viel Methylchavicol (= Estragol) enthalten und entsprechend vorsichtiger dosiert werden müssen.

Der Name Basilikum leitet sich vom griechischen Wort basileús = König ab. Man findet in Griechenland vor den Kircheneingängen häufig Blumentöpfe mit dem dort typischen kleinblättrigen Basilikumkraut. Es ist den Griechen (zumindest in ländlichen Gebieten) heilig und wird deshalb nicht zum Würzen der Speisen genutzt – anders als bei ihren Nachbarn in Italien. Wahrscheinlich steht das Basilikumkraut zur Abwehr des Bösen schlechthin vor den Kirchen, gleichsam als homöopathisches Simile (Ähnliches mit Ähnlichem heilen), denn die „Basilisken" sind Fabelwesen mit bösem Charakter, eine Mischform aus Salamander und Skorpion.

In Indien ist eine Basilikumart mit dem Namen Tulsi ein heiliges Kraut, das neben der Lotuspflanze sehr verehrt wird. Es steht in vielen Tempeln oder Hausgärten und soll Schutz, Gesundheit und aphrodisierende Kräfte gewähren.

HAUSAPOTHEKE

Erkältung

Brustöl

Grundmischung gegen (festsitzenden) Husten, die für verschiedene Anwendungsformen geeignet ist. Hier werden die schleimlösenden, entkrampfenden und beruhigenden Wirkungen des Basilikumöls genutzt. Brust und Rücken mit der nachfolgenden Mischung einreiben. Für die **Duftlampe** 5–7 Tropfen dieser Mischung ohne dem Johanniskrautöl verwenden.

- 5 Tr. **Basilikum**, 5 Tr. **Cajeput**, 5 Tr. **Lavendel fein**, 5 Tr. **Petit-Grain Bigarade**, 2 Tr. **Angelikawurzel**
  + 100 ml Johanniskrautöl

Verdauung

Beruhigende Massageölmischung gegen krampfartige Koliken, Völlegefühl und stressbedingte Verdauungsbeschwerden.

Bauchöl

- 3 Tr. **Basilikum**, 5 Tr. **Lavendel fein**, 5 Tr. **Mandarine rot**, 2 Tr. **Majoran**
  + 50 ml Jojobaöl

Bei akut nervösem, rebellierendem Magen z. B. bei Prüfungsangst:

- 1 Tr. **Basilikum** auf ein Taschentuch geben und daran riechen.

Frauenthemen

Menstruationskrämpfe und Rückenschmerzen während der Periode.

- 3 Tr. **Basilikum**, 5 Tr. **Lavendel fein**, 5 Tr. **Mandarine rot**, 2 Tr. **Majoran**, 2 Tr. **Muskatellersalbei** und/oder 2 Tr. **Fenchel süss**
  + 50 ml Jojobaöl

Entspannung

In aufregenden Lebenssituationen wie z. B. bei Lampenfieber, Reisefieber und bei „seelischem Bauchweh" bei Kindern. Basilikum in die **Duftlampe** geben in Mischung mit ebenfalls entspannenden ätherischen Ölen wie **Lavendel fein**, **Neroli**, **Benzoe Siam** oder **Vanilleextrakt**.

- 1–2 Tr. **Basilikum** und 1–2 Tr. der oben genannten Öle in die Duftlampe geben.

- 1 Tr. **Basilikum** auf ein Taschentuch oder in einen Riechstift für unterwegs geben.

Massageöl zur Entspannung und gleichzeitig für den Wiederaufbau der inneren Kräfte:

- 2 Tr. **Basilikum**, 2 Tr. **Bergamotte**, 2 Tr. **Angelikawurzel**, 3 Tr. **Zeder**
  + 30 ml Jojobaöl (Erwachsene)
  + 50 ml Jojobaöl (Schulkinder)

KÜCHE & GENUSS

Aromatisiertes Olivenöl kann für Suppen und Saucen oder zum Bestreichen von Grillfleisch und Pizzas verwendet werden. Entweder als einfache Grundmischung (50 ml Olivenöl) mit 3–4 Tropfen **Basilikum** oder in folgender Mischung:

- 2–3 Tr. **Basilikum**, 2–3 Tr. **Zitrone**
  + 50 ml Olivenöl
  (frischer Geschmack)

- 2–3 Tr. **Basilikum**, 2 Tr. **Majoran**
  + 50 ml Olivenöl
  (süß-würziger Geschmack)

- 2–3 Tr. **Basilikum**, 1 Tr. **Thymian Thymol** oder 2 Tr. **Thymian Linalool**
  + 50 ml Olivenöl
  (Pizzamischung)

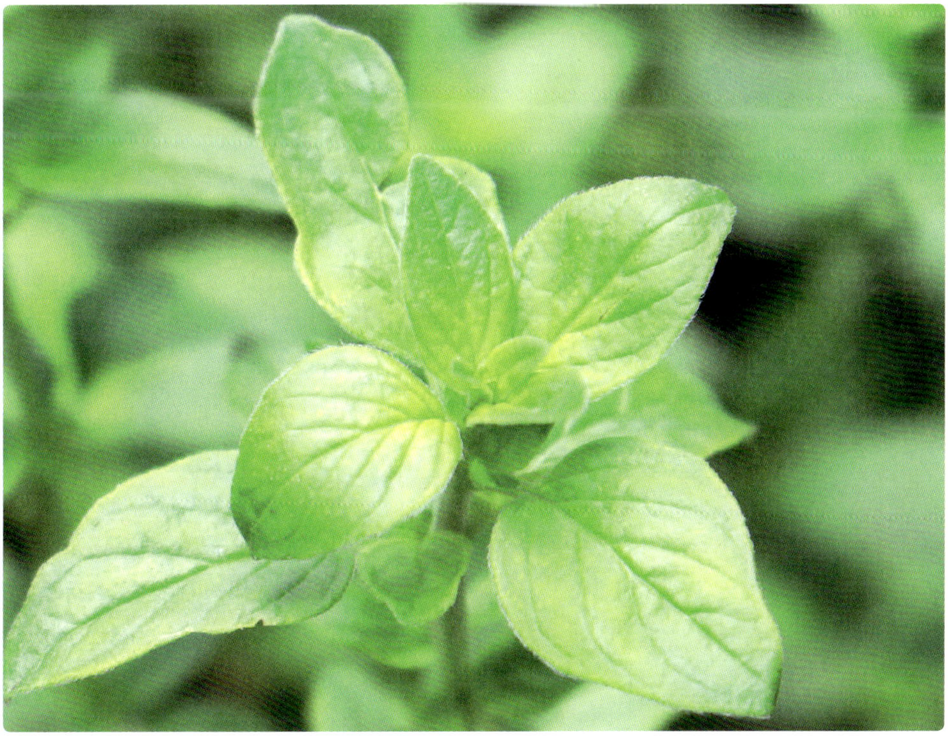

Hüllt ein und vermittelt Wärme und Gemütlichkeit

Botanischer Name der Pflanze
Styrax tonkinensis

Botanische Familie
Styracaceae (Styraxgewächse)

Gewinnung
Alkoholauszug des Harzes

Herkunft des Extrakts
Laos, Vietnam, Thailand (ältere Bezeichnung: Siam)

Geruch / Farbe / Konsistenz
Süßer Vanillegeruch, warm, sehr angenehm, lange anhaltend. Dunkelbraune Flüssigkeit, etwas zähflüssig

Duftbereich
Basisnote ■

Wichtige Inhaltsstoffe*
Aromatische Ester
verschiedene Benzoate 60–80 %
(v. a. Benzylbenzoat u. Coniferylbenzoat)
Säuren 10–20 %
(Benzoesäure u. Zimtsäure)
Aldehyde 1–2 %
(Vanillin)

Körperliche Wirkung
Sehr stark die Hautzellen regenerierend, schleimlösend, antiseptisch, entzündungshemmend, desodorierend, beruhigend.

Psychische Wirkung
Der Duft schafft wärmende, wohlige und einhüllende Atmosphäre. Vermittelt Geborgenheit und wirkt dadurch auch angstlösend und antidepressiv.

➡ **Besonderheiten**
Es gibt noch ein Benzoeharz mit Namenszusatz Sumatra und das daraus gewonnene ätherische Öl mit der Bezeichnung **BENZOE SUMATRA.** Dessen Qualität ist jedoch weniger wertvoll als **BENZOE SIAM.** Daher ist es schon seit langer Zeit üblich, im Handel die Herkunft der Harze gleich im Namen festzuhalten. Leider werden häufig beide Sorten gemischt angeboten; dadurch ist Benzoe in den Ruf geraten, allergisierend zu wirken – reines **BENZOE SIAM,** das ursprünglich aus Thailand (früher Siam) kam oder heute auch aus Laos und Vietnam stammt, löst keine allergischen Reaktionen aus.

Die Gewinnung des Harzes geschieht durch Anschneiden der Bäume ab einem Alter von 8–10 Jahren (die Bäume erholen sich nach der Ernte wieder!). Man klopft außerdem an den Schnittstellen, um das Harz zum Ausfließen zu bringen. Das Harz erstarrt in den nächsten Tagen nach und nach. Die Ausbeute vom ersten Harzaustritt ergibt die beste Qualität.

HAUSAPOTHEKE

Erkältung

Brustöl: Zur Einreibungen gegen anfangs noch trockenen Husten und zur Schleimlösung. Benzoe Siam verleiht den meist sehr „gesund" riechenden Erkältungsmischungen einen warmen, süß-aromatischen Geruch und hilft auch noch gegen festsitzenden Husten.

2–3 Tr. BENZOE SIAM
+ 50 ml Brustöl
-> siehe unter ANGELIKAWURZEL, Seite 52

Nasenöl
Für Kinder und Erwachsene.

1 Tr. Benzoe Siam, 2 Tr. THYMIAN LINALOOL, 1 Tr. CAJEPUT
+ 10 ml Mandelöl

Stimmung

Raumbeduftung: In der Duftlampe für eine wohlige, gemütliche Stimmung, die Sicherheit und Geborgenheit vermittelt, für „frierende Seelchen", gegen Heimweh. Bei dem intensiven, lang anhaltenden Duft von BENZOE SIAM genügen schon 1–2 Tropfen in der Duftlampe. Dazu passen: BERGAMOTTE, MANDARINE ROT und ORANGE, KAMILLE RÖMISCH, NEROLI und natürlich das eigene Lieblingsöl.

HAUTPFLEGE

Gegen trockene und aufspringende Haut (z. B. für beruflich strapazierte Hände); zur Narbenbehandlung; baut welke oder erschlaffte Haut wieder auf.

Hautpflegeöl (intensiv)

2 Tr. BENZOE SIAM, 3 Tr. KAROTTENSAMEN, 2 Tr. MYRRHE, 1 Tr. ROSE (oder 3 Tr. ROSENGERANIE)
+ 40 ml Mandelöl und
10 ml Wildrosenöl

BENZOE SIAM bewährt sich als Zutat in wohlduftenden und sehr pflegenden Haut- und Handbalsame. Durch Zugabe von beispielsweise ROSE, JASMIN oder FRANGIPANI oder auch VETIVER und YLANG YLANG bekommt die Mischungen einen weichen, süßen, wohlig einhüllenden Charakter.

Pflegender Hautbalsam

2 Tr. BENZOE SIAM, 3 Tr. ORANGE, 1 Tr. YLANG YLANG
+ 25 ml Sheabutter

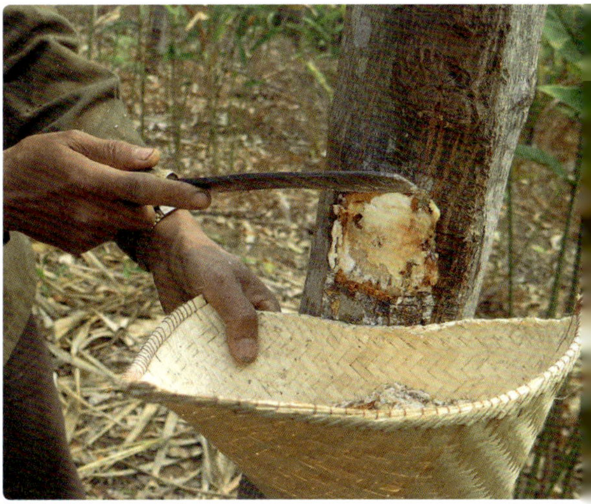

Bergamotte ▲

Bringt Sonne ins verdüsterte Gemüt, bringt Licht in dunkle (Jahres-) Zeiten

Botanischer Name der Pflanze
Citrus bergamia

Botanische Familie
Rutaceae (Rautengewächse)

Gewinnung
Kaltpressung der grünen Fruchtschalen

Herkunft des Öls
Kalabrien in Süditalien (begrenztes Anbaugebiet)

Geruch / Farbe / Konsistenz
Frischer fruchtiger Duft, volles Aroma, etwas würzig-süß. Hellgrünes bis gelbliches, normalflüssiges Öl

Duftbereich
Kopfnote ▲

Wichtige Inhaltsstoffe*
Monoterpene 55–60 %
Limonen 35–42 %
γ-Terpinen 6–10 %
β-Pinen 4–7 %
Ester 30–35 %
Linalylacetat 26–30 %
Monoterpenalkohole 10–15 %
Linalool 7–12 %
Aldehyde 0,5 %
Furanocumarine 0,1–0,3 %
Bergamottin
Bergapten

Körperliche Wirkung
Beruhigend, krampflösend; die Hautzellen regenerierend und aufbauend; antiseptisch; antimykotisch, antiviral, antibakteriell.

Psychische Wirkung
Antidepressiv, psychisch ausgleichend, Angst mildernd bzw. lösend, erfrischend.

➠ Warnhinweise / Besonderheiten
Vorsicht: Bergamotte enthält einen relativ hohen Anteil an Furanocumarinen, die phototoxisch wirken. Im Zusammenhang mit UV-Licht (sowohl beim Sonnenbad wie auch unter der Bräunungslampe) können sich braune Flecken auf der Haut bilden. Bei Verwendung von furanocumarinhaltigen Ölen in Hautpflegeprodukten oder Massageölen sollte die Haut für mindestens zwei Stunden vor direktem Sonnenlicht geschützt bleiben. Bei geringer Dosierung (z. B. nur 10 Tropfen auf 100 ml fettes Öl = 0,5 %ige Verdünnung) besteht aber kaum noch Gefahr. Das Öl nicht als Badezusatz für längere, heiße, durchwärmende Bäder verwenden, es besteht die Gefahr der Hautreizung wegen des hohen Anteils an Monoterpenen.

Bergamotteöl hat aufgrund der hohen Monoterpenol- und Estergehalts eine Ähnlichkeit mit Lavendelöl und ist ein besonders stark psychisch wirksames Öl. Es erhöht die Aus-

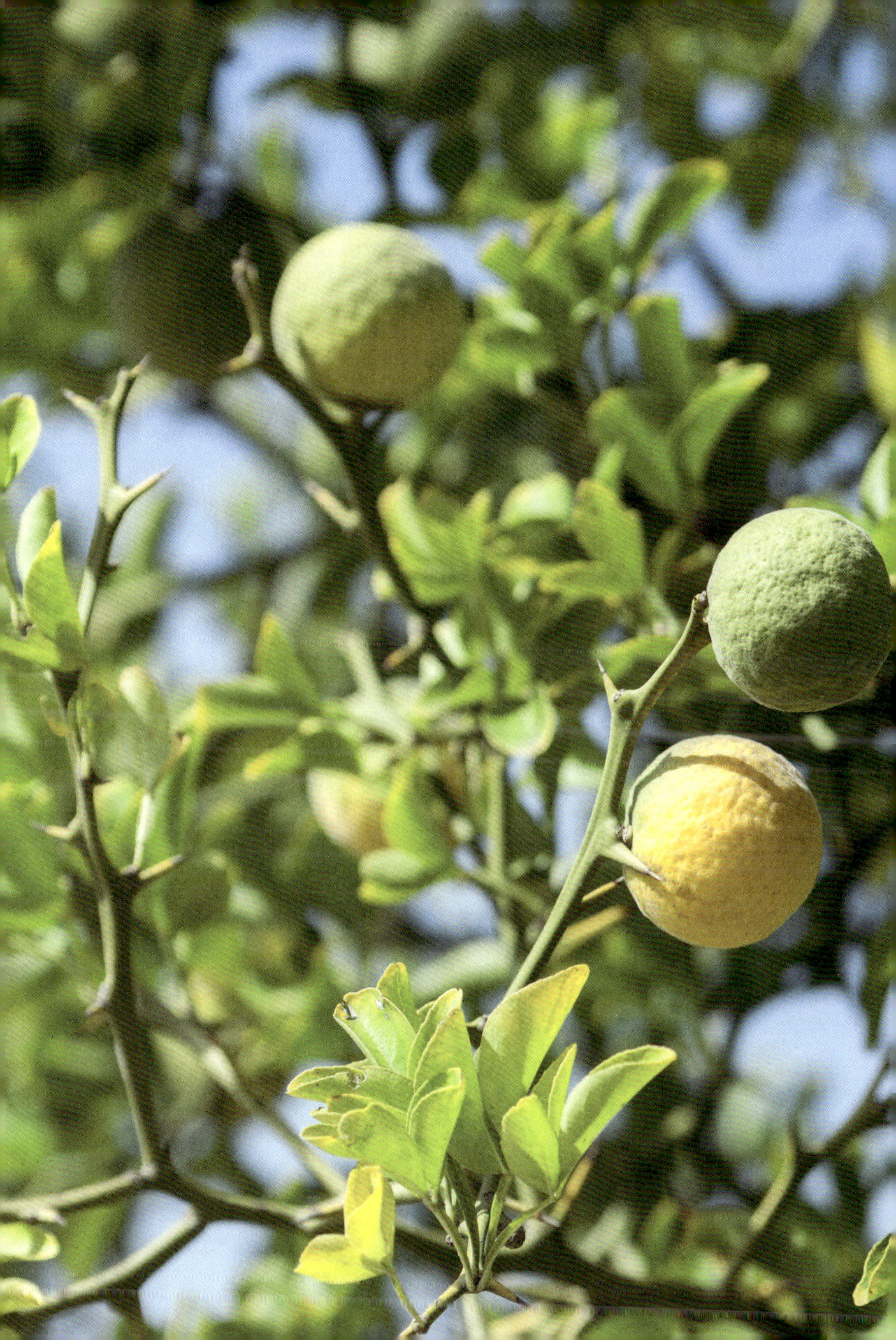

schüttung des „Glücksbotenstoffs“ Serotonin.

Bergamotteöl tauchte im 17. Jahrhundert erstmals in Kalabrien auf. Das ausdrucksvolle Aroma inspirierte zu der Komposition eines Duftwassers „Aqua admirabilis“. Ab 1700 wurde dieses Duftwasser industriell produziert und ab 1704 unter dem Namen „Kölnisch Wasser“ patentiert. Bis heute kommt BERGAMOTTE zu 90 Prozent aus Kalabrien.

HAUSAPOTHEKE

Stimmung

In der sonnenarmen, dunklen Jahreszeit tut es gut gegen die Tristesse der kurzen, grauen Tage. Wirkt stimmungsaufhellend, erfrischend, angstmildernd oder -lösend.

Raumbeduftung

Ideal für Duftlampe, Duftbrunnen und Aroma-Ventilator. In der Krankenpflege hilfreich, denn der Duft schafft eine gesunde (antiseptische) sowie wohlriechende Atmosphäre, eine positive Stimmung und macht wach, ohne aufzuregen; beruhigt ohne zu ermüden. Auch am Arbeitsplatz sinnvoll einsetzbar.

Frauenthemen

BERGAMOTTE ist geeignet bei PMS und Menstruationsschmerzen sowie bei Beschwerden in den Wechseljahren. Es hilft, Stimmung und Energie auszugleichen und Traurigkeit zu mildern.

- 5 Tr. BERGAMOTTE in die Duftlampe geben, allein oder mit anderen ätherischen Ölen gemischt

- 8–10 Tr. BERGAMOTTE allein oder in Mischung mit anderen Ölen
+ 100 ml Mandelöl (Massage)

- 1 Tr. BERGAMOTTE auf Taschentuch oder in Riechstift geben und immer wieder daran riechen

Sauna

BERGAMOTTE ist für Saunamischungen gut geeignet.

KÜCHE & GENUSS

Zur Aromatisierung von Süßspeisen, Drinks, Obstsalaten und Saucen:

- 1–2 Tr. BERGAMOTTE
+ Honig, Sahne oder Milch

Earl-Grey-Tea

Die echte Teemischung ist mit Bergamotteöl aromatisiert. Wenn man die Mischung selbst ansetzen möchte, wird hierfür das ätherische Öl in ein Schraubglas gegeben, das Glas verschlossen und herumgedreht, damit sich das Öl an der Wandung verteilt. Schwarztee dazugeben und die Mischung zwei bis drei Wochen ruhen lassen. Damit sich das Aroma verteilt, ist es von Vorteil immer wieder einmal zu schütteln.

- 8–10 Tr. BERGAMOTTE
+ 100 g schwarzer Tee oder grüner Tee

Cajeput ▲

Das Erkältungs- und Schmerzöl für die ganze Familie

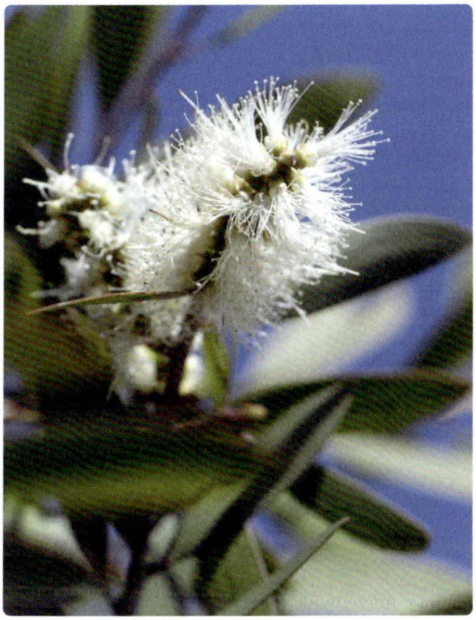

Botanischer Name der Pflanze
Melaleuca leucadendron
var. cajuputi

Botanische Familie
Myrtaceae (Myrtengewächse)

Gewinnung
Wasserdampfdestillation der Blätter

Herkunft des Öls
Kambodscha, Vietnam, Malaysia

Geruch / Farbe / Konsistenz
Frischer, eukalyptusartiger Duft, blassgelbe bis grünliche Farbe, dünnflüssiges Öl

Duftbereich
Kopfnote ▲

Wichtige Inhaltsstoffe*
Oxide 50–70 %
v. a. 1,8-Cineol
Monoterpene 5–7 %
Limonen, p-Cymen
Monoterpenalkohole 6–13 %
α-Terpineol 6–7 %
Sesquiterpene u. Sesquiterpenalkohole
in kleinen Mengen

Körperliche Wirkung
Schleimlösend, auswurffördernd, stark entzündungshemmend, schmerzlindernd, antibakteriell, antiinfektiös, immunstärkend, fiebersenkend.

Psychische Wirkung
Erfrischend und wachmachend, konzentrationsfördernd, schafft einen klaren Kopf – ganz allgemein, aber auch bei Erkältungen.

➡ Besonderheiten
Cajeput enthält 1,8-Cineol und zählt zu den wichtigsten Erkältungsölen für Jung und Alt. Im Gegensatz zu dem klassischen Eukalyptusöl Eukalyptus globulus wirkt Cajeput deutlich milder und wird deshalb gerne bereits für Kleinkinder ab sechs Monaten in entsprechender Dosierung verwendet. Durch seine entzündungshemmende und schmerzlindernde Wirkung ist Cajeputöl gleichzeitig eines der bewährtesten Akut-Schmerzöle.

Der lateinische Beiname „leucadendra" weist auf die auffallend helle, weißliche Rinde des Cajeputbaumes hin. Aufgrund der Rinde, die sich blätterartig vom Stamm ablöst, wird der Baum auch Papierrindenbaum genannt. Cajeputöl war in Europa schon im 17. Jahrhundert bekannt, da es damals von Holländern aus den ostindonesischen Kolonien nach Europa gebracht wurde.

HAUSAPOTHEKE

Erkältung

Während der Erkältungszeit ist es sinnvoll, eine Grundmischung parat zu haben. In der Duftlampe mindert sie die bakterielle und virale Belastung in der Raumluft. Die Atemluft wird „gereinigt". Diese Mischung dient auch zur Herstellung eines Balsams. Die Inhaltsstoffe verflüssigen zähen Schleim, erleichtern das Abhusten und lösen festsitzenden Schnupfen, so dass die Nase frei wird. Folgende Grundmischung eignet sich besonders gut:

Grundmischung Erkältungszeit
10 Tr. **Cajeput**, 10 Tr. **Lavendel fein**, 10 Tr. **Douglasfichte**, 10 Tr. **Zeder**, 10 Tr. **Teebaum**

Duftlampe
2–3 Tr. der **Grundmischung**

Brustöl für Erwachsene
10–12 Tr. der **Grundmischung**
+ 50 ml Johanniskrautöl

Brustöl für Kinder
5 Tr. der **Grundmischung**
+ 50 ml Johanniskrautöl

Raumbeduftung

Der Duft von Cajeputöl sorgt für frische Luft und fördert die Konzentration am Arbeitsplatz, in der Schule und im Auto. Durch die keimreduzierende Wirkung des Öls eignet es sich ebenso zur Beduftung von Räumen in Senioren- und Krankenhäusern.

Beine und Füße

Cajeput wirkt kühlend und entzündungshemmend, z. B. bei heißen Füßen oder Beinen sowie bei drohender Venenentzündung. Ein Quarkumschlag kann Linderung bringen. Bei anhaltenden Beschwerden wird empfohlen, einen Arzt aufzusuchen.

Kühlender Quarkumschlag

2–3 Tr. **Cajeput**, 2–3 Tr. **Lavendel fein** in Quark einrühren und damit einen Umschlag für die entsprechenden Stellen anfertigen.

Muskelverspannung

Zur regelmäßigen Anwendung oder als Akutöl bei Muskelkater und Muskelverspannungen.

Akut-Schmerzmischung

4 Tr. **Cajeput**, 5 Tr. **Muskatellersalbei**, 5 Tr. **Grapefruit**, 3 Tr. **Zypresse**
+ 50 ml Johanniskrautöl

Cistrose ❤ / ■

Stillt blutende Wunden und stärkt die Seele

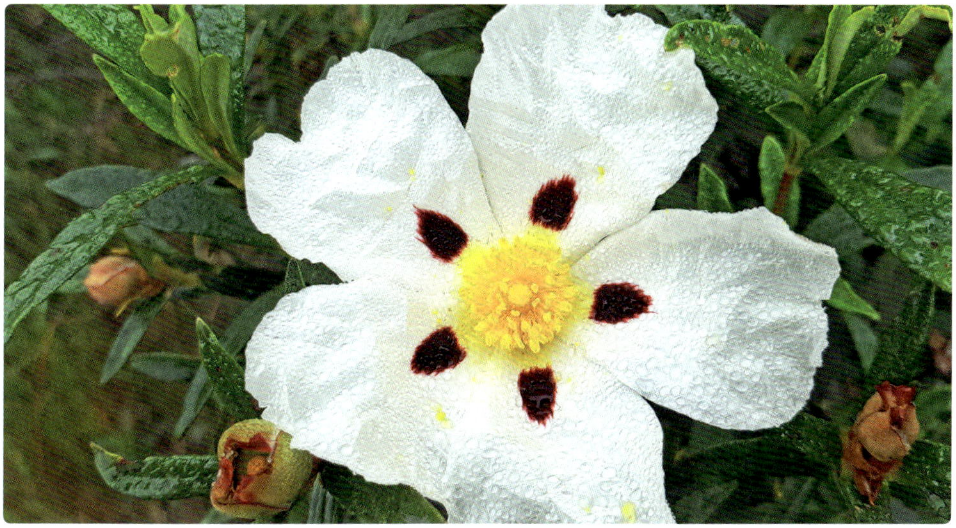

Botanischer Name der Pflanze
Cistus ladanifer

Botanische Familie
Cistaceae (Cistusgewächse)

Gewinnung
Wasserdampfdestillation der Blätter und Zweige

Herkunft des Öls
Portugal, Spanien und weitere

Geruch / Farbe / Konsistenz
Voller, warmer, weihrauchartiger Duft, der sich erst in Verdünnung komplett entfaltet, kann evt. Ablehnung auslösen.
Dunkelgelb, bernsteinfarben und dickflüssig

Duftbereich
Herz- / Basisnote ❤ / ■

Wichtige Inhaltsstoffe*
Je nach Herkuftsland und Ernteregion schwanken die Inhaltsstoffe sehr in ihren Mengenverhältnissen.
Monoterpene 46–60 %
α-Pinen 34–45 %
Camphen 3,5–7 %
weitere in kleinen Mengen
Monoterpenalkohole ca. 8 %
Pinocarveol 3,9 %
Borneol 1,5 %
Ester
Bornylacetat 3 %
Sesquiterpene
Viridifloren 2,5 %
Sesquiterpenalkohole
Viridiflorol 2 %

Körperliche Wirkung
Stark antiviral, antibakteriell; bei Schnittwunden blutstillend; hustenreizstillend, schleimlösend, die Lymphe anregend, das Gewebe straffend und regenerierend, hautpflegend, hormonell ausgleichend, das vegetative Nervensystem regulierend.

Psychische Wirkung
Innerlich stärkend, die Seele aufrichtend; was einst „unter die Haut" ging, wird gelöst.

Besonderheiten
Auch wenn das Wort „Rose" in dem Namen Cistrose steckt, handelt es sich nicht um eine Verwandte der bekannten Rosenarten, lediglich die Blüten erinnern an ungefüllte Rosenblüten. Cistrosen gehören zu den niedrigen, mediterranen immergrünen Strauchgesellschaften (Macchie und Garigue), die auf steinigen, kargen Böden anzutreffen sind. Die Blätter und Zweige der Cistrose sondern ein klebriges Harz ab, das die Pflanze vor der austrocknenden Mittagshitze und heißem Südwind schützt.

Dieses schützende Harz, auch Labdanum genannt, ist ein seit Jahrtausenden bekanntes und geschätztes Aroma und Hautpflegemittel. Einst war Kreta die Hochburg der Labdanum-Gewinnung und -Ausfuhr. Noch heute wird es dort auf traditionelle Weise gewonnen: Man treibt Ziegen und Schafe durch das Gebüsch der Cistrosen; das am Fell der Tiere hängende klebrige Harz wird abgestreift, gereinigt und zu Stangen geknetet. Zur Weiterverarbeitung wird es in Alkohol gelöst.

HAUSAPOTHEKE

Erkältung
Cistrosenöl löst den Schleim und fördert das Abhusten. Es kann den in diesem Buch genannten Brustölen und Erkältungsmischungen zugesetzt werden.

2–3 Tr. CISTROSE
+ 100 ml Brustöl
-> siehe Seite 52 (**ANGELIKAWURZEL**) oder S. 56 (**BASILIKUM**)

Hautschutz
Cistrosenöl pflegt die Haut und schützt sie vor Wind und Wetter. CISTROSE wirkt und riecht aber erst in großer Verdünnung sehr gut. Es kann entweder Hautpflegemischungen aus diese Buch zugefügt (1–2 Tropfen) oder in Mischung mit **MYRRHE**, **ROSE**, **NEROLI**, **ROSENGERANIE**, **PATCHOULI**, **WEIHRAUCH AFRIK.** oder **ZEDER** und einem Pflanzenöl verwendet werden. Es eignet sich auch als Zugabe zu einem Hydrolat für Gesichts- oder Rasierwässermischungen.

Gesichtspflegeöl

2–3 Tr. CISTROSE, 4–5 Tr. der oben genannten ätherischen Öle
+ 50 ml Wildrosenöl oder Hanfsamenöl

Körperpflegeöl

- 5–7 Tr. CISTROSE, 15–18 Tr. der oben genannten ätherischen Öle **+ 100 ml Mandelöl**

Lymphdrainage

In Massageölmischungen für die Lymphdrainage sowie bei Prellungen oder Blutergüssen ist CISTROSE in Kombination mit IMMORTELLE bestens geeignet. Es kann auch bei Lymphdrainage-Anwendungen eingesetzt werden, die nach einer krebsbedingten Brustoperation (mit entfernten Lymphknoten) erforderlich ist.

Ölmischung für Lymphdrainage-Behandlungen, Prellungen, Schwellungen und Blutergüssen.

- 5 Tr. CISTROSE, 5 Tr. IMMORTELLE, 5 Tr. LAVENDEL FEIN **+ 100 ml Mandelöl oder Aloe-Vera-Öl**

Seelische Verletzungen oder Verhärtungen

Eine Ganzkörpermassage oder ein Bad geben eine wärmende, tröstende Hülle und bieten die Chance, seelische Verhärtungen – aktuelle, wie auch ältere – liebevoll anzugehen und vielleicht sogar aufzulösen. Für Menschen, die sich nach Verlusten, Enttäuschungen, Kränkungen oder anderen seelischen Verletzungen innerlich verschlossen haben (siehe auch unter MIMOSE ABSOLUE).

Körperölmischung

- 1 Tr. CISTROSE, 2 Tr. NEROLI **10 %**, 5 Tr. MIMOSE ABSOLUE **15 %**, 2 Tr. GRAPEFRUIT, 2 Tr. SANDELHOLZ **+ 50 ml Jojobaöl**

Badezusatz (für ein Vollbad)

- 1 Tr. CISTROSE, 2 Tr. ROSENGERANIE, 5 Tr. MIMOSE ABSOLUE **15 %**, 1 Tr. LIMETTE (oder GRAPEFRUIT), 1 Tr. BENZOE SIAM **+ 2 EL Honig, Salz od. Sahne**

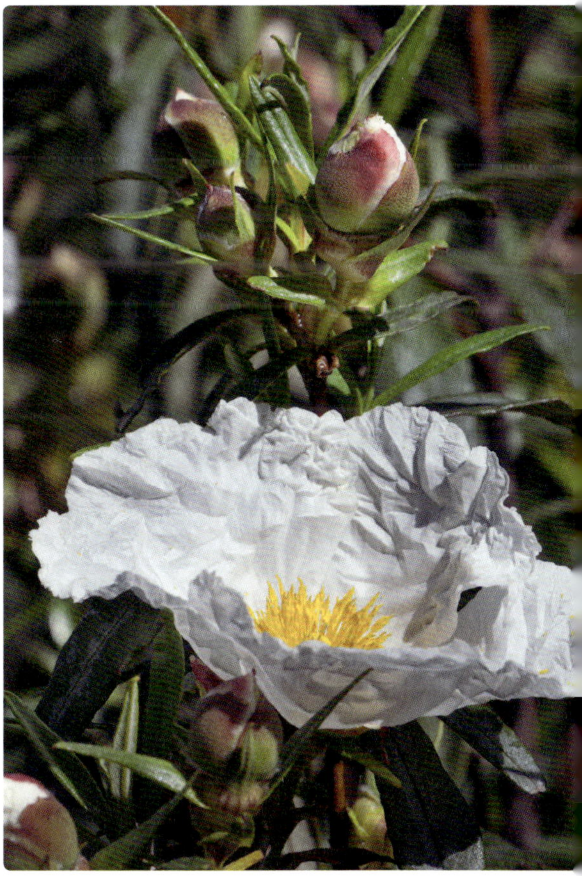

Douglasfichte ▲ / ❤

Ein Waldspaziergang im Sonnenschein

Botanischer Name der Pflanze
Pseudotsuga menziesii

Botanische Familie
Pinaceae (Kieferngewächse)

Gewinnung
Wasserdampfdestillation der benadelten Zweige

Herkunft des Öls
Frankreich, Balkanländer, USA

Geruch / Farbe / Konsistenz
Weicher Nadelduft, leicht zitrusartig, etwas süß, angenehm frisch. Klares, helles ätherisches Öl, dünnflüssig

Duftbereich
Kopf- / Herznote ▲ / ❤

Wichtige Inhaltsstoffe*
Monoterpene ca. 82 %
α-Pinen 10–12 %
β-Pinen 24–30 %
Terpinolen 10–12 %
Monoterpenalkohole
Terpinen-4-ol 6–10 %
Ester ca. 3 %
Citronellylacetat
Bornylacetat

Körperliche Wirkung
Desinfizierend (besonders die Raumluft), schleimlösend und auswurffördernd, die Atmung anregend, krampflösend das Immunsystem stimulierend.

Psychische Wirkung
Aktivierend, ermunternd, stärkend.

➡ Warnhinweise / Besonderheiten
Vorsicht: Wegen des recht hohen Gehaltes an Monoterpenen besteht die Gefahr von Hautreizungen. Als Badezusatz nicht als Einzelöl, sondern nur in Verbindung mit einem hautfreundlichen ätherischen Öl wie Lavendel fein verwenden. Im Duschgel ist es dagegen eher möglich, weil die Verweildauer des Öls auf der Haut nur kurz ist.

HAUSAPOTHEKE

Raumbeduftung
Durch die Verwendung von Douglasfichtenöl wird die Anzahl der Keime in der Atemluft deutlich gesenkt. Besonders gut einzusetzen ist das Öl im Arbeitszimmer, Kinderzimmer, Fitnessstudio und am Krankenbett: entweder allein oder zusammen mit Zitrusschalenölen, Nadelbaumölen, Lavendel fein (abends), Lavandin (tagsüber) oder Lemongrass. Neben Duftlampe und Vernebler kann z. B. für ein Behandlungszimmer auch ein Spray hergestellt werden. Hierfür werden insgesamt 10–12 Tropfen der genannten Öle in 50 ml Bio-Alkohol (70 %ig) gegeben und in einem Sprühfläschchen abgefüllt. Für „Frischluftfans" auf Reisen eignen sich Raumsprays

mit **Douglasfichte** sehr gut. So kann beispielsweise in Räumen mit abgestandener oder verbrauchter Luft (Hotelzimmer, Seminarräume, Zugabteile usw.) die Atemluft deutlich verbessert werden.

Beispielmischung Raumbeduftung

- 3 Tr. **Douglasfichte**, 3 Tr. **Zirbelkiefer**, 3 Tr. **Grapefruit**

Erkältung

Douglasfichtenöl eignet sich sowohl zur Inhalation als auch für Erkältungsmischungen.

Inhalation
Bei festsitzendem Husten.

- 2 Tr. **Douglasfichte**
  + 1 L heißes Wasser

Nasenöl
Stirn, die äußeren Nasenflügel und den Bereich der Nasennebenhöhlen bestreichen.

- 2 Tr. **Douglasfichte**, 2 Tr. **Cajeput**, 2 Tr. **Myrte türk.**, 2 Tr. **Lavendel fein**
  + 10 ml Jojobaöl (Erwachsene)
  + 30 ml Jojobaöl (ab 4 Jahren)

Sauna

Douglasfichte als Einzelöl oder in einer Saunamischung macht frisch und munter, verbessert das Atmen und wirkt anregend. Ätherische Öle für den Aufguss stets in die wassergefüllte Kelle träufeln.

Hautpflege

Rasierwasser
Ein Pflanzenwasser nach Wahl mit ein paar Tropfen **Douglasfichte** wirkt hautstraffend und belebend; gleichzeitig gibt es dem selbst hergestellten Rasierwasser eine besondere Note. Die Flasche vor Gebrauch schütteln und die angegebene Haltbarkeit des gewählten Pflanzenwassers berücksichtigen.

- 3–5 Tr. **Douglasfichte**
  + 100 ml Hamameliswasser

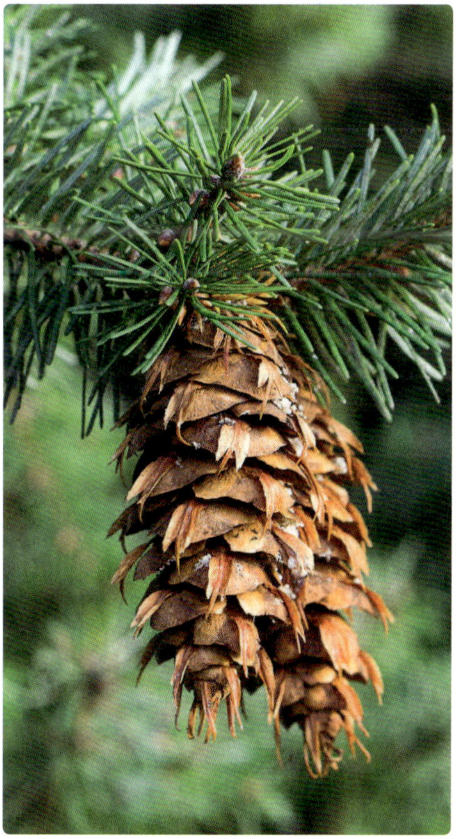

Eukalyptus Globulus ▲

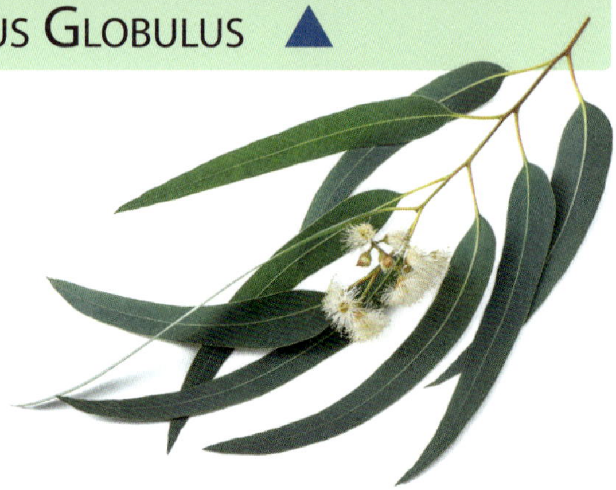

Der Duft von Hustenbonbons

Botanischer Name der Pflanze
Eucalyptus globulus

Botanische Familie
Myrtaceae (Myrtengewächse)

Gewinnung
Wasserdampfdestillation der Blätter und Zweige

Herkunft des Öls
Portugal, Spanien und weitere

Geruch / Farbe / Konsistenz
Frischer Geruch, stechend eindringlich, kampferartig, scharf, „medizinisch“ riechend. Das dünnflüssige ätherische Öl ist anfangs farblos und dunkelt gelb nach

Duftbereich
Kopfnote ▲

Wichtige Inhaltsstoffe*
Oxide
1,8-Cineol 70–84 %
Monoterpene bis 24 %
α-Pinen 5,6 %
Limonen 5,2 %
γ-Terpinen 2,4 %
para-Cymen 1,7 %

Körperliche Wirkung
Stark entzündungshemmend, schleimlösend, auswurffördernd, schmerzlindernd (1,8-Cineol-Wirkungen). Antibakteriell (besonders gegen Staphylokokkus aureus, Streptokokken, Pneumokokken), antiviral, antimykotisch.

Psychische Wirkung
Wachmachend, geistig anregend.

➠ Warnhinweise / Besonderheiten
Vorsicht: Durch Eukalyptus globulus kann es im Bereich der Nase und Brust zu einer erhöhten Schleimproduktion und einem Sekretstau kommen. Bei Kindern (ab sechs Jahren) und allen Menschen, die unter Spasmen leiden, ist Vorsicht geboten, und das Öl nur in geringer Dosierung (0,5 %ig) geeignet. Bei der Gewinnung von Eukalyptusöl wird von einzelnen Herstellern eine sinnvolle Korrektur der Inhaltsstoffe durch Unterdruck-Destillation erreicht, was eine tradierte Maßnahme darstellt. Monoterpene (schleimhautreizend) werden im Gehalt verringert, aber nicht völlig entfernt. Gleichzeitig steigt dadurch der Gehalt an 1,8-Cineol auf bis zu 85 %.

➠ Alternative Eukalyptusöle

- **Eukalyptus radiata**
  bot. *Eucalyptus radiata*

Inhaltsstoffe:
1,8-Cineol 60–75 %, Monoterpene 10–12 % und mildernde Monoterpenalkohole 10–12 %, v. a. α-Terpineol
Wirkung: Antibakteriell, antiviral, entzündungshemmend, schleimlösend, auswurffördernd, immunstärkend. Für Kinder ab zwei Jahren geeignet.

- **Eukalyptus citriodora**
  bot. *Corymbia citriodora*
  Inhaltsstoffe:
  Statt des Oxides enthält es eine Aldehyd-Verbindung, das Citronellal (ca. 75 %), und ebenso die mildernden Monoterpenalkohole, v. a. Citronellol.
  Wirkung: Schmerzlindernd, stark entzündungshemmend, antibakteriell, für Kinder ab zwei Jahren geeignet.

HAUSAPOTHEKE

Erkältung

Eukalyptusöl ist ein altbekanntes und bewährtes Mittel zur Desinfektion der Atem- und Raumluft und gegen viele Formen der Erkältung. Es ist daher vor allem angezeigt bei akuter Bronchitis, Entzündung der Atemwege und Halsentzündung. Das Öl wirkt schleimlösend, auswurffördernd, sowohl in den Bronchien als auch in der Nase; d. h. es löst festsitzenden Husten und macht die verstopfte Nase frei. Eine geeignete Mischung zur Raumbeduftung wäre:

2 Tr. **Eukalyptus globulus**, 2 Tr. **Latschenkiefer**, 2 Tr. **Zitrone**

Vorratsmischung:
Die nachfolgende Mischung kann während der Erkältungszeit tropfenweise unter der Dusche verwendet werden – ausnahmsweise mal pur.

30 Tr. **Eukalyptus radiata**, 50 Tr. **Ravintsara**, 5 Tr. **Niauli**

Saunamischung

Insbesondere die etwas milderen Eukalyptusöle **Eukalyptus radiata** und **Eukalyptus citriodora** eignen sich sehr gut für Saunamischungen. Dazu passen die Zitrusschalenöle, **Myrte türk.** (weicher Duft) oder **Myrte Anden** (frischer Duft) und für die holzige Duftnote **Zeder**. Die Öle stets in die wassergefüllte Kelle träufeln.

Sehnenscheidenentzündung

Auf die schmerzenden Partien werden 3–5 Tropfen der nachfolgenden Mischung mit etwas Beinwellsalbe vermengt aufgetragen.

10 Tr. **Eukalyptus citriodora**, 10 Tr. **Immortelle**, 10 Tr. **Schafgarbe**

Herpes / Gürtelrose

Mischung zur Behandlung von Herpes und Gürtelrose:
4 Tr. **Eukalyptus citriodora**,
1 Tr. **Melisse 100%**, 6 Tr. **Palmarosa**,
1 Tr. **Rose türk.**
+ 10 ml Johanniskrautöl oder 50 ml Rosenwasser

Fenchel süss ▲ / ❤

Entkrampft den Blähbauch und unterstützt bei Frauenthemen

Botanischer Name der Pflanze
Foeniculum vulgare var. dulce

Botanische Familie
Apiaceae (Doldengewächse)

Gewinnung
Wasserdampfdestillation der Samen

Herkunft des Öls
Frankreich, Italien

Geruch / Farbe / Konsistenz
Süß, würzig, ein wenig kampferartig, etwas erdiger und strenger als Anis; sehr gehaltvoller Duft. Farbloses bis blassgelbes, dünnflüssiges ätherisches Öl

Duftbereich
Kopf- / Herznote ▲ / ❤

Wichtige Inhaltsstoffe*
Aromatische Ether
Trans-Anethol bis 84 %
Monoterpene ca. 10 %
Limonen 5%
Ocimen 1,2 %
α-Pinen 4 %
Monoterpenketone
Fenchon 0,6 %

Körperliche Wirkung
Östrogenartig, den Hormonhaushalt ausgleichend beeinflussend, sowohl die Menstruation betreffend als auch in den Wechseljahren, die Milchbildung fördernd, krampflösend.

Psychische Wirkung
Entspannend, lässt aus der Hektik in die Ruhe kommen, „bei sich zu Hause ankommen".

➡ **Warnhinweise / Besonderheiten**
Vorsicht: Zur synthetischen Herstellung von Anethol und den dadurch verursachten Nebenwirkungen siehe unter „Qualitätskriterien", ab Seite 13. Wegen des hohen Gehaltes an Trans-Anethol ist Fenchelsamenöl für Menschen mit östrogenabhängigen Krebsformen nicht geeignet. Für Säuglinge und Kleinkinder ist es nur geeignet, wenn das ätherische Öl 100 % naturrein ist, also keine oder nur in Spuren Cis-Anethol enthält.

Neben Fenchel süß wird teilweise auch Fenchel bitter als ätherisches Öl angeboten. Dieses enthält bis zu 25 % Fenchon, wirkt stark schleimlösend, ist aber durch den hohen Fenchonanteil nicht geeignet für Schwangere.

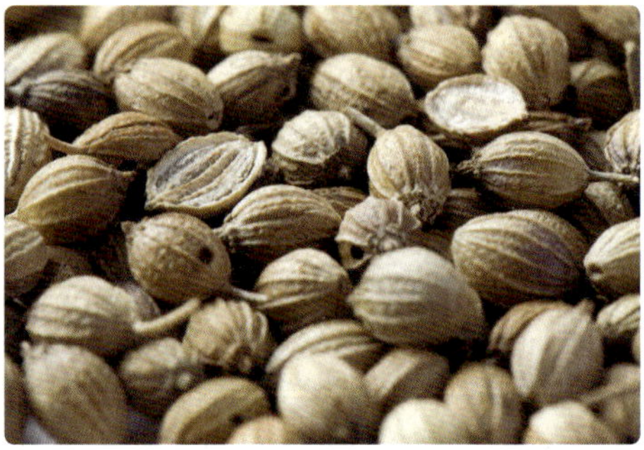

HAUSAPOTHEKE

Verdauung

Zur Unterstützung der Verdauung hilft eine Einreibung mit einer Bauchölmischung, die die Verdauungssäfte anregt und entspannend auf den Blähbauch wirkt.

- 3 Tr. **Anissamen**, 2 Tr. **Fenchel süss**, 2 Tr. **Koriandersamen**, 2 Tr. **Lavendel fein**
  + 50 ml Mandelöl

Frauenthemen

Junge Frauen mit Problemen bei der Menstruation (u. U. bedingt durch einen Östrogenmangel) sollten Fenchel in allen Variationen nutzen: in Form von Gemüserohkost, als Tee oder als ätherisches Öl. Auch die Schwankungen des Östrogenspiegels in den Wechseljahren werden durch Fenchelsamenöl ausgeglichen.

Schwangerschaft & Geburt

Ein Bad mit einem Badezusatz, der Fenchelsamenöl enthält, entspannt und bereitet auf die Wehen vor (östrogenartige Wirkung).

Probleme beim Stillen

Zur Anregung der Milchbildung und Förderung des Milchflusses wurden schon in früherer Zeiten die Samen von Anis, Fenchel, Kümmel und Koriander zerstoßen und als Tee-Aufguss zubereitet. Zur Unterstützung des Milchflusses kann auch das mehrmalige Einreiben der Brüste (den Bereich um die Brustwarzen aussparen) mit nachfolgender Ölmischung hilfreich sein:

- 3 Tr. **Anissamen**, 2 Tr. **Fenchel süss**, 2 Tr. **Koriandersamen**, 2 Tr. **Lavendel fein**
  + 50 ml Mandelöl

PMS / Wechseljahre

Folgende Mischung ist für die Duftlampe gut geeignet:

- 1–2 Tr. **Fenchel süss**, 1–2 Tr. **Muskatellersalbei** (oder 1–2 Tr. **Rosengeranie** und 1–2 Tr. persönlicher Lieblingsduft)

PMS Massageölmischung

- 2 Tr. **Fenchel süss**, 5 Tr. **Muskatellersalbei**, 3 Tr. **Lavendel fein**, 2 Tr. **Ylang Ylang**, 7 Tr. **Bergamotte**
  + 100 ml Jojobaöl

Erkältung

Fenchelduft hat schon die eine oder andere Erkältung „versüßt" und den Husten gelöst. **Fenchel süss** kann den in diesem Buch genannten Brustölmischungen zugefügt werden. Einer 50 ml Brustölmischung können bis zu 2 Tropfen hinzugegeben werden.

KÜCHE & GENUSS

Fenchelsamen sind in oder auf Gebäck wie beispielsweise Gewürzbrot oder Gewürzbrezeln zu finden. Das ätherische Öl wird hauptsächlich als Geschmacksgeber für Bonbonvariationen verwendet.

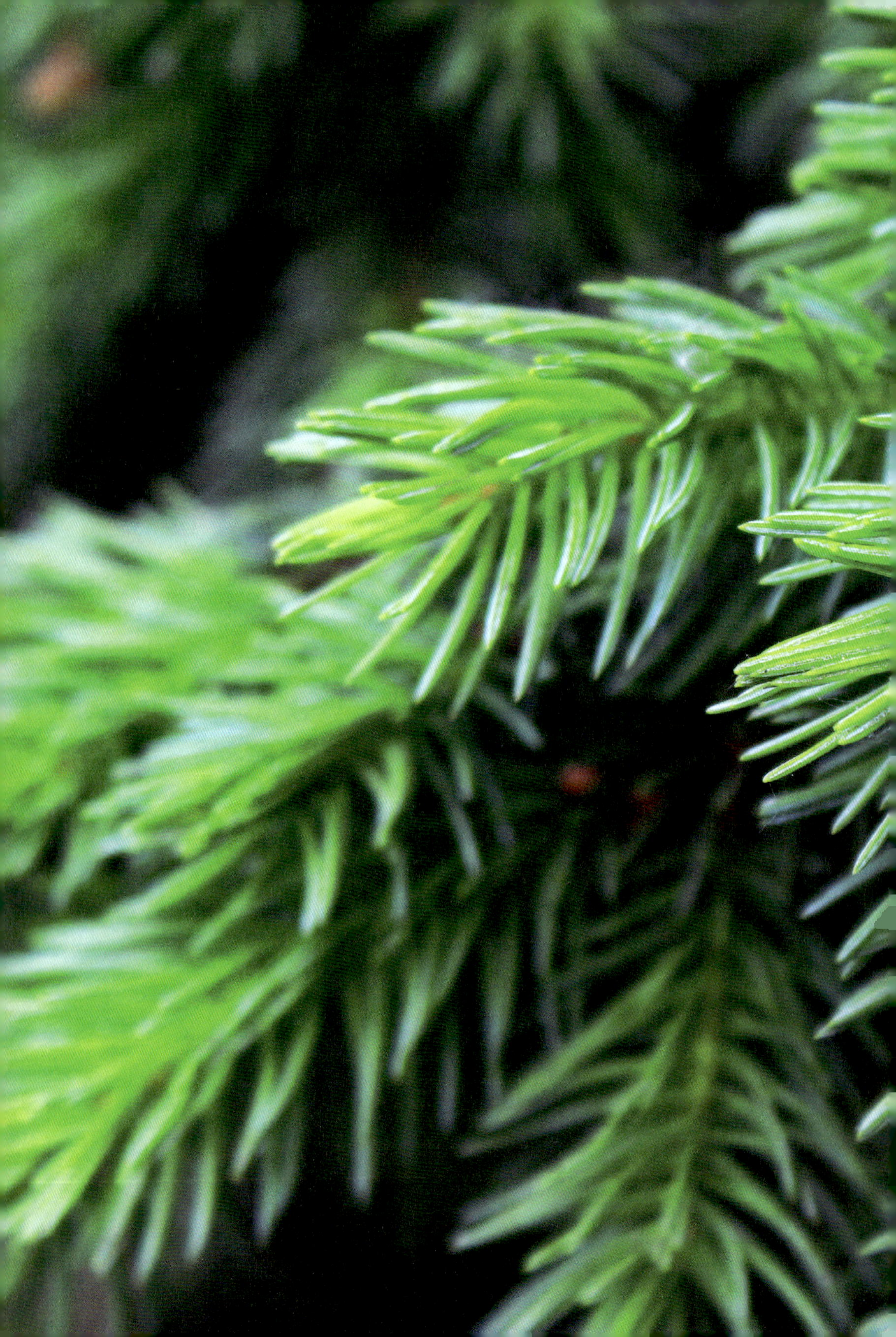

Lässt uns tief durchatmen und entspannen

Botanischer Name der Pflanze
Abies sibirica
(Sibirische Tanne)

Botanische Familie
Pinaceae (Kieferngewächse)

Gewinnung
Wasserdampfdestillation der benadelten Zweige

Herkunft des Öls
Russland

Geruch / Farbe / Konsistenz
Würziger Waldduft, frisch bis süß.
Klares bis gelbliches, normalflüssiges Öl

Duftbereich
Kopf- / Herznote ▲ / ❤

Wichtige Inhaltsstoffe*
Monoterpene ca. 62 %
Camphen 20 %
α-Pinen 15 %
δ-3-Careen 13 %
Limonen 6 %
β-Pinen 2,3 %
Ester
Bornylacetat 27 %
Sesquiterpene 1,5 %

Körperliche Wirkung
Stark krampflösend, antibakteriell, entzündungshemmend, schleimlösend, entspannend, schmerzmindernd, durchblutungsfördernd, immunstimulierend.

Psychische Wirkung
Innerlich entspannend, ausgleichend, konzentrationsfördernd, Ängste mindernd; hilft, die eigene Mitte wiederzufinden.

➡ **Besonderheiten**
Das ätherische Öl mit dem Handelsnamen „Fichtennadeln sibirisch" wird aus den Zweigen einer v. a. in in Russland vorkommenden Tanne gewonnen. Es ist wegen seines hohen Anteils an Ester ein allgemein gut verträgliches ätherisches Öl und eignet sich dadurch besonders sowohl für die Beduftung von Kinder- und Krankenzimmer als auch als Zusatz in Massage- oder Erkältungsmischungen, die auf die Haut aufgetragen werden.

HAUSAPOTHEKE

Raumbeduftung
Ein paar Tropfen FICHTENNADELN erfrischen die Raumluft und der Duft unterstützt das tiefe Durchatmen. Der würzige Waldgeruch macht den Kopf klar und verhilft gleichzeitig – durch den hohen Estergehalt – innere Ruhe zu finden. Das ätherische Öl ist geeignet für Mischungen am Arbeitsplatz, in Seminarräumen oder bei Schularbeiten. Das Öl lässt sich

gut mischen mit Zitrusschalenölen und anderen Nadelbaumölen wie Douglasfichte und Zirbelkiefer. Die Anwendung erfolgt über Duftlampe, Aroma-Ventilator, -Vernebler oder Duftbrunnen.

Erkältung

Erkältungsbad: **FICHTENNADELN SIBIRISCH** ist aufgrund seiner hautfreundlichen Eigenschaften ein klassischer Zusatz für eine Erkältungsbademischung. Dem Badezusatz können weitere schleimlösende Öle, z. B. **NIAULI** oder **RAVINTSARA**, zugefügt werden. Für ein abendliches Vollbad eignet sich zusätzlich **LAVENDEL FEIN** (zur Beruhigung).

- 10–12 Tr. äth. Öle (für Vollbad)
  + 2–3 EL Meersalz

Mischung zum Inhalieren

- 1 Tr. **FICHTENNADELN SIBIRISCH**,
  1 Tr. **NIAULI** (alternativ: **DOUGLASFICHTE**, **ROSMARIN CINEOL** oder **EUKALYPTUS RADIATA**)
  + 1 L heißes Wasser

Sport & Bewegung

FICHTENNADELN SIBIRISCH eignet sich als Zusatz in Massageölmischungen zum Massieren von verspannter Muskulatur.

Sauna

Für Saunaaufgüsse ist **FICHTENNADELN SIBIR.** gut geeignet, bevorzugt in Kombination mit anderen Ölen.

Saunamischung
Frisch, belebend, aktivierend.

- 1 Tr. **FICHTENNADELN SIBIR.**,
  1 Tr. **DOUGLASFICHTE**, 1 Tr. **ZIRBELKIEFER**, 1 Tr. **ZITRONE**
  -> in die mit Wasser gefüllte Aufgusskelle geben.

Saunamischung
Fruchtig, weich, mild.

- 1 Tr. **FICHTENNADELN SIBIR.**,
  1 Tr. **MYRTE TÜRK.**,
  2 Tr. **MANDARINE ROT**
  -> in die mit Wasser gefüllte Aufgusskelle geben.

Hautpflege

FICHTENNADELN SIBIRISCH eignet sich besonders in einer Rasierwassermischung, weil es erfrischend und hautpflegend wirkt. Mischung vor jeder Anwendung schütteln.

Rasierwasser
Frisch, fruchtig.

- 5 Tr. **FICHTENNADELN SIBIR.**,
  4 Tr. **GRAPEFRUIT**,
  1 Tr. **LORBEERBLÄTTER**
  + 50 ml Orangenblütenwasser

Rasierwasser
Waldig, herb.

- 4 Tr. **FICHTENNADELN SIBIR.**,
  3 Tr. **ZIRBELKIEFER**, 2 Tr. **LAVENDEL FEIN**, 1–2 Tr. **PETIT GRAIN BIGARADE**
  + 50 ml Lavendel- oder Pfefferminzwasser

Frangipani Absolue ❤

Für exotische und inspirierende Momente im Alltag

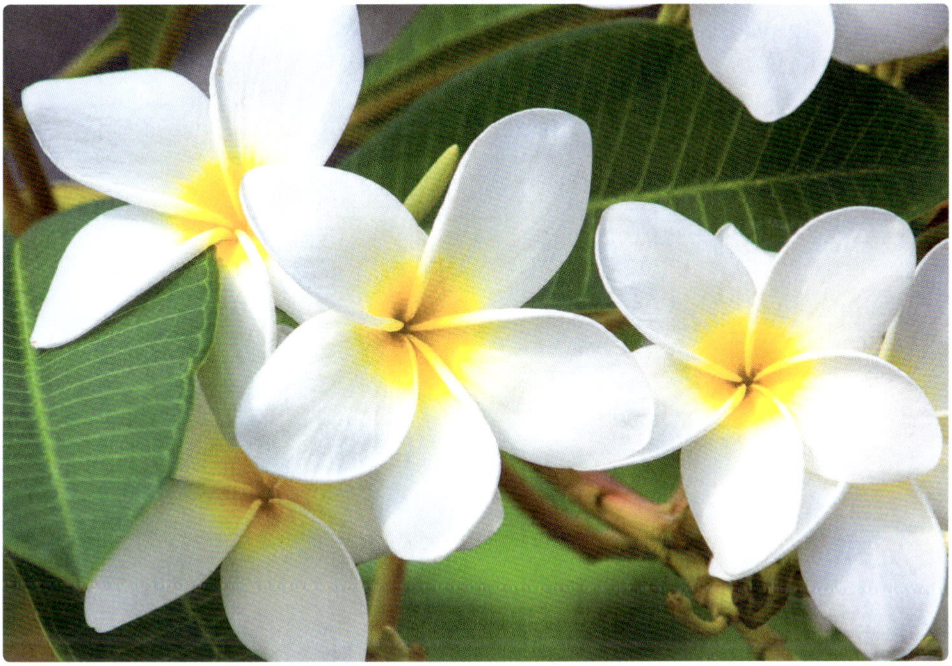

Botanischer Name der Pflanze
Plumeria acutifolia

Botanische Familie
Apocynaceae (Hundsgiftgewächse)

Gewinnung des Absolues
Hexanauszug und anschließender Alkoholauszug der Blüten

Herkunft
Indien, China

Geruch / Farbe / Konsistenz
Sehr intensiver, schwerer exotischer Duft, honigartig süß, blumig. Rotbraunes, dickflüssiges Öl

Duftbereich
Herznote ❤

Wichtige Inhaltsstoffe*
Aromatische Ester ca. 20 %
Benzylsalicylat 4–5 %
Geranylbenzoat 3 %
Ethyllinoleat 3 %
Ethyloleat 2 %
Methylbenzoat 1 %
weitere in kleinen Mengen
Monoterpenalkohole ca. 5%
Nerolidol 2–3 %
Geranyllinalool 2 %
Linalool 1–2 %
Triterpenalkohole 35%
Sesquiterpenalkohole 5%

Körperliche Wirkung
Dank seines hohen Anteils an Estern ist dieses Blüten-Absolue sehr hautfreundlich und tonisierend.

Psychische Wirkung
Ausgleichend, inspirierend, stimmungserhellend. Blütendüfte mit dieser Intensität und diesem exotischen Ausdruck regen die Sinnlichkeit und Lust in der Liebe an.

Besonderheiten
Frangipaniblüten sind in Asien als sogenannte „Temple-Flowers“ weit verbreitet. Sie werden an den Eingängen von Tempeln als Schmuckgaben verkauft und innerhalb der Tempel zu Füßen der Götter- bzw. Buddhastatuen niedergelegt. Blühende Frangipanibäume sind in Asien überall anzutreffen. Es gibt rote, gelbe und weiße Blüten, aber nur die weißen Blüten verströmen diesen wunderbaren Duft, der Fernweh in uns erzeugt. Im Handel wird FRANGIPANI ABSOLUE 20 %ig, also vermischt mit 80 % Weingeist, angeboten.

HAUSAPOTHEKE

Hautpflege
Frangipani ist ein hautfreundliches Absolue und kann in Körperpflegeprodukten vielseitig eingesetzt werden, um den Duft des Produkts zu verbessern und ihm eine sinnlich-exotische Note zu verleihen.

Körper- und Parfumöl „Exotik“

2 Tr. FRANGIPANI, 2 Tr. JASMIN,
2 Tr. NEROLI, 4 Tr. ORANGE,
2 Tr. BENZOE SIAM
+ 50 ml Mandelöl (Körperöl)
+ 10 ml Jojobaöl (Parfumöl)

Raumduft
Bereits zwei Tropfen Frangipani reichen für die Duftlampe. In Mischung mit anderen Blütendüften jeweils nur einen Tropfen verwenden. Eventuell noch ein bis drei Tropfen Zitrusschalenöl dazugeben.

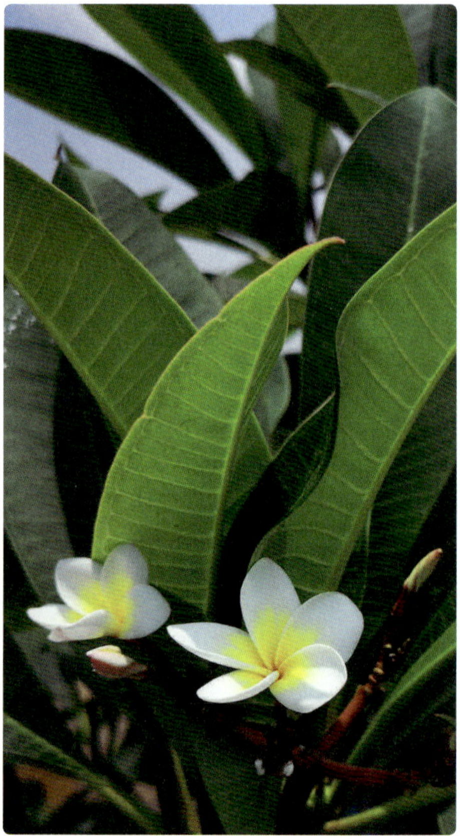

Der erste helle Sonnenstrahl – wie aus dem Paradies

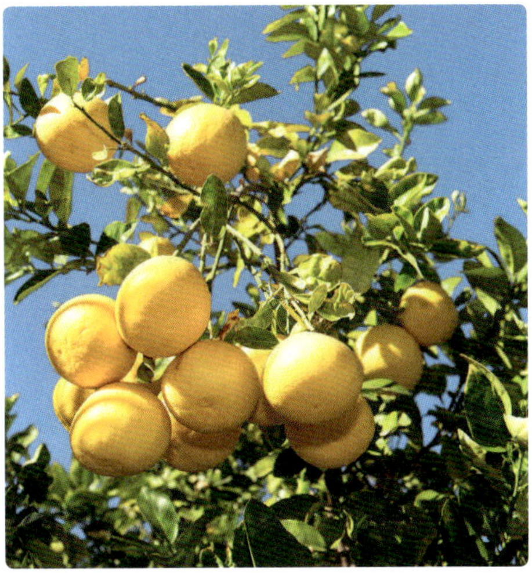

Botanischer Name der Pflanze
Citrus paradisi

Botanische Familie
Rutaceae (Rautengewächse)

Gewinnung
Kaltpressung der Fruchtschalen

Herkunft des Öls
Argentinien, Brasilien

Geruch / Farbe / Konsistenz
Frisch, zitrusfruchtig, leicht und luftig, mit herb-süßer, spritziger Zusatznote. Hellgelbes bis grünliches, sehr dünnflüssiges Öl

Duftbereich
Kopfnote ▲

Wichtige Inhaltsstoffe*
Monoterpene 97 %
Limonen 94 %
Myrcen 2 %
α-Pinen 0,5 %
Furanocumarine in Spuren (0,01 %)
Bergapten
Bergamottin
Andere Inhaltsstoffe
Mercaptan, Nootkaton in Spuren

Körperliche Wirkung
Adstringierend (zusammenziehend), die Haut straffend, ausleitend, durchblutungsfördernd, lymphflussfördernd, entstauend, antiseptisch, appetitanregend.

Psychische Wirkung
Anregend, ohne aufzuregen, aufheiternd, stimmungshebend, konzentrationsfördernd.

➡ Warnhinweise / Besonderheiten
Vorsicht: Grapefruit enthält in geringen Mengen Furanocumarine, die photosensibilisierend wirken. Im Zusammenhang mit UV-Licht (sowohl beim Sonnenbad wie auch unter der Bräunungslampe) können sich braune Flecken auf der Haut bilden. Bei Verwendung von furanocumarinhaltigen Ölen in Hautpflegeprodukten oder Massageölen sollte die Haut für mindestens 2 Stunden vor direktem Sonnenlicht geschützt bleiben. Bei geringer Dosierung (z. B. nur 10 Tropfen auf 100 ml fettes Öl = 0,5 %ige Verdünnung) besteht aber kaum noch eine Gefahr.

Grapefruit nicht als Einzelöl im Badezusatz für längere, heiße Bäder verwenden, es besteht die Gefahr der Hautreizung wegen des hohen Anteils an Monoterpenen.

Grapefruit ist (wie alle anderen Zitrusschalenöle) vor Wärme zu schützen. Die Haltbarkeit beträgt nach Anbruch des Fläschchens 6 Monate bis höchstens 1 Jahr.

HAUSAPOTHEKE

Raumbeduftung

Der Duft von **Grapefruit** in der Raumluft sorgt für gute Stimmung. Er wird wie die anderen Zitrusschalendüfte von den meisten Menschen sehr gern gerochen. Deshalb eignet er sich besonders gut zur Raumbeduftung, z. B. am Arbeitsplatz, im Krankenzimmer, für das Kinderzimmer oder für Wartezimmer und Empfangshallen. Wird der Duft im Esszimmer verwendet, wirkt er appetitanregend und schafft gute Laune während der Mahlzeiten.

Grapefruit vertreibt Trübsinn, Langeweile, Kummer und Traurigkeit – besonders in der lichtarmen Jahreszeit. Das Öl ist geeignet für Duftlampe, Aroma-Ventilator, -Vernebler oder Duftbrunnen.

Sauna

Grapefruit eignet sich in Mischung mit Nadelbaumölen besonders gut für Saunaaufgüsse. Die Ölmischung wird in die mit Wasser gefüllte Kelle gegeben.

Hautpflege

Grapefruit unterstützt die Straffung der Haut und die Festigung des Bindegewebes. Es wird deshalb gerne in entsprechenden Körper- und Massageölmischungen eingesetzt.

Anti-Cellulite-Öl

- 8 Tr. **Grapefruit**, 3 Tr. **Bergamotte**, 3 Tr. **Sandelholz**, 6 Tr. **Zypresse**
  + 100 ml Jojobaöl

Krampfadern-Ölmischung

Zur Vorsorge und Behandlung.

- 5 Tr. **Grapefruit**, 5 Tr. **Myrte türk.**, 3 Tr. **Lemongrass**, 3 Tr. **Wacholderbeere**, 3 Tr. **Zypresse**
  + 50 ml Calendulaöl und 50 ml Jojobaöl

KÜCHE & GENUSS

In der Aromaküche ist **Grapefruit** vielseitig einsetzbar. Es lässt sich für Süßspeisen, süße Quarkdips, Quark- oder Käsekuchen, Obstsalate, Shakes, Smoothies, Cocktails oder einfache Erfrischungswässer gut einsetzen. Für Erfrischungsgetränke zunächst den Saft einer frisch gepressten Zitrusfrucht mit dem ätherischen Öl gut mischen. Eine frische Fruchtscheibe dem Getränk beifügen.

Erfrischendes Mineralwasser

- 1–3 Tr. **Grapefruit**
  + 1 L Mineralwasser oder stilles Wasser und etwas Fruchtsaft

Das „Super-Arnika" der Aromatherapie mit seelischem Tiefgang

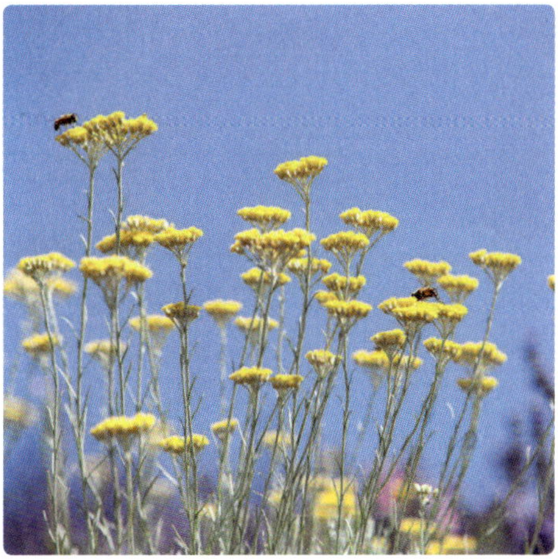

Botanischer Name der Pflanze
Helichrysum italicum

Botanische Familie
Asteraceae (Korbblütler)

Gewinnung
Wasserdampfdestillation des blühenden Krautes

Herkunft des Öls
Italien, Korsika, Kroatien

Geruch / Farbe / Konsistenz
Betont süßer Geruch, warm, krautig. Helles, blassgelbes, auch zartrötliches, normalflüssiges Öl

Duftbereich
Herz- Basisnote ❤ / ■

Wichtige Inhaltsstoffe*
(Herkunft Korsika)
Monoterpene 20 %
α-Pinen 12%
Limonen 5%
Sesquiterpene 25–30 %
Curcumene 16%
β-Caryophyllen 5 %
Italicen, Iso-Italicen zus. 5 %
Ester 20 %
Nerylacetat 19 %
Diketone 1–4 %
Italidione 1,2,3

Körperliche Wirkung
Stark antikoagulierend (löst blaue Flecken auf der Haut schnell wieder auf); sehr hautverträglich und hautpflegend, epithelisierend, entzündungshemmend; schleimlösend, auswurffördernd; die Lymphdrüsen und weitere innere Drüsen sowie die Galle anregend; die Leberfunktion unterstützend und entgiftend.

Psychische Wirkung
Entspannt, lässt zur Ruhe kommen, fördert geistige Vertiefung und den Mut zur „Innenschau".

➡ Besonderheiten
IMMORTELLE ist ein gut verträgliches, vielseitig einsetzbares ätherisches Öl, welches auch für die Behandlung von Kindern bestens geeignet ist – sofern der Geruch akzeptiert wird.

Je nach Herkunft und Anbaugebieten fallen die Inhaltsstoffe in ihrer Zusammensetzung sehr verschieden aus. Die gelben Blüten der Strohblume bewahren ihre Farbe nach dem Trocknen noch lange – daher der Name Immortelle: die Unsterbliche. Sie werden gerne in floristischen Gestecken oder Kränzen und auch als Farbtupfer in Blüten-Potpourris verwendet.

HAUSAPOTHEKE

Hämatome & Prellungen

Nach kleinen Unfällen im Haushalt kann sofort Immortelleöl pur auf die verletzten Stellen aufgetragen werden, auch auf blutende Abschürfungen, wenn kein Schmutz darin festsitzt. Danach wird mit einer Verdünnung des ätherischen Öls mit einem fetten Pflanzenöl, beispielsweise Johanniskrautöl (im Verhältnis 1:1), weiterbehandelt. Die Blutergüsse und blauen Flecken verschwinden nach 1–2 Tagen, die Schwellungen gehen ebenfalls deutlich schneller zurück als üblicherweise. Für längerfristige Behandlung auf 5–10 %ige Verdünnung umstellen. Die nachfolgende Akut-Mischung sollte in jeder Haus- und Reiseapotheke vorrätig sein.

Akut-Mischung
Zum Auftragen auf die Wunde.

- 5 Tr. IMMORTELLE, 5 Tr. CISTROSE,
  5 Tr. LAVENDEL FEIN

Hautpflege

Akne (Maske und Gesichtsöl)
IMMORTELLE lindert Entzündungen der Haut, verbessert die Wundheilung und fördert die Rückbildung von Narben.

- 2 Tr. IMMORTELLE
  + 1–2 EL Heilerde (hautfein)

- 8–10 Tr. Akut-Mischung, s. o.
  + 50 ml Jojoba- oder Aloe-Vera-Öl

Husten

- 2–3 Tr. IMMORTELLE
  + Brustöl,
  siehe auf den Seiten 52, 56

Leber und Galle

Die Leber- und Gallenfunktion kann durch feuchtwarme Wickel unterstützt werden. Anleitung für Wickel, siehe Seite 34.

- 2–3 Tr. IMMORTELLE
  + ½ L warmes Wasser

Erschöpfung durch Nervosität

Immortelle beruhigt, entspannt und stärkt zugleich. Es gibt Kraft bei Erschöpfung durch Nervosität und erdet in kopflastigen Situationen. Der Duft unterstützt in Umbruchsituationen und hilft bei der Anpassung an neue Lebensumstände. Die Anwendung kann entweder als Raumduft oder als Bestandteil einer Massageölmischung erfolgen.

Ingwer ▲ / ❤

Milde Wärme, die nicht brennt

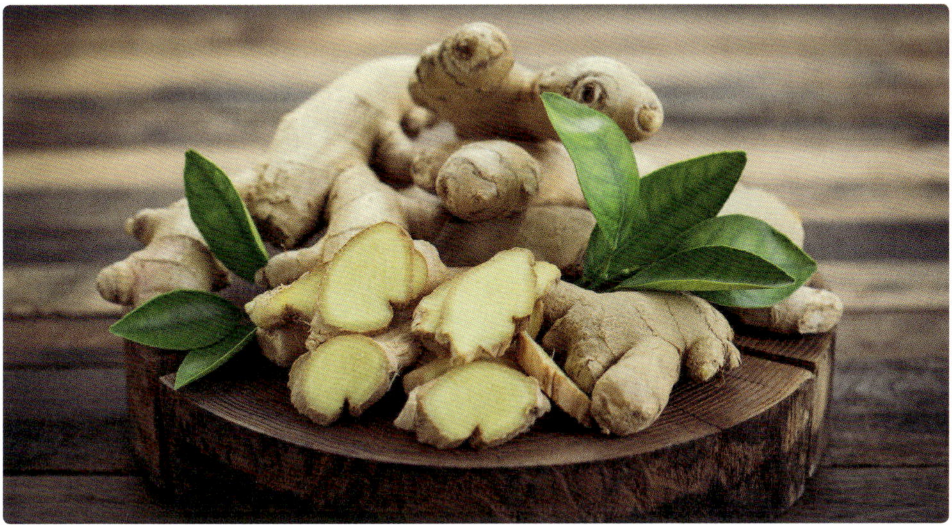

Botanischer Name der Pflanze
Zingiber officinalis

Botanische Familie
Zingiberaceae (Ingwergewächse)

Gewinnung
Wasserdampfdestillation des frischen Rhizoms

Herkunft des Öls
Indien, Sri Lanka, China

Geruch / Farbe / Konsistenz
Frischer, zitroniger Duft mit aromatisch-pfeffriger und würziger Note. Gelbes bis grüngelbes Öl, das mit der Zeit dickflüssiger wird

Duftbereich
Kopf- / Herznote ▲ / ❤

Wichtige Inhaltsstoffe*
Sesquiterpene ca. 57 %
Zingiberen ca. 30 %
β-Sesquiphellandren ca. 11 %
Bisabolen ca. 7 %
Curcumen 4–6 %
α-Farnesen 5 %
Monoterpene ca. 20 %
Camphen ca. 10 %
β-Phellandren ca. 5 %
α-Pinen ca. 3 %
Oxide
1,8-Cineol 2–5 %
Aldehyde 8–10 %
Geranial ca. 5 %
Neral ca. 3 %

Körperliche Wirkung
Blähungen und Brechreiz mindernd, appetitanregend, schmerzlindernd; auswurffördernd; hautfreundlich.

Psychische Wirkung
Stabilisierend, einhüllend, im richtigen Moment verwendet auch etwas anfeuernd (aphrodisierend).

Besonderheiten
Destilliertes Ingweröl wirkt mild, ohne deutlich spürbar die Haut zu erwärmen oder stark zu durchbluten. Dennoch wird es wie fast alle ätherischen Öle nur in Verdünnung auf der Haut verwendet. Ingweröl, welches durch Wasserdampfdestillation gewonnen wurde, enthält nicht die Scharfstoffe, die wir von frischem Ingwer kennen. Im ätherischen Öl überwiegen inhaltsstofflich die entspannend wirkenden Sesquiterpene.

HAUSAPOTHEKE

Verdauung
Mildert Blähungen und entspannt bei Magen- und Darmkrämpfen.

- 1–2 Tr. INGWER in die **Duftlampe** geben oder die unten genannte Bauchmassageölmischung anwenden.

Reise- oder Schwangerschaftsübelkeit
Für unterwegs einen Tropfen INGWER auf ein Taschentuch oder in einen Riechstift geben und häufig daran riechen oder eine **Bauchmassage** durchführen.

- 2–3 Tr. INGWER
  + 10 ml **Jojobaöl**

Wärmendes Fußbad

- 2 Tr. INGWER, 2–3 Tr. ROSMARIN CINEOL (alt. 1 Tr. ZIMDRINDE)
  + 1–2 EL Meersalz

Husten, Bronchitis

- 2–3 Tr. INGWER
  + Brustöl, siehe Seite 52 u. 56

Immunsystem
Zur Stärkung der Abwehrkräfte kann folgende Mischung in die **Duftlampe** gegeben werden:

- 1 Tr. INGWER, 1 Tr. BERGAMOTTE, 1 Tr. ZIMTRINDE, 3 Tr. ORANGE

Zur allgemeinen Stärkung eignet sich folgende Zusammensetzung, entweder direkt in die Duftlampe geben oder wie folgt als **Massageölmischung:**

- 2 Tr. INGWER, 2 Tr. BENZOE SIAM, 2 Tr. BASILIKUM, 1 Tr. Blütenöl nach Belieben
  + 30 ml Sesamöl

Sport & Bewegung
Zur Linderung von Muskelkater hilft ein Vollbad oder eine Sportölmischung, mit der nach dem Sport die schmerzenden Hautpartien behandelt werden.

Vollbad „Nach dem Sport"

- 2 Tr. INGWER, 1 Tr. NELKENKNOSPE, 3 Tr. MUSKATELLERSALBEI,

4 Tr. Wacholderbeere
+ 2 EL Sahne

Schmerzlinderndes Körperöl

2 Tr. Ingwer, 2 Tr. Nelkenknospe,
7 Tr. Muskatellersalbei,
7 Tr. Wacholderbeere
+ 100 ml Sesamöl oder Johanniskrautöl

Lust & Liebe

Ingwer als Zutat in einer wohlriechenden Bademischung wärmt das Herz und aktiviert die Liebeslust. Eine Auswahl weiterer ätherischer Öle verstärkt zusätzlich die Wirkung. Das Badewasser sollte jedoch nicht zu heiß sein.

Vollbad „Liebeslust"

3 Tr. Ingwer, 2 Tr. Sandelholz,
3 Tr. Ylang Ylang kompl.,
2 Tr. Kardamom
+ 2 EL Sahne

KÜCHE & GENUSS

Ingwer ist in Aroma-Mischungen für Wok-Gerichte, Gebratenes und Tofu, oder zum Herstellen von Marinaden, bestens geeignet. Das ätherische Öl von Ingwer enthält im Vergleich mit den frischen Rhizomstücken keine Scharfstoffe, dennoch hat es das typische appetitanregende Aroma. Nach Ansetzen der nachfolgenden Rezeptur kann die würzige Marinade teelöffelweise zum Bestreichen der Speisen verwendet werden.

Würzige Marinade

3 Tr. Ingwer, 5 Tr. Limette (alt. Zitrone), 1 Tr. Lemongrass, 1 Tr. Koriandersamen
+ 100 ml Sesam-, Erdnuss- oder Sonnenblumenöl

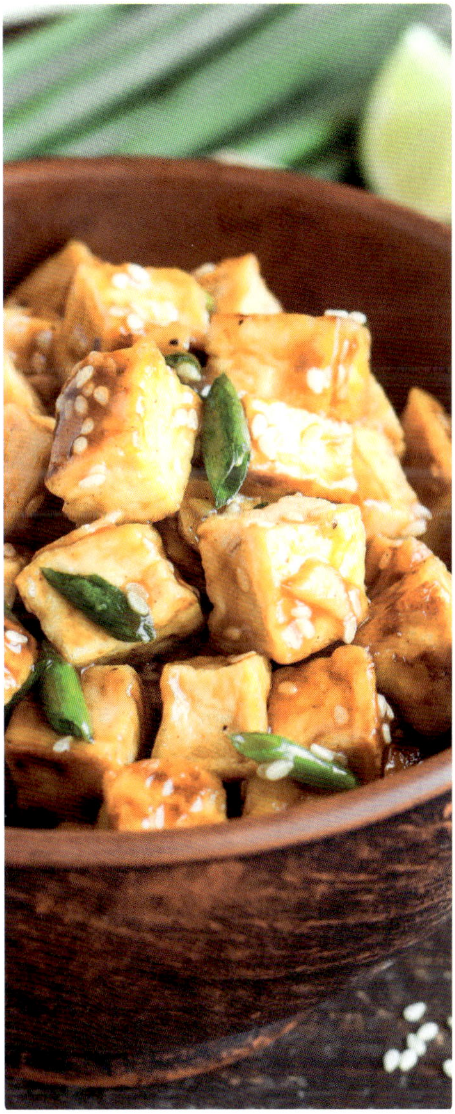

Stark stabilisierend in Krisen- und Umbruchzeiten

Botanischer Name der Pflanze
Iris pallida

Botanische Familie
Iridaceae (Schwertliliengewächse)

Gewinnung
Wasserdampfdestillation der getrockneten und fermentierten Rhizome

Herkunft des Öls
Italien

Geruch / Farbe / Konsistenz
Veilchenduft von himmlischer Natur; intensiv, aber weich; hält sehr lange an, wird zart blumig-pudrig; der Duft ist unbeschreiblich und die Seele tief ergreifend. Das dickflüssige Öl weist eine gelbgrünliche Färbung auf

Duftbereich
Herznote ❤

Wichtige Inhaltsstoffe*
Sesquiterpenketone 55–75 %
α- und β-Irone
α- und γ-Jonone
Ester
Myristicinsäureester
(in kleinen Mengen)

Körperliche Wirkung
Stark schleimlösend, auswurffördernd, hautpflegend.

Psychische Wirkung
Iris gilt als sogenanntes Schutzöl. Es ist ein psychisch stark stabilisierendes Öl, das in tiefen seelischen Umbrüchen Kraft spendet und vor auszehrender Erschöpfung schützt; fördert die Inspiration.

➡ **Besonderheiten**
IRIS ist ein sehr teures ätherisches Öl und wird bereits vom Hersteller in 1 %iger Verdünnung (in Weingeist) angeboten. In dieser Form wird es auch hauptsächlich verwendet. Der Preis ist begründet durch die geringe Ausbeutung und das aufwendige Herstellungsverfahren: Zur Gewinnung des ätherischen Öls müssen zunächst die Rhizomstücke der Iris zerkleinert und mindestens ein Jahr getrocknet werden, damit sich die Geruchsstoffe bilden können. Danach wird das pulverisierte Pflanzenmaterial zusammen mit 5 % Champacablüten (*Michelia champaca*) destilliert. Es entsteht die sog. Irisbutter, eine wachsartige Substanz mit Veilchengeruch. Nach weiterer Behandlung der Irisbutter (Auswaschen der Fettsubstanzen) erhält man das sog. absolute Irisöl. Ätherisches Irisöl enthält sehr seltene chemische Verbindungen. Der veilchenartige Duft wird von den beiden Stoffgruppen α- und β-Irone und α- und γ-Jonone gebildet und entfaltet sich erst durch entsprechende Verdünnung.

HAUSAPOTHEKE

Auch wenn getrocknete Iriswurzelstückchen in der Volksheilkunde in schleimlösenden Hustentees, den sogenannten Brusttees, verwendet wurden, bietet sich ätherisches Irisöl für Erkältungskrankheiten nicht an. Dies ist schon allein aufgrund des hohen Preises nicht sinnvoll, da es andere preisgünstigere ätherische Öle gibt, die sich hierfür sehr gut eignen. Der therapeutische Schwerpunkt dieses kostbaren Öls liegt im Bereich der Psyche. Des Weiteren handelt es sich um ein wichtiges ätherisches Öl zur Herstellung von Naturparfums.

Krisensituationen im Alltag

Zur Raumbeduftung findet Iris 1% immer dann Verwendung, wenn Menschen unglücklich oder überfordert sind: Ob es sich um Kinder handelt, die einen Elternteil vermissen, oder die Pflege eines Familienmitglieds zur Überforderung der Angehörigen führt. Iris stärkt ganzheitlich die Psyche und hilft, mit eventuell auch sehr traurigen Situationen besser umgehen zu können.

Sterbebegleitung

Stille oder das Unausgesprochene zulassen. Vielleicht auch den Mut haben, letzte versöhnliche Worte zu sagen. Die „himmlische" Duftnatur von Iris hilft, einen geliebten Menschen zu verabschieden, unterstützt das Loslassen und den Übergang in eine nichtstoffliche Welt.

Naturparfum

Iris 1% eignet sich sehr gut zur Herstellung von Naturparfums. Diese können entweder auf alkoholischer Basis oder mit Jojobaöl hergestellt werden. Der Kreativität sind keine Grenzen gesetzt. Gut mischen lässt sich Iris beispielsweise mit den ätherischen Ölen Lavendel fein, Sandelholz, Rose und mit den Absolues Frangipani, Mimose und Tuberose.

Beispielrezeptur Naturparfum

- 1 Tr. **IRIS 1%**, 1 Tr. **LAVENDEL FEIN**, 1 Tr. **SANDELHOLZ**
  + 10 ml Jojobaöl

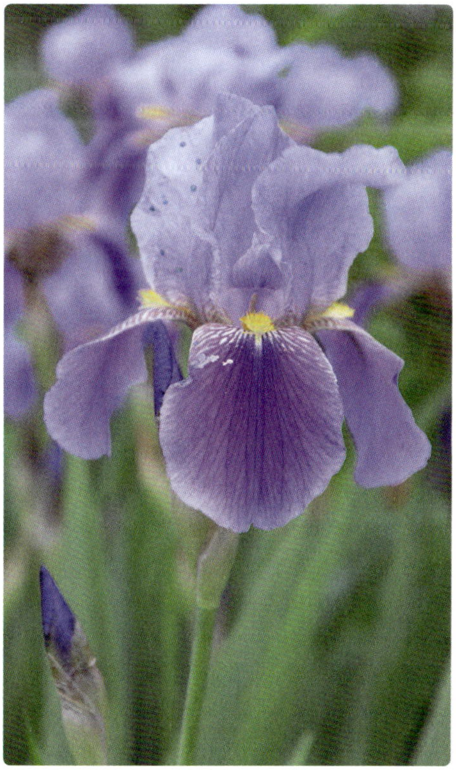

Jasmin Absolue ❤

Der verführerische Lust- und Liebe-Duft

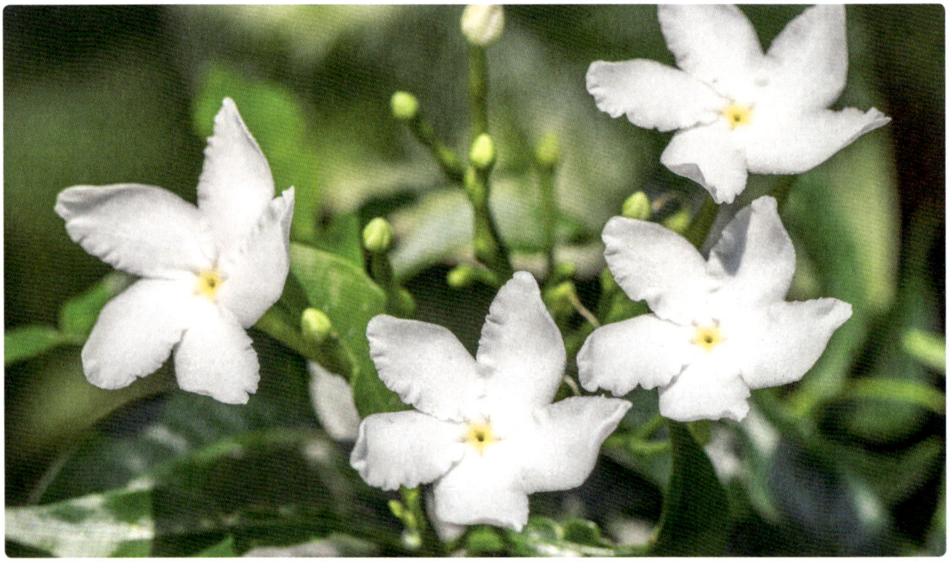

Botanischer Name der Pflanze
Jasminum grandiflorum

Botanische Familie
Oleaceae (Ölbaumgewächse)

Gewinnung
Hexanauszug und anschließender Alkoholauszug der Blüten

Herkunft des Absolues
Marokko, Ägypten, Indien

Geruch / Farbe / Konsistenz
Sehr intensiv süß-blumig, fruchtig, mit dunklem, geheimnisvollem Unterton.
Rötlich braune Substanz, nachdunkelnd, dickflüssig

Duftbereich
Herznote ❤

Wichtige Inhaltsstoffe*
Aromatische Ester 40–60 %
Benzylacetat 17 %
Benzylbenzoat 14 %
weitere in kleinen Mengen
Stickstoffverbindungen 3 %
Indol 2–3 %
Sesquiterpenketone 4 %
Jasmon 3 %
Diterpene
verschiedene Squalene
Diterpenalkohole 15–35 %
Phytol 9–10 %
Isophytol 6–7 %
Aromatische Alkohole
Monoterpenalkohole

Körperliche Wirkung
Stark entkrampfend, tonisierend, libidostärkend, hormonell ausgleichend.

Psychische Wirkung
Entspannend, stressreduzierend, antidepressiv, hilft vergessene Gefühle wieder zulassen zu können, löst Blockaden, erotisierend.

Besonderheiten
Jasminöl lässt sich durch Destillation nicht gewinnen. Deshalb wurde der begehrte Blütenduft früher durch die sogenannte Enfleurage-Methode hergestellt. Hierbei wird tierisches Fett (Schweine- oder Rinderfett) auf eine Glasplatte gestrichen und die Blüten werden einzeln darauf platziert. Es entsteht eine Pomade, aus der durch Alkoholauszug das ätherische Öl gewonnen wurde. Heute ist die gängige Duftgewinnung der Hexanauszug. Das sehr hochpreisige Öl wird in Verdünnung mit Weingeist angeboten, z. B. 4 %ig. Der feine, blumige Duft entfaltet sich erst in hoher Verdünnung. In der Aromatherapie gilt Jasmin als eines der stark stimmungsaufhellenden Öle und wird bei depressiven Verstimmungen sowie stressbedingtem Libidoverlust mit Erfolg eingesetzt.

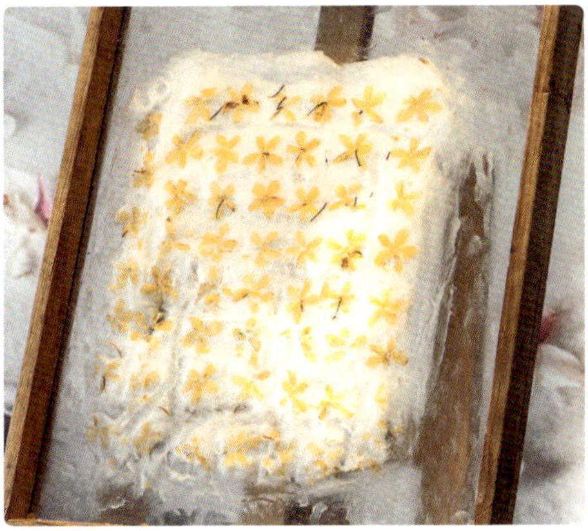

HAUSAPOTHEKE

Frauenthemen

JASMIN eignet sich für Körperöle und Bäder.

Körperöl „Ausgeglichen durch die Wechseljahre"

3 Tr. JASMIN **4 %**, 3 Tr. ROSE **10 %**, 3 Tr. NEROLI **10 %**, 3 Tr. PETIT GRAIN BIGARADE
+ 30 ml Nachtkerzenöl

NATURPARFUM

Roll-On „Sinnliche Stunden"
Die Mischung in ein 10-ml-Roll-On-Fläschchen geben.

1 Tr. JASMIN **4 %**, 2 Tr. SANDELHOLZ, 1 Tr. ROSE (ABSOLUE), 5 Tr. ORANGE od. 2 Tr. NEROLI **10 %**
+ 10 ml Jojobaöl

Parfumöl „Indische Nächte"

2 Tr. JASMIN **4 %**, 1 Tr. FRANGIPANI, 2 Tr. PATCHOULI, 2 Tr. PFEFFER SCHWARZ, 2 Tr. SANDELHOLZ, 1–2 Sp. VETIVER
+ 20 ml Jojobaöl

Heile, heile, Segen …

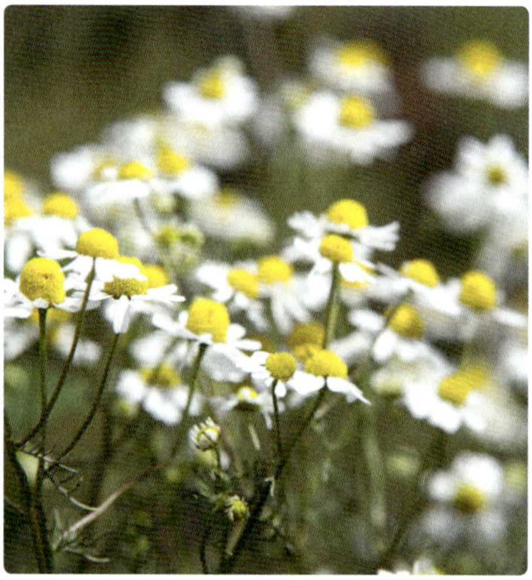

Botanischer Name der Pflanze
Matricaria recutita

Botanische Familie
Asteraceae (Korbblütler)

Gewinnung
Wasserdampfdestillation der Blüten

Herkunft des Öls
Frankreich, Italien

Geruch / Farbe / Konsistenz
Sehr krautig, warm-erdig, weich. Tintenblaues, normalflüssiges Öl

Duftbereich
Herznote ❤

Wichtige Inhaltsstoffe*
Die Zusammensetzung der Inhaltsstoffe schwankt erheblich – je nach Herkunft des Öls. Nachfolgend die Inhaltsstoffe eines Öls aus Italien:
Sesquiterpene ca. 70 %
β-Farnesen ca. 55 %
δ-Germacren 5 %
Chamazulen 3–5 %
Sesquiterpenoxide
Bisabololoxid 8–14 %
Sesquiterpenalkohole 0,6–1,5 %
Bisabolol

Körperliche Wirkung
Krampflösend, verdauungsfördernd, entzündungshemmend, antiseptisch, antibakteriell, antimykotisch; epithelisierend, wundheilend. Kamillentee ist mit dem Öl nicht gleichzusetzen.

Psychische Wirkung
Gut geeignet gegen Unruhe und Nervosität – ausgelöst z. B. durch Juckreiz oder genereller Überreizung.

➡ Warnhinweise / Besonderheiten
Vorsicht: Produkte mit Pflanzen aus der Familie der Korbblütler können eventuell Allergien auslösen. Deshalb ist es sinnvoll, vor der Verwendung des ätherischen Öls **KAMILLE BLAU** einen Verträglichkeitstest zu machen, siehe Seite 24. Das Öl löst keine Erst-Allergie aus. Sofern keine Unverträglichkeit bei Korbblütlern bekannt ist, ist das Öl problemlos anzuwenden. Alternativ bietet sich **LAVENDEL FEIN** an. Entscheidend für die Verträglichkeit ist u. a. auch die

Qualität des ätherischen Öls. Sofern keine Verunreinigungen oder Verfälschungen mit anderen Kamillenarten vorliegen, handelt es sich um ein sehr hautfreundliches ätherisches Öl. „Echte Kamille“, wie auch die Ausgangspflanze des Öls KAMILLE BLAU genannt wird, ist in der Natur daran zu erkennen, dass das Blütenköpfchen in seinem Inneren einen kleinen gewölbten Hohlraum erkennen lässt.

Erst während der Destillation der Pflanze entsteht der Wirkstoff Chamazulen, auf den die blaue Farbe des Öls zurückzuführen ist. KAMILLE BLAU ist ein kostbares und hochpreisiges ätherisches Öl. Es wird in 1-ml-Fläschchen angeboten.

HAUSAPOTHEKE

Hautpflege

KAMILLE BLAU ist vielseitig einsetzbar. Es wirkt in Gesichts- und Körperpflegemischungen oder Umschlägen entzündungshemmend und beruhigend. Gerne wird es mit anderen ätherischen Ölen gemischt, um den Geruch etwas zu mildern.

Hämorrhoiden-Pflegeöl

Diese Mischung darf mehrmals täglich auf die schmerzenden Stellen aufgetragen werden:

- 5 Tr. KAMILLE BLAU, 5 Tr. LAVENDEL FEIN, 5 Tr. ZYPRESSE, 5 Tr. TEEBAUM, 5 Tr. ROSENGERANIE
  + 50 ml Calendulaöl

Entzündete Schleimhäute

Schleimhäute von Mund, Nase, Hals, Magen oder Darm können durch Gurgeln, Inhalieren, als Öl-Kompresse oder Wickel in entsprechender Verdünnung mit KAMILLE BLAU behandelt werden. Bei einer Magenschleimhautentzündung ist beispielsweise neben dem Trinken von Kamillentee eine **Ölkompresse** mit KAMILLE BLAU zu empfehlen. Hierfür wird wie folgt vorgegangen:

- 1 Tr. KAMILLE BLAU
  + 1 EL Mandelöl
  (Anleitung Wickel und Kompressen siehe Seite 34)

Schwangerschaft & Geburt

Geburtsverletzungen sind sehr unangenehm. Die Heilung eines Dammrisses oder -schnittes kann durch ein Sitzbad mit Salz und KAMILLE BLAU unterstützt werden.

- 1–2 Tr. KAMILLE BLAU
  + 1–2 EL Meersalz

Nervöse Anspannung, Disstress, Erschöpfung

Badesalz „Blaue Stunde“

Bei dieser Mischung handelt es sich um eine Vorratsmischung. Für ein Vollbad sind 2–3 Esslöffel dieser Mischung ausreichend.

- 10 Tr. KAMILLE BLAU, 10 Tr. LAVENDEL FEIN, 10 Tr. ROSE **100 %**, 3 Tr. NEROLI 100 %, 2 Tr. BENZOE SIAM
  + 1 Kg Meersalz

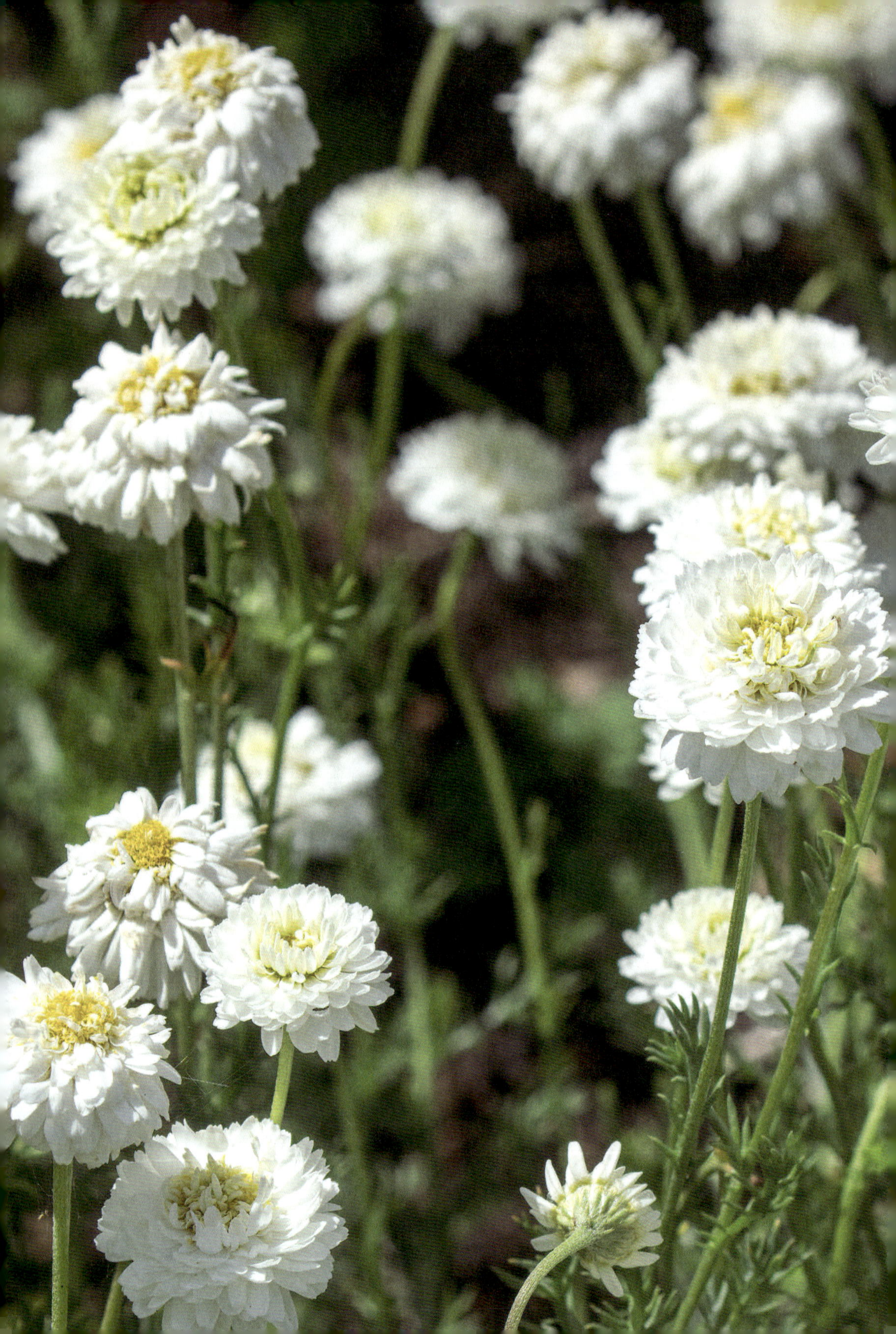

Kamille römisch ❤

Psychisch und körperlich entkrampfend und entspannend

Botanischer Name der Pflanze
Chamaemelum nobile

Botanische Familie
Asteraceae (Korbblütler)

Gewinnung
Wasserdampfdestillation des Krautes mit seinen Blüten

Herkunft des Öls
Italien, Frankreich und weitere Länder in Südwesteuropa

Geruch / Farbe / Konsistenz
Weich, süß, leicht fruchtig-blumig, wenig krautig; der Duft ist viel angenehmer als bei **Kamille blau**. Zartgelbes Öl, weich fließend

Duftbereich
Herznote ❤

Wichtige Inhaltsstoffe*
Ester bis 80 %
iso-Butylangelat 36 %
iso-Amylangelat 24 %
2-Methyl-2Propylangelat 5–8 %
iso-Butylbutyrat 5–6 %
weitere in kleinen Mengen
Monoterpenketone
Pinocarvon 4–6 %
Monoterpene, Sesquiterpene, Aldehyde und Oxide
in sehr kleinen Mengen

Körperliche Wirkung
Sehr stark krampflösend und entspannend (wegen des hohen Ester-Gehaltes), schmerzmindernd – besonders, wenn sie durch Verspannung entstanden sind; entkrampfend bei Asthma und allergischem Husten.

Psychische Wirkung
Beruhigend, entspannend, ausgleichend, stressreduzierend, schlaffördernd, angstlösend, das Aggressionspotenzial absenkend.

➡ Warnhinweise / Besonderheiten
Vorsicht: Produkte mit Pflanzen aus der Familie der Korbblütler können eventuell Allergien auslösen. Deshalb ist es sinnvoll, vor der Verwendung auf der Haut einen Verträglichkeitstest durchzuführen, um die individuelle Verträglichkeit des Öls zu prüfen, siehe Seite 24.

Die inhaltsstoffliche Zusammensetzung dieses ätherischen Öls ist sehr komplex, wird aber von seinen Estern entscheidend geprägt.

Die römische Kamille ist ein breitflächig und flachwachsender Bodendecker, der höchstens 20 cm hoch wächst. Traditionell wird die Pflanze deshalb auch als „Rasenkamille“ bezeichnet. Erkennbar ist die römische Kamille an ihren aromatisch duftenden, zart behaarten Stängeln und den gefüllten, weißen Blütenköpfchen mit gelblicher Mitte.

HAUSAPOTHEKE

Kamille römisch ist so wie **Kamille blau** ein kostbares und hochpreisiges ätherisches Öl. Es wird in 1-ml-Fläschchen angeboten.

Raumbeduftung

In Kombination mit anderen ätherischen Ölen ist **Kamille römisch** gut geeignet für die Duftlampe oder andere Duftgeräte. Es sorgt für eine angenehme Atmosphäre – im Privaten wie auch bei Sitzungen oder während einer Gruppenarbeit.

Verspannungen & Schmerzen

Kamille römisch hilft bei allen Schmerzen, die durch Verspannung, sowohl körperlich wie auch mental, verursacht werden: z. B. Menstruationsschmerzen, Krämpfe, Muskelschmerzen, verspannter Rücken oder Nacken, Bauchschmerzen, besonders nach schwerem Essen am Abend. Geeignete Anwendungen sind Bäder, heiße feuchte Wickel bzw. Kompressen und Massagen.

Muskellockerndes Massageöl

- 5 Tr. **Kamille römisch**, 3 Tr. **Mandarine rot**, 2 Tr. **Zeder**
  + 50 ml Aprikosenkernöl

Bei schmerzhafter Menstruation

- 2 Tr. **Kamille römisch**,
  2 Tr. **Bergamotte**, 3 Tr. **Majoran**,
  2 Tr. **Basilikum**, 2 Tr. **Fenchel süss**,
  3 Tr. **Muskatellersalbei**
  + 50 ml Jojobaöl

Vollbad

Mit folgender Mischung erleben Sie Wellness zuhause. Der luxuriöse Badezusatz ermöglicht ein wohliges Entspannungsbad:

- 6 Tr. **Kamille römisch**, 3 Tr. **Mandarine rot**, 2 Tr. **Lavendel fein**
  + 2 EL Sahne oder Honig

Kinder

Kamille römisch eignet sich für zahnende Kinder. Eine Ölkompresse mit der nachfolgend genannten Mischung wirkt schmerzlindernd, beruhigend und besänftigend, Anleitung Kompresse siehe Seite 34.

Kompresse „Zahnendes Kind“

- 1 Tr. **Kamille römisch**,
  1 Tr. **Benzoe Siam**
  + 1 TL Mandelöl

Fußmassageöl für Zappelkinder und gestresste Eltern

(Die ätherischen Öle ohne das Mandelöl sind auch abends für die Duftlampe geeignet).

- 3 Tr. **Kamille römisch**, 4 Tr. **Bergamotte**, 3 Tr. **Lavendel fein**
  + 30 ml Mandelöl

Kinderspray „Alles wird gut“

Körper- und Raumspray bei launenhaften Wutausbrüchen.

- 4 Tr. **Kamille römisch**,
  3 Tr. **Rose 10 %**
  + 50 ml Rosenwasser

Kardamom ❤ / ■

Der Duft des Orients erwärmt die Seele und macht Lust auf's Leben

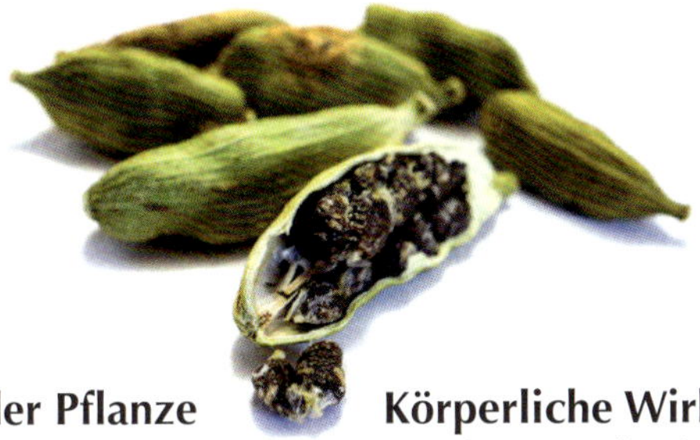

Botanischer Name der Pflanze
Elettaria cardamomum

Botanische Familie
Zingiberaceae (Ingwergewächse)

Gewinnung
Wasserdampfdestillation der getrockneten Samen

Herkunft des Öls
Indien, Sri Lanka, Costa Rica, El Salvador, Guatemala

Geruch / Farbe / Konsistenz
Süßer, aromatisch-würziger Duft bis hin zum pfeffrigen. Farbloses bis blassgelbes, normal-flüssiges Öl

Duftbereich
Herz-/ Basisnote ❤ / ■

Wichtige Inhaltsstoffe*
Ester ca. 45 %
Terpinylacetat 38–40 %
Oxide
1,8-Cineol ca. 30 %
Monoterpene ca. 10 %
Limonen 2,5 %
Sabinen 5 %
Monoterpenalkohole ca. 5 %
Linalool 3 %

Körperliche Wirkung
Verdauungsfördernd, Blähungen mindernd, stark tonisierend, schleimlösend, krampflösend, antibakteriell, desinfizierend – dabei so mild auf den Schleimhäuten, dass es für die Mundpflege geeignet ist; den Speichelfluss fördernd, appetitanregend, aphrodisierend. Das Gleichgewicht von Oxiden und Estern bestimmt die Wirkung des Öls.

Psychische Wirkung
Anregend, stimulierend, belebend und „die Seele erwärmend" und Lust machend auf das Leben.

➡ **Besonderheiten**
Kardamom hat – bei sachgemäßer Verwendung in entsprechender Verdünnung – keine Nebenwirkungen.

Das Aroma des Gewürzes Kardamom ist bekannt aus der Weihnachtsbäckerei. Abgesehen von dem wunderbaren Geschmack unterstützen die Gewürze die Verdauung von fetten, schweren Speisen. Auch die orientalische Gewohnheit, den Kaffee mit 1–2 Kardamomkapseln aufzubrühen, dient dem erhöhten Genuss und der besseren Bekömmlichkeit.

HAUSAPOTHEKE

Verdauung

Kardamom – der Gewürzklassiker der orientalischen wie auch asiatischen Küche – kann die Verdauung positiv beeinflussen. Die krampflösende Wirkung trägt zusätzlich dazu bei, dass gutes (und reichliches) Essen kein Bauchgrimmen zur Folge hat. Auch die häufig auftretende Müdigkeit nach den Mahlzeiten wird gemindert. Das ätherische Öl von Kardamom kann in einem Massageöl für den Bauch verwendet werden.

Verdauungsförderndes Bauchmassageöl

4 Tr. **Kardamom**, 5 Tr. **Orange**, 2 Tr. **Ingwer**, 1–2 Tr. **Kamille römisch**, 2 Tr. **Pfeffer schwarz**
+ 50 ml Sesamöl

Mundpflege

Kardamom ist ein schleimhautverträgliches ätherisches Öl mit milder antibakterieller Wirkung. Zur Herstellung eines Mundwassers kann **Kardamom** entweder pur in das Wasser getropft werden oder es wird zuerst mit etwas Pflanzenwasser, z. B. Hamameliswasser, vermengt und dann dem Wasser hinzugefügt. Alle Zutaten wie immer gut vermischen und erst dann damit gurgeln oder spülen.

1 Tr. **Kardamom**
+ ½ Glas warmes Wasser

Kräfteaufbau & Konzentration

Kardamom wirkt gut gegen zu viel negativen Stress, den sogenannten Disstress. Der Duft ist geeignet zur Wiedergewinnung und Förderung der Konzentration, er beruhigt, macht aber auch wach und aufmerksam. Der Duft vermittelt zusätzlich ein wärmendes Geborgenheitsgefühl.

Mischung für die Duftlampe

1–2 Tr. **Kardamom**, 1–2 Tr. **Myrte türk.**, 3 Tr. **Orange**

KÜCHE & GENUSS

Kardamom ist in der Aromaküche eine beliebte Raffinesse in Mischungen für Süßes wie z. B. Konfekt, Schokolade und Weihnachtsgebäck, in salzigen Gerichten mit orientalischer Note sowie in heißen und kalten Getränken. Die beiden Grundrezepte werden bei allen gekochten Speisen teelöffelweise erst am Ende der Garzeit zugesetzt.

Grundmischung „Süßspeisen"

5 Tr. **Kardamom**, 12 Tr. **Mandarine rot**, 10 Tr. **Vanilleextrakt**, 6 Tr. **Orange**, 1 Tr. **Ingwer**
+ 200 ml Ahornsirup

Grundmischung „Salzige Speisen"

4 Tr. **Kardamom**, 4 Tr. **Ingwer**, 1 Tr. **Nelkenknospe**, 1 Tr. **Zimtrinde**
+ 100 ml Sesamöl

Wie Mutters Hände – schützend, die Haut pflegend und nährend

Botanischer Name der Pflanze
Daucus carota

Botanische Familie
Apiaceae (Doldengewächse)

Gewinnung
Wasserdampfdestillation der Samen

Herkunft des Öls
Frankreich, Italien, Marokko

Geruch / Farbe / Konsistenz
Warm, erdig, aromatisch. Farblose bis bernsteingelbe Flüssigkeit, normalflüssig

Duftbereich
Basisnote ■

Wichtige Inhaltsstoffe*
Sesquiterpenalkohole
Carotol ca. 50 %
Sesquiterpene bis 25 %
β-Caryophyllen 5 %
β-Bisabolen 15–17 %
diverse Farnesene
Monoterpene
β-Pinen 10 %
Sabinen 5 %

Körperliche Wirkung
Verdauungsfördernd, die Zellen der Leber regenerierend, die Lymphe anregend, entwässernd, die Milchbildung anregend, stark hautregenerierend und hautnährend.

Psychische Wirkung
Beruhigend, innerlich stärkend; Vertrauen schaffend.

➡ Besonderheiten
Das ätherische Öl KAROTTENSAMEN hat – bei sachgemäßer Verwendung in entsprechender Verdünnung – keine Nebenwirkungen und kann sowohl für Kinder als auch für Schwangere in Mischungen verwendet werden.

Das Öl wird gerne mit wohlriechenden ätherischen Ölen gemischt, damit ein stärkeres Dufterlebnis entsteht.

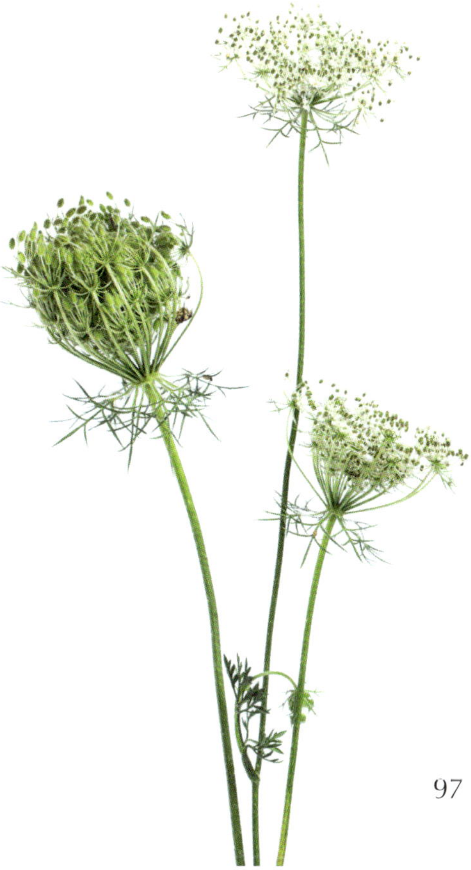

HAUSAPOTHEKE

Frühjahrskur / Jungbrunnen

Aufgrund seiner anregenden und zellregenerierenden Eigenschaften eignet sich **KAROTTENSAMEN** besonders gut für Verjüngungskuren. Dies kann in Form von Massageölmischungen, als wohltuendes Vollbad sowie durch einen Leberwickel erfolgen:

Massageöl / Vollbad

3–5 Tr. **KAROTTENSAMEN,** 6–8 Tr. nach Belieben von **NEROLI**, **PALMAROSA**, **YLANG YLANG**, **BENZOE SIAM** oder **SANDELHOLZ**
+ 30 ml Hanfsamenöl (Massage)
+ 2 EL Sahne od. Honig (Vollbad)

Leberwickel

Einen Esslöffel der unten genannten Mischung auf den rechten Oberbauch auftragen, dann zunächst ein Baumwolltuch und dann darüber ein Wolltuch legen. Abschließend mit einer Wärmflasche abdecken. 15 Minuten einwirken lassen und anschließend 15 Minuten ruhen.

3 Tr. **KAROTTENSAMEN**, 5 Tr. **ROSMARIN VERBENON**, 2 Tr. **SCHAFGARBE**, 5 Tr. **ROSE 10 %**
+ 50 ml Sesamöl

Frauenthemen

Stillöl

Zur Förderung der Milchbildung während der Stillzeit eignet sich eine Massageölmischung mit ätherischem Karottensamenöl. Mit der nachfolgenden Ölmischung wird die Brust sanft massiert, wobei die Brustwarzen ausgespart werden sollten.

2 Tr. **ANISSAMEN**, 2 Tr. **FENCHEL SÜSS**, 2 Tr. **KAROTTENSAMEN**, 3 Tr. **LAVENDEL FEIN**
+ 50 ml Mandelöl

Vor der Periode

Wird Karottensamenöl einer PMS-Massageölmischung (siehe z. B. Seite 73) zugefügt, wird die Wasseransammlung im Gewebe des ganzen Körpers reduziert, der Bauchraum entspannt und Blähungen werden gemindert. Auch bei Wechseljahrsbeschwerden eignet sich **KAROTTENSAMEN** in entsprechenden Mischungen.

Hautpflege

Durch Zusatz von **KAROTTENSAMEN** im Körper- oder Gesichtspflegeöl wird die Regeneration der Zellen angeregt, gestaute Gewebeflüssigkeit abtransportiert und das Hautbild klärt sich. Die Anwendung als Körper- oder Gesichtsöl ist besonders gut nach Sonnenbädern oder anderen Witterungsstrapazen. Die Haut regeneriert sich und wird genährt.

Körperöl / Gesichtsöl

5 Tr. **KAROTTENSAMEN**, 2 Tr. **BENZOE SIAM**, 2 Tr. **MYRRHE**, 2 Tr. **NEROLI** (od. andere Blütendüfte)
+ 50 ml Aprikosenkernöl (Körper)
+ 30 ml Wildrosenöl u. 70 ml Aprikosenkernöl (Gesicht)

Lavandin ❤

Der Duft von Frische und Reinlichkeit

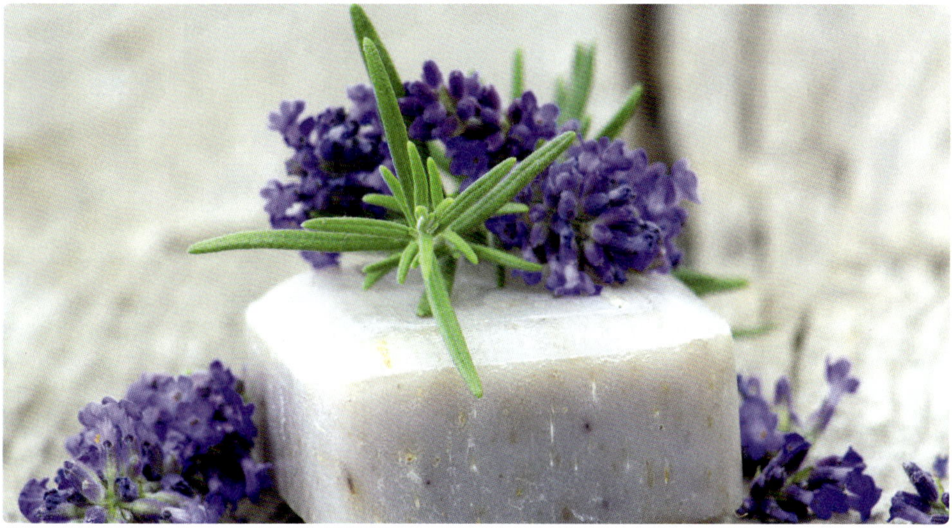

Botanischer Name der Pflanze
Lavandula x intermedia

Botanische Familie
Lamiaceae (Lippenblütler)

Gewinnung
Wasserdampfdestillation der Blütenrispen und Stängel

Herkunft des Öls
Frankreich, Italien

Geruch / Farbe / Konsistenz
Kräftiger, frischer Blüten- bzw. Kräuterduft.
Farbloses, normalflüssiges ätherisches Öl

Duftbereich
Herznote ❤

Wichtige Inhaltsstoffe*
Monoterpenalkohole 30–40 %
Linalool
Ester 25–30 %
Linalylacetat
weitere in kleinen Mengen
Monoterpenketone
Borneon (Kampfer) 4–7 %
Oxide
1,8-Cineol 2,5–3,5 %

Körperliche Wirkung
Stark antibakteriell, desinfizierend; schmerzmindernd, auch krampflösend, anregend, das Herz stärkend.

Psychische Wirkung
Neurotonisch (nervenstärkend), anregend.

Warnhinweise / Besonderheiten

„Lavendel" leitet sich ab vom lateinischen Wort lavare = waschen, reinigen. Ähnlich wie LAVENDEL FEIN enthält LAVANDIN Ester und Monoterpenalkohole, allerdings eher im umgekehrten Verhältnis. Für die Verwendung des Öls ist es wichtig zu wissen, dass LAVANDIN anteilig bis zu 8 % Kampher und mehr Oxid (1,8-Cineol) enthält als das mild wirkende ätherische Öl LAVENDEL FEIN.

LAVANDIN ist ein vielfach verwendetes und in großen Mengen erzeugtes ätherisches Öl. Es wird aus einer sterilen Hybride (Kreuzung durch Züchtung) zwischen der Echten Lavendelpflanze (*Lavandula angustifolia)* und dem Speiklavendel (*Lavandula latifolia*) gewonnen. Die vegetativ vermehrten kniehohen Halbsträucher werden großflächig in Reihe angebaut und prägen während der Blütezeit u. a. das Landschaftsbild von Südfrankreich. Die tiefblaue Farbgebung der Felder ist ein beliebtes Postkartenmotiv.

HAUSAPOTHEKE

Wunden

LAVANDIN ist für die Wundbehandlung so wie LAVENDEL FEIN verwendbar, siehe Seite 102.

Raumbeduftung

LAVANDIN ist gut geeignet für erfrischende und anregende Mischungen. Das Öl kann auch den Duft anderer anregend wirkender Öle verbessern oder abrunden. Kombiniren lässt es sich beispielsweise mit CAJEPUT, LEMONGRASS, Nadelbaum- und Zitrusschalenölen. Die Raumbeduftung erfolgt mittels Duftlampe, Aroma-Ventilator, -Vernebler oder Duftbrunnen. Einsetzbar am Arbeitsplatz, in Seminarräumen usw.

Sauna

Die Zugabe von LAVANDIN bereichert erfrischende Saunamischungen, siehe auch Seite 37.

HAUSHALT

Lavandin ist der Putz-, Sanitär- und Anti-Motten-Lavendel: Auf ein Duftvlies oder Watte geträufelt zwischen Wäsche in Schränke oder Truhen legen (welche u. U. auch in Kellern oder auf Dachböden stehen); ins Weichspülerfach der Waschmaschine geben; in den Filter des Staubsaugers tropfen, zum Reinigen von Sanitärbereichen, Küchen, Fluren, Treppenhäusern, auch Türklinken und Handläufen usw.; ideal in Kombination mit Zitronenöl. Bei der Krankenpflege zu Hause ist LAVANDIN eine wohlriechende und wohltuende Möglichkeit der Desinfektion des Krankenzimmers. Apfelessig im Putzwasser wirkt zusätzlich desinfizierend, reinigend und kalklösend.

Für den Hausputz

- 7–8 Tr. LAVANDIN
  + 10 ml Apfelessig und
  ca. 3 L heißes Wasser

Die gute Fee unter den ätherischen Ölen

Botanischer Name der Pflanze
Lavandula angustifolia

Botanische Familie
Lamiaceae (Lippenblütler)

Gewinnung
Wasserdampfdestillation der Blütenrispen und Stängel

Herkunft des Öls
Frankreich, Italien

Geruch / Farbe / Konsistenz
Weicher, frischer Blütenduft, mild süß und krautig.
Farbloses, normalflüssiges ätherisches Öl

Duftbereich
Herznote ❤

Wichtige Inhaltsstoffe*
Ester 39–45 %
Linalylacetat 38 %
Lavandolylacetat 3 %
weitere in kleinen Mengen
Monoterpenalkohole 32–35 %
Linalool
weitere in kleinen Mengen
Sesquiterpene ca. 8 %
β-Caryophyllen 3,6 %
β-Farnesen 2 %
weitere in kleine Mengen
Oxide und Monoterpenketone unter 1,5 %

Körperliche Wirkung
Stark krampflösend und beruhigend, entzündungshemmend, zellregenerierend, wundheilend, juckreizstillend, antibakteriell, antimykotisch, desinfizierend, schmerzmindernd. Der hohe Gehalt an Estern und Monoterpenalkoholen machen das Öl sehr verträglich.

Psychische Wirkung
Angstmindernd, entspannend, ausgleichend, stressreduzierend, schlafanstoßend, aber auch erfrischend und sanft belebend. LAVENDEL FEIN kann das Nervensystem anregen oder beruhigen – es wirkt, je nach Bedarfslage, ausgleichend und führt uns zu unserer Mitte zurück. Das ist unter anderem dem hohen Gehalt an Monoterpenalkoholen zu verdanken.

➡ Besonderheiten
Die beruhigende Wirkung von LAVENDEL FEIN wurde in Studien vielfältig nachgewiesen. Lavendelöl ist eines der am besten wissenschaftlich untersuchten Öle bezüglich seiner psychischen und körperlichen Wirkungen. Es gibt weitere, den Namen „Lavendel" tragende Öle, die sich jedoch inhaltsstofflich unterscheiden und anders eingesetzt werden:

- LAVANDIN (siehe Seite 99)
- SPEIKLAVENDEL (*Lavandula latifolia*)
- LAVENDELSALBEI -> ist **kein** Lavendel

HAUSAPOTHEKE

LAVENDEL FEIN ist sehr vielseitig einsetzbar. Eine vollständige Liste aller Anwendungsmöglichkeiten würde den Rahmen dieses Buches sprengen, deshalb finden Sie nachfolgend nur die wichtigsten Einsatzgebiete dieses bekanntesten ätherischen Öls.

Erste Hilfe bei Wunden

Bei Schnitt- und Schürfwunden darf LAVENDEL FEIN pur auf die verletzen Stellen aufgetragen werden. Mit Lavendelwasser kann die Wunde gereinigt werden. Ist die Wunde erst einmal versorgt, kann später auch der Verband mit LAVENDEL FEIN beträufelt werden. Alles heilt schneller, die Wunde bleibt sauber, es entstehen fast keine Narben.

Verbrennungen / Insektenstiche

Bei kleinen bis mittelschweren Verbrennungen, bei Sonnenbrand, aber auch bei Bienen- oder Wespenstichen oder auch sogenannten Quallenküssen darf LAVENDEL FEIN pur auf die schmerzende Haut aufgetragen werden. Für längere Anwendungen ist ein feuchter Gaze-Verband sinnvoll, der mit einigen Tropfen Lavendel-Öl fein getränkt wird.

Hautpflege

LAVENDEL FEIN kann naturkosmetischen Mischungen aus diesem Buch zur Beruhigung gereizter bzw. geröteter Haut, bei Akne und gegen Juckreiz verschiedener Ursache tropfenweise zugefügt werden. Der Duft von LAVENDEL FEIN dient auch zur Abrundung und Harmonisierung von Hautpflegemischungen.

Krankenpflege

Ob zu Hause oder stationär, LAVENDEL FEIN ist ein unverzichtbarer naturheilkundlicher Helfer. Als erfrischende Zutat für Teil- oder Ganzkörperwaschungen oder im hautberuhigenden Massageöl. LAVENDEL FEIN fördert beispielsweise in Form eines abendlichen Rituals Ruhe und Schlaf durch Hand- oder Fußmassagen. Mit der Universal-Pflegemischung können auch Ganzkörper-Massagen oder einfache Einreibungen von Händen, Armen, Beinen, Füßen und auch des Bauches durchgeführt werden. Bei Baucheinreibungen wirkt die Mischung zusätzlich entspannend, so dass auch Verdauungsprobleme gelöst werden können.

Universal-Körperpflegeöl

- 30 Tr. LAVENDEL FEIN
  + 100 ml Mandelöl

Dekubitus-Prophylaxe-Mischung
Die dekubitusgefährdeten Stellen werden zweimal täglich mit der Mischung behandelt; die Anwendung erfolgt ca. 14 Tage lang. Wirksame vertiefende Anleitungen und Rezepturen erhalten Sie bei ausgebildeten Aromatherapeut*innen.

- 5 Tr. LAVENDEL FEIN, 2 Tr. ROSENGERANIE, 3 Tr. NIAULI
  + 50 ml Johanniskrautöl und 50 ml Mandelöl

Frauenthemen

Schwangerschaft / Geburt

Lavendel fein ist für die aromakundige Hebamme ein unverzichtbares ätherisches Öl. Es kann zu jeder Zeit der Schwangerschaft unbedenklich eingesetzt werden. **Lavendel fein** wirkt entweder beruhigend oder wach- und aufmerksam machend – je nach Situation und je nachdem, was von der Schwangeren gerade benötigt wird. Ein Bad mit **Lavendel fein** beispielsweise wirkt am Ende der Schwangerschaft zunächst entspannend, kann aber auch die Gewissheit mitbringen, dass es sich bei Anspannungen der Muskulatur tatsächlich schon um die ersten Wehen handelt.

Raumbeduftung

Allein schon der Duft verändert die Luft und auch die Stimmung – im Krankenzimmer, und zwar in Richtung frisch, klar, sauber, gesünder. Geben Sie zu **Lavendel fein** noch 1–2 Tropfen **Grapefruit** und/oder **Bergamotte** in das Raumbeduftungsgerät.

Beruhigung / Entspannung / Schlaf

Die entspannende und schlafanstoßende Wirkung ist wohl am meisten bekannt bei diesem ätherischen Öl.
Die Wirksamkeit des Öls konnte durch verschiedene Studien belegt werden. **Lavendel fein** wirkt jedoch nicht wie ein pharmazeutisches Schlafmittel (z. B. Benzodiazepine). Die Beruhigung erfolgt vielmehr durch eine verstärkte Serotonin- sowie GABA-Produktion. Hierdurch werden wilde Gedanken, Sorgen und Ängste im Kopf geklärt und geordnet, so dass der Einschlafprozess ermöglicht wird. Die beruhigende Wirkung von **Lavendel fein** ist auch dann von Vorteil, wenn z. B. Juckreize verschiedenster Art einen nicht zur Ruhe kommen lassen.

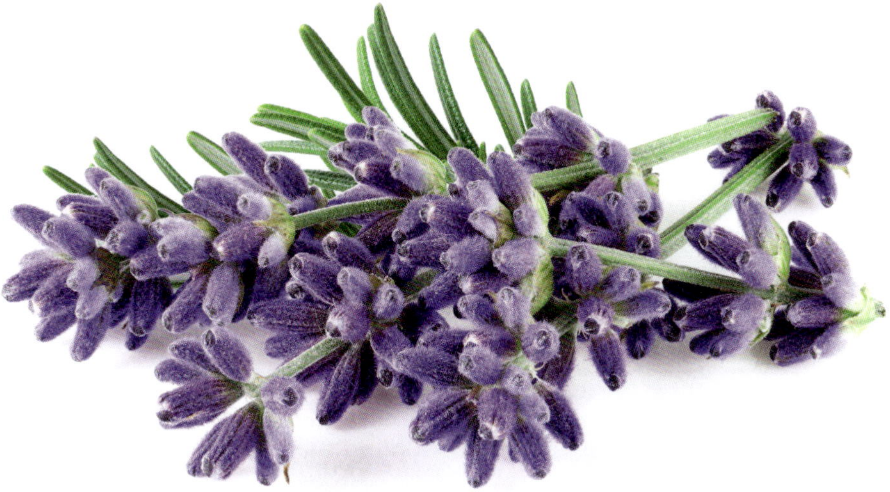

Lemongrass ▲

Das frisch duftende, abwehrstärkende Öl

Botanischer Name der Pflanze
Cymbopogon flexuosus

Botanische Familie
Poaceae (Süßgräser)

Gewinnung
Wasserdampfdestillation der frischen Grashalme

Herkunft des Öls
Nepal, Bhutan

Geruch / Farbe / Konsistenz
Zitrusartig, frisch, etwas herb.
Das Öl ist von hellgelber Farbe und normalflüssiger Konsistenz

Duftbereich
Kopfnote ▲

Wichtige Inhaltsstoffe*
Aldehyde 68–73 %
Geranial (Citral A) ca. 40 %
Neral (Citral B) ca. 30 %
Monoterpene ca. 5 %
Limonen 2,5–5 %

Körperliche Wirkung
Antiviral, stark antibakteriell (v. a. bei grampositiven Bakterien), antimykotisch, entzündungshemmend, immunstärkend, hautstraffend, desodorierend; vertreibt Insekten.

Psychische Wirkung
Je nach Dosierung stark beruhigend oder geistig anregend, antidepressiv, gegen Disstress und konzentrationsfördernd bei psychischer Erschöpfung.

➡ Warnhinweise / Besonderheiten
Vorsicht: Das ätherische Öl Lemongrass besteht hauptsächlich aus Monoterpenaldehyden. Dabei handelt es sich um Geranial und Neral, die auch unter dem Namen Citral zusammengefasst werden. Wichtig zu wissen ist, dass Citral bei Verwendung in der Duftlampe bei geringen Mengen (1 Tropfen) eher beruhigend wirkt, aber bereits ab 2–3 Tropfen geistig anregend. Wird das Öl zur Raumbeduftung überdosiert, kann es sogar wirr im Kopf machen. Ursache sind die chemisch sehr reaktionsfreudigen Aldehyde. Sie sind auch verantwortlich dafür, dass Lemongrass bei äußerlicher Anwendung hautreizend sein kann.

Lemongrass wächst als mehrjährige Pflanze an steilen Berghängen und schützt durch ihr tiefes Wurzelwerk die Böden vor Erosion. Geerntet werden nur die Halme, so dass die Pflanze nicht geschädigt wird.

HAUSAPOTHEKE

Raumbeduftung
Zur Steigerung der Konzentration eignen sich ein paar wenige Tropfen Lemongrass in Kombination mit einem Zitrusschalenöl in einem duft-

gebenden Gerät am Arbeitsplatz oder auf einem Vlies für das Auto:

Duftlampe

- 6 Tr. LEMONGRASS, 6 Tr. ZITRONE

Autoduft „Konzentration"

- 3 Tr. LEMONGRASS, 3 Tr. ZITRONE

Hautpflege

Ätherisches Lemongrassöl hat desinfizierende Eigenschaften und wirkt hautstraffend und tonisierend bei fettiger, großporiger Haut. Zur Minderung einer möglichen hautreizenden Wirkung von LEMONGRASS kann eine Hautpflegemischung mit LAVENDEL FEIN ergänzt werden.

Gesichtsmaske / Gesichtswasser

- 1–2 Tr. LEMONGRASS,
  1–2 Tr. LAVANDIN
  + 1 Portion Heilerde (hautfein) und 2 EL Hamameliswasser

Krampfadernöl

Die gewebestraffenden Eigenschaften von LEMONGRASS und die ausleitenden Eigenschaften von MYRTE TÜRKISCH, WACHOLDERBEERE und ZYPRESSE ergeben eine ausgereifte Mischung:

- 5 Tr. LEMONGRASS, 3 Tr. MYRTE TÜRKISCH, 2 Tr. SCHAFGARBE, 2 Tr. WACHOLDERBEERE, 2 Tr. ZYPRESSE
  + 50 ml Calendulaöl

Insektenabwehr

Mückenabschreckende Düfte können über die Duftlampe im Raum verteilt werden. LEMONGRASS eignet sich in Kombination mit CITRONELLA und NIAULI.

KÜCHE & GENUSS

Lemongrassaroma ist vielen bekannt aus der asiatischen Küche. Das ätherische Öl LEMONGRASS eignet sich gut, um z. B. eine Asia-Salzmischung anzusetzen oder eine aromatisierte Sojasauce herzustellen.

- 4 Tr. LEMONGRASS, 6 Tr. ORANGE
  + 100 ml Sojasauce, Tamari oder Sesamöl

- 3 Tr. LEMONGRASS, 2 Tr. ZITRONE
  + 50 g Meersalz (Speisesalz)

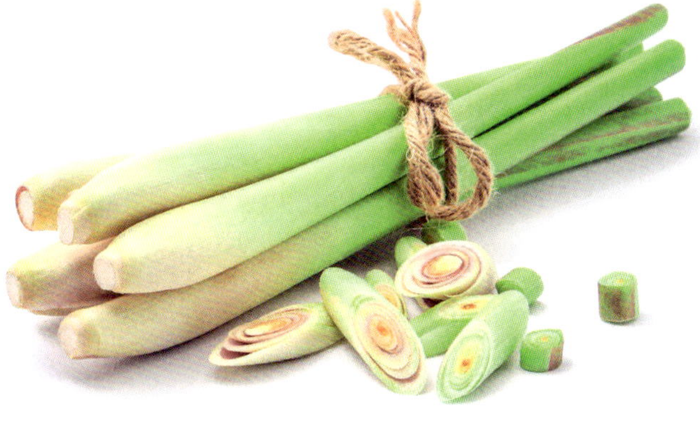

Der frische, spritzige und aktivierende Duft für Durchblick und Klarheit

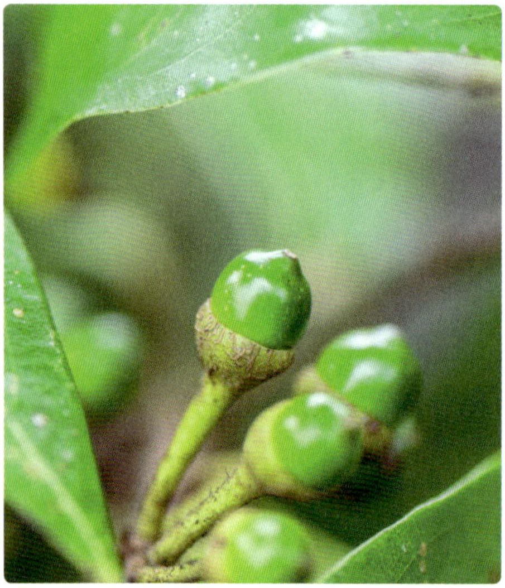

Botanischer Name der Pflanze
Litsea cubeba

Botanische Familie
Lauraceae (Lorbeergewächse)

Gewinnung
Wasserdampfdestillation
der Früchte

Herkunft des Öls
Vietnam, China

Geruch / Farbe / Konsistenz
Zitronenartiger, frischer, strahlender, klarer Duft, etwas herb, aber auch süß. Blassgelbes, dünnflüssiges ätherisches Öl

Duftbereich
Kopfnote ▲

Wichtige Inhaltsstoffe*
Aldehyde 70–75 %
Geranial (Citral A) ca. 40 %
Neral (Citral B) ca. 30 %
Monoterpene ca. 14 %
Limonen 12–14 %
α-Pinen 2 %
Monoterpenalkohole
in geringen Mengen

Körperliche Wirkung
Erfrischend und belebend, konzentrationsfördernd, entzündungshemmend, krampflösend; antiviral, antiinfektiös, verdauungsfördernd.

Psychische Wirkung
Je nach Dosierung stark beruhigend und ausgleichend oder geistig anregend.

➡ Warnhinweise / Besonderheiten
Vorsicht: Monoterpenaldehyde prägen die Inhaltsstoffe dieses ätherischen Öls. Es handelt sich um eine chemisch sehr aktiv Stoffgruppe, die zu Hautreizungen führen, und je nach Dosierung einer Raumbeduftung stark beruhigend oder belebend wirken kann, siehe auch LEMONGRASS, Seite 104.

Litseaöl dient in größerem Umfang zur Gewinnung von natürlichem Citral, das zitrusartig riecht und deshalb in kosmetischen Produkten und in der Waschmittelindustrie viel verwendet wird, um ein zitronenfrisches Aroma zu erzeugen. Es ist auch ein wichtiger Rohstoff für die Parfümindustrie.

Das ätherische Öl **Litsea** wird aus den Früchten eines immergrünen tropischen Baums gewonnen.

HAUSAPOTHEKE

Raumbeduftung

Duftbrunnen
Der frische, zitronig Duft von **Litsea** ist ein gute Alternative zu Zitrusschalenölen für die Verwendung in einem Duftbrunnen. Zitrusschalenöle enthalten natürliches Wachs aus der Schale der Frucht, welches zu einer Verklebung der Pumpe führen kann.

Autoduft „Wach & fit"
Litsea erfrischt beim Autofahren und macht wach.

4 Tr. **Litsea**, 1 Tr. **Pfefferminze**

Nervenberuhigende Mischung:
Wie oben schon erwähnt, wirkt der Duft von Litsea in geringer Dosierung beruhigend.

Duftlampe

2 Tr. **Litsea**, 3–5 Tr. **Lavendel fein**

Kinder

Mutmachmischung:
Eltern können Kindern vor dem Zahnarztbesuch oder einem aufregenden Schultag einen Tropfen der nachfolgenden Mischung auf die Handinnenflächen und den Pulsbereich der Handgelenke geben, oder auf ein Taschentuch träufeln und dem Kind zur Stärkung mitgeben.

1–2 Tr. **Litsea**, 2 Tr. **Lavendel fein**, 2 Tr. **Rosengeranie**, 2 Tr. **Zeder**
+ 10 ml Jojobaöl

Hautpflege

Litsea eignet sich als Zugabe in Körperpflegeprodukten. Es wirkt entzündungshemmend und verleiht dem Produkt einen frischen, zitronigen Duft. Im Gegensatz zu einigen Zitrusschalenölen enthält **Litsea** keine Furanocumarine.

Herpes
Es ist sinnvoll, eine Herpes- oder Gürtelrosemischung mit dem citralreichen ätherischen Öl **Litsea** anzureichern (man kann dadurch das teure Melissenöl reduzieren oder ersetzen). Bei den ersten Anzeichen am ersten Tag mehrmals einen Tropfen der unten genannten Mischung pur auf die Stelle tupfen. Später, wenn die Haut sehr trocken wird und spannt, die ätherischen Öle mit Mandelöl mischen und damit die Stellen häufiger betupfen.

Herpesöl

1 Tr. **Melisse 30 %**, 1 Tr. **Litsea**, 1 Tr. **Rosengeranie**, 8 Tr. **Lavendel fein**, 10 Tr. **Teebaum**
+ 20 ml Mandelöl

Das willensstärkende Öl zum besseren Durchhalten

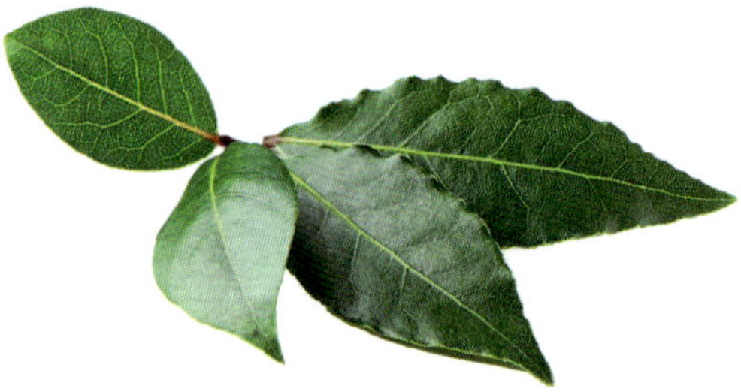

Botanischer Name der Pflanze
Laurus nobilis

Botanische Familie
Lauraceae (Lorbeergewächse)

Gewinnung
Wasserdampfdestillation der Blätter

Herkunft des Öls
Frankreich, Italien

Geruch / Farbe / Konsistenz
Zitronenartiger, frischer, strahlender, klarer Duft, etwas herb, aber auch süß. Blassgelbes, dünnflüssiges ätherisches Öl

Duftbereich
Kopf- /Herznote ▲ / ❤

Wichtige Inhaltsstoffe*
Oxide
1,8-Cineol 47 %
Monoterpene ca. 25 %
Sabinen 7–8 %
α-Pinen 6 %
β-Pinen 5 %
Ester 10–15 %
Terpinylacetat 9 %
weitere in kleinen Mengen
Monoterpenalkohole 10–15 %
Linalool 5–8 %
Terpinen-4-ol 2–3 %
Aromatische Ether
Methyleugenol 2–3 %
Eugenol in Spuren

Körperliche Wirkung
Stark antibakteriell (gegen etliche Stämme wie Staphylokokken, Streptokokken, Enterokokken, Gonokokken, Pneumokokken, Kolibakterien), deutlich schmerzmindernd, schleimlösend, krampflösend, entzündungshemmend und stark entstauend auf das Lymphsystem einwirkend.

Psychische Wirkung
Wirkt ausgleichend auf das ZNS; nervenstärkend, stärkt das Durchhaltevermögen und lässt uns den „inneren Schweinehund" überwinden, angstlösend.

➡ **Besonderheiten**
Ätherisches Lorbeerblätteröl ist mit fettem Lorbeeröl hinsichtlich seiner Verwendung nicht zu verwechseln.

HAUSAPOTHEKE

Erkältung
Die stark antibakterielle und schleimlösende Wirkung des Öls hat

sich in der Erkältungszeit bewährt und kommt bei Grippe und Infekten der oberen Luftwege zum Einsatz.

Raumbeduftung
Zur Desinfektion der Raumluft eignet sich Lorbeerblätter in Kombination mit **GRAPEFRUIT**, **MYRTE TÜRKISCH**, **ZEDER** oder **ZITRONE**.

Verhärtete Lymphknoten
Die Lymphknoten am Hals mit 3 Tropfen Lorbeerblätteröl in einem Esslöffel Pflanzenöl betupfen und einreiben. Nach der Behandlung werden die Lymphknoten sofort weicher. Die Behandlung sollte jedoch nur 2–3 Tage lang durchgeführt werden – das reicht als Entgiftungsanschub. Wenn Abneigung gegen über dem Duft entsteht, ist dies ein sicheres Zeichen dafür, die Behandlung zu beenden.

Steifer Nacken

Verspannungen im Bereich von Hals und Nacken lassen sich durch Wärme in Verbindung mit Lorbeerblätteröl schnell lindern. Die Ölmischung auftragen, darüber ein Baumwolltuch legen und mit einem Wollschal abdecken.

- 12–25 Tr. **LORBEERBLÄTTER**
  + 100 ml Johanniskrautöl

Hautpflege

Zur Behandlung fetter Haut, Akne oder Entzündungen auf der Haut können warme Kompressen mit **LORBEERBLÄTTER** lindernd wirken.

- 1–2 Tr. **LORBEERBLÄTTER**
  in eine Schüssel mit warmem Wasser geben. Eine Kompresse damit tränken und auf das Gesicht legen.

Angstgefühle

Ein paar Tropfen **LORBEERBLÄTTER** zusammen mit **ZEDER** und **ZYPRESSE** wirken angstlösend.

Willensstärkung

Duftmischung zum Durchhalten während einer Fastenkur oder beim Lernen auf eine Prüfung.

- 3 Tr. **LORBEERBLÄTTER**,
  5 Tr. **GRAPEFRUIT**

Naturparfum

Ein paar Tropfen **LORBEERBLÄTTER** geben krautigen, herben Naturparfummischungen eine edle Note. Das Öl eignet sich besonders gut in männlichen Duftkompositionen.

KÜCHE & GENUSS

LORBEERBLÄTTER gilt als „das Salz des armen Leute". Es eignet sich gut zum Aromatisieren von kaltgepressten nativen Speiseölen. Diese aromatische Mischung wird dann teelöffelweise den Speisen nach dem Kochvorgang zugefügt (z. B. Eintopfgerichte).

- 5–6 Tr. **LORBEERBLÄTTER**
  + 50 g Meersalz

- 6–8 Tr. **LORBEERBLÄTTER**
  + 100 ml Sonnenblumenöl

Entspannung für Bauch und Seele

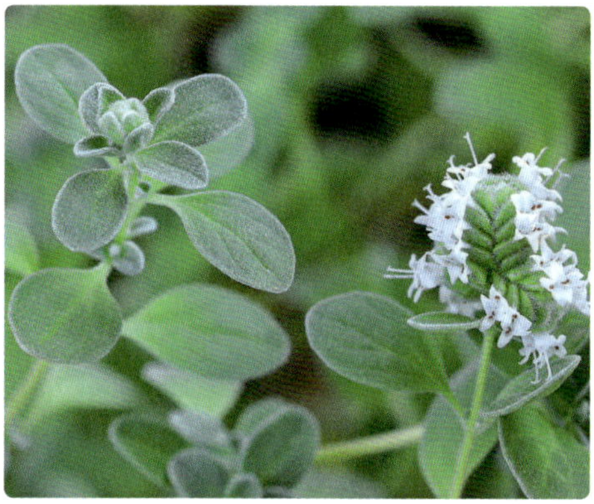

Botanischer Name der Pflanze
Origanum majorana

Botanische Familie
Lamiaceae (Lippenblütler)

Gewinnung
Wasserdampfdestillation des blühenden Krautes

Herkunft des Öls
Mittelmeerraum, Ägypten, Nordafrika

Geruch / Farbe / Konsistenz
Süß, krautig, würzig, warm. Blassgelbes bis bernsteinfarbenes, normalflüssiges Öl

Duftbereich
Kopfnote ▲

Wichtige Inhaltsstoffe*
Monoterpene 40–50 %
γ-Terpinen 13–16 %
α-Terpinen 8–11 %
Sabinen 6–11 %
para-Cymen 1,5–3 %
weitere in kleinen Mengen
Monoterpenalkohole ca. 35 %
Terpinen-4-ol 20–25 %
α-Terpineol 3–4 %
Weitere Verbindungen: verschiedene Stoffgruppen in kleinen Mengen

Körperliche Wirkung
Antibakteriell, antimykotisch, krampflösend; schmerzlindernd; entwässernd; den Parasympathikus stärkend (mit Auswirkungen auf die glatte Muskulatur); leicht Blutdruck senkend, Libido senkend.

Psychische Wirkung
Beruhigend, entspannend, schlaffördernd, stressreduzierend, angstlösend.

➡ **Warnhinweise / Besonderheiten**
Majoranöl ist sehr hautfreundlich und löst bei angemessener Verdünnung keine Nebenwirkungen aus.

Vorsicht: **MAJORAN** darf nicht mit dem ätherischen Öl des „spanischen Majorans" (*Thymus mastichina*) verwechselt werden. Es handelt sich hierbei, wie der botanische Name zeigt, nicht um ein echtes Majoranöl, sondern um das ätherische Öl einer Thymianart, das sich inhaltsstofflich deutlich anders zusammensetzt (1,8-Cineol bis 75 %) und somit nicht vergleichbar ist.

HAUSAPOTHEKE

Verdauung / Bauchkrämpfe

Majoran kann einer Massage- oder Bauchölmischung aus diesem Buch zugefügt werden. Es wirkt krampflösend und hilft gegen Bauchkrämpfe, bei Verdauungsproblemen und bei Gelenkschmerzen.

Entspannung

Majoran bringt Entspannung durch Raumbeduftung oder Bäder: Dazu passen neben Majoranöl weitere entspannende ätherische Öle wie **Lavendel fein**, **Kamille römisch**, **Benzoe Siam** und **Zeder**.

Frauenthemen

PMS-Mischung: Bauchöl & Vollbad
Bei Menstruationsschmerzen wird mit der nachfolgenden Ölmischung zweimal täglich der Unterleib sanft massiert. 1–2 Tage vor der Periode beginnen und ca. 5 Tage lang anwenden. **Tipp:** Für ein frischeres, aufmunterndes Aroma der Mischung zusätzlich 2 Tropfen **Bergamotte** hinzufügen.

3 Tr. **Majoran**, 2 Tr. **Basilikum**, 2 Tr. **Fenchel süss**, 2 Tr. **Kamille römisch**, 3 Tr. **Muskatellersalbei**
+ 50 ml Pflanzenöl (Bauchöl)
+ 2 EL Milch od. Honig (Vollbad)

Schwangerschaft
Hebammen mit aromatherapeutischer Erfahrung können mit einem majoranhaltigen Massageöl zu früh einsetzende Wehen wieder beruhigen. Dabei wird die entspannende Wirkung des Öls auf die glatte Muskulatur genutzt.

Erkältung

Bei Bronchitis, Nasennebenhöhlenentzündung oder Schnupfen: **Majoran** mit anderen Ölen in der Duftlampe oder 1–2 Tropfen einer Brustölmischung aus diesem Buch zufügen (z. B. Seite 56).

Nasenbalsam
Sheabutter in einem Wasserbad sanft erwärmen, mit Jojobaöl vermengen. Nachdem die Mischung etwas abgekühlt ist, die ätherischen Öle einrühren. Mit dem Balsam die äußere Seite der Nasenflügel und die Stirnpartie über der Nase behandeln. Der Balsam ist auch gut geeignet für Kinder.

3 Tr. **Majoran**, 3 Tr. **Myrte türkisch**
+ 10 ml Jojobaöl und
12 ml Sheabutter

KÜCHE & GENUSS

Majoran eignet sich zusammen mit **Thymian Linalool** oder **Thymian Thymol** zum Würzen von Speisen. Hierfür jeweils 1 Tropfen der genannten ätherischen Öle mit zwei Esslöffel Speiseöl vermengen und den Speisen nach dem Kochvorgang zufügen.

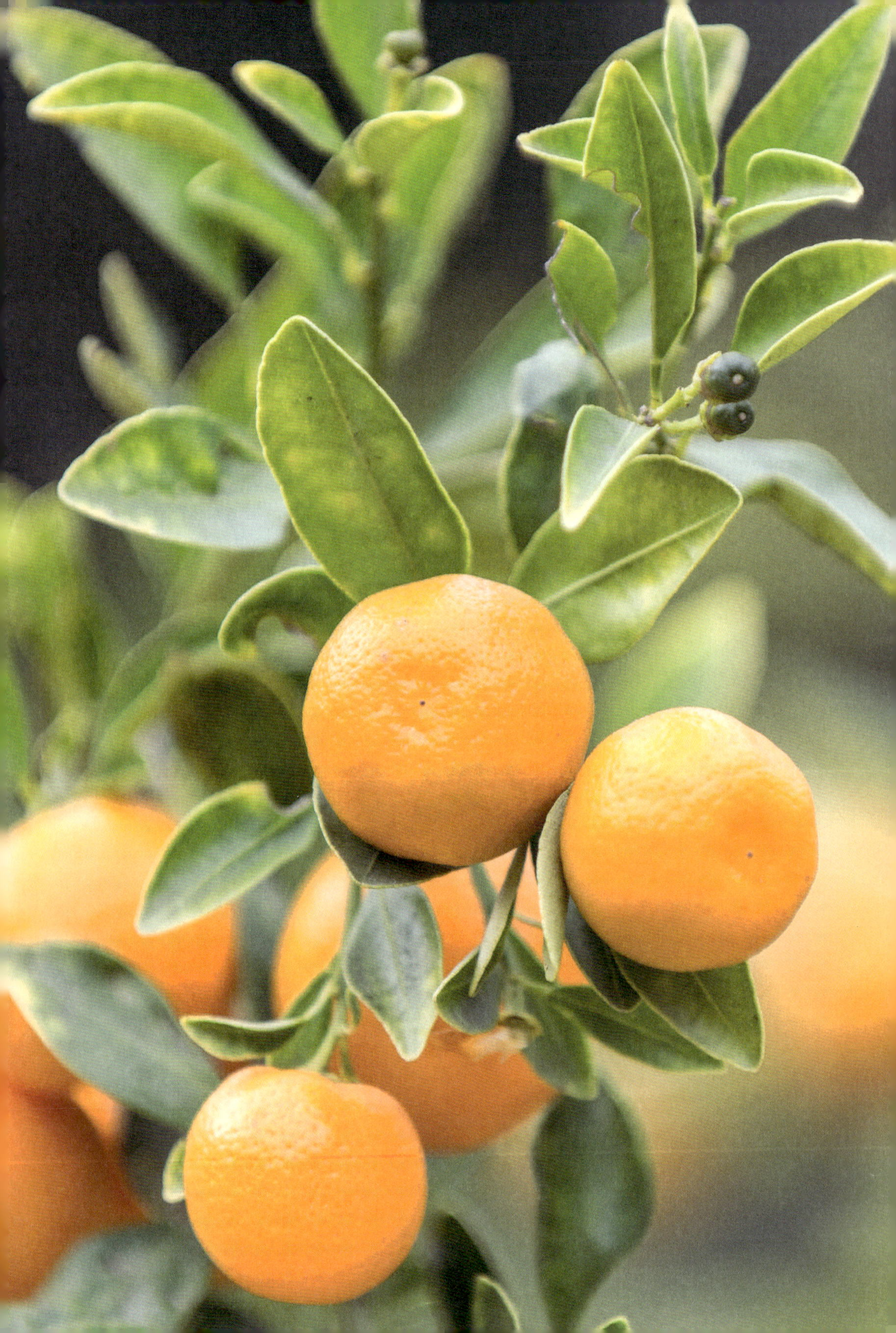

Mandarine rot ▲

Der Duft, der Kinderherzen höher schlagen lässt

Botanischer Name der Pflanze
Citrus reticulata

Botanische Familie
Rutaceae (Rautengewächse)

Gewinnung
Kaltpressung der ganzen Früchte

Herkunft des Öls
Italien, Spanien, Argentinien, Brasilien

Geruch / Farbe / Konsistenz
Süß-fruchtiger, etwas herber Zitrusschalenduft. Grüngelbes bis orangefarbenes, dünnflüssiges Öl. Bei Lichteinfall hellbläuliche Fluoreszenz

Duftbereich
Kopfnote ▲

Wichtige Inhaltsstoffe*
Monoterpene 90–95 %
Limonen 72–76 %
γ-Terpinen 16–18 %
Mycren 1,7 %
α-Pinen 1,6 %
weitere in kleinen Mengen
Aldehyde
α-Sinensal 1 %
Aromatische Ester
N-Methylanthranilat 0,2–0,4 %
Furanocumarine
in sehr geringen Spuren, daher unbedeutend

Körperliche Wirkung
Antiseptisch; muskellockernd, dadurch krampflösend; den Lymphfluss anregend, immunstärkend.

Psychische Wirkung
Stark beruhigend; schlaffördernd, stressreduzierend, vermittelt Geborgenheit, stimmungshebend, macht heiter und fröhlich.

➡ Warnhinweise / Besonderheiten
Vorsicht: Mandarine rot nicht als Badezusatz für längere und heiße Bäder verwenden. Das Öl enthält einen hohen Anteil an Monoterpenen, die in Verbindung mit Wärme Hautreizungen auslösen können.
Die Haltbarkeit beträgt nach Anbruch des Fläschchens maximal 1 Jahr. Während der Lagerung sollten die Fläschchen vor Wärme geschützt und stets gut verschlossen sein.

Der Anteil an Furanocumarinen ist in Mandarinenöl sehr gering, so dass von keiner phototoxischen Gefahr für die Haut ausgegangen werden kann.

Eine Duftrarität stellt das ätherische Öl Mandarine grün dar. Es wird aus den unreifen, grünschaligen Mandarinen gewonnen. Der Duft ist nicht so warm wie Mandarine rot, sondern eher frisch und etwas herb, so dass es für Kinder nicht vorrangig verwendet wird.

HAUSAPOTHEKE

Raumbeduftung

Mandarine rot wird sehr gerne für die Raumbeduftung verwendet. Der Duft wird von fast allen Menschen als angenehm wahrgenommen und löst nicht selten Kindheitserinnerungen an eine glückliche Weihnachtszeit aus. Er kann sowohl bei Unruhe und Ängsten sowie bei Gereiztheit als Raumduft verwendet werden. Besonders Kinder lieben dieses vertraute, süße Aroma, das an den Geschmack der süßen Früchte erinnert. In Mischungen für die Duftlampe lässt sich **Mandarine rot** gut kombinieren, z. B. mit **Benzoe Siam** oder **Vanilleextrakt.**

- 5 Tr. **Mandarine rot**, 2 Tr. **Kardamom**, 3 Tr. **Benzoe Siam**

Duftmischung „Weihnachten“

- 5 Tr. **Mandarine rot**, 3 Tr. **Weisstanne**, 1 Tr. **Zimtrinde**

Verspannungen

Bei Muskelschmerzen und Verspannungen wirkt **Mandarine rot** durch den Gehalt an Anthranilsäure-Ester entspannend und muskellockernd. Insbesondere für die meistens etwas medizinisch riechenden Schmerzölmischungen aus diesem Buch eignet sich **Mandarine rot** besonders gut als Zusatz, um den Duft etwas angenehmer zu gestalten. Die nachfolgende Massageölmischung ist mild und somit auch für Schwangere einsetzbar, um Schmerzen im Bereich des Kreuzbands zu behandeln.

- 5 Tr. **Mandarine rot**, 2 Tr. **Jasmin 4 %**, 1 Tr. **Rosmarin Cineol**, 1 Tr. **Wacholderbeere**
  + 50 ml Mandelöl

Kinder

Duftmischung „Kuschelstunde“
Gemeinsame Zeit genießen

- 4 Tr. **Mandarine rot**, 3 Tr. **Neroli 10 %**, 1 Tr. **Benzoe Siam**

Entspannungsbad „Kleine Genießer“

- 5 Tr. **Mandarine rot**, 2 Tr. **Sandelholz**, 1 Tr. **Ylang Ylang kompl.**,
  + 2 EL Sahne

KÜCHE & GENUSS

So wie alle Zitrusschalenöle sollten nur ätherische Öle in Bioqualität, am besten mit Demeter-Siegel, für die Küche verwendet werden, da konventionell angebaute Zitrusfrüchte in den allermeisten Fällen mit Pestiziden stark behandelt werden. Mit **Mandarine rot** (Bio) lassen sich vor allem sehr schmackhaft Süßspeisen herstellen. Hierfür wird das Mandarinenöl zunächst in Sahne oder Honig gelöst und dann teelöffelweise beispielsweise in eine Quark- oder Joghurtspeise gegeben.

- 10 Tr. **Mandarine rot**
  + 100 ml Akazienblütenhonig

Manuka ❤

Das nerven- und hautstärkende Südseemyrtenöl

Botanischer Name der Pflanze
Leptospermum scoparium

Botanische Familie
Myrtaceae (Myrtengewächse)

Gewinnung
Wasserdampfdestillation
der Blätter und dünnen Zweige

Herkunft des Öls
Neuseeland

Geruch / Farbe / Konsistenz
Würzig, frisch, herb-blumig, etwas medizinisch.
Farbloses, normalflüssiges Öl

Duftbereich
Herznote ❤

Wichtige Inhaltsstoffe*
Sesquiterpene 65–70 %
Calamen 8–10 %
α-Copaen 5 %
δ-Cadinen 5 %
Cubeben 3–4 %
weitere in kleinen Mengen
Triketone 20–25 %
(Sesquiterpenketone)
Leptospermon 16 %
Iso-Leptospermon 5 %
Sesquiterpenalkohole bis 5 %

Körperliche Wirkung
Stark antibakteriell, stark antimykotisch, hautregenerierend, antihistaminisch, juckreizstillend, entzündungshemmend, immunstärkend.

Psychische Wirkung
Wirkt ausgleichend und stärkend auf das zentrale Nervensystem (ZNS) und beruhigt dadurch bei Überreizung der Nerven.

➡ **Besonderheiten**
Manuka wird manchmal auch Neuseeländischer Teebaum genannt. Die Pflanze gehört aber nicht wie Teebaum zu der Gattung Melaleuca, sondern zu der Gattung Leptospermum. Bei beiden Pflanzen handelt es sich jedoch um Myrtengewächse.

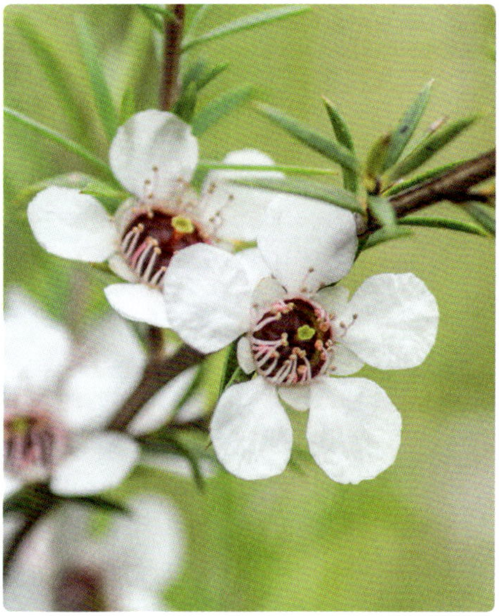

HAUSAPOTHEKE

Immunsystem

Zur Stärkung des Immunsystems kann mit einer Fußölmischung eine Fußmassage durchgeführt werden. Hierfür bei Kindern 4 Wochen (bei Erwachsenen 6–8 Wochen) täglich Fußmassagen vornehmen. Danach eine Pause einlegen (2–3 Wochen) und anschließend nach Bedarf weitere 4 Wochen anwenden.

Fußöl Kinder

3 Tr. Manuka, 2 Tr. Mandarine rot, 7 Tr. Lavandin (od. Lavendel fein für die Nacht)
+ 100 ml Mandelöl

Fußöl Erwachsene

10 Tr. Manuka, 5 Tr. Litsea, 10 Tr. Lavandin (od. Lavendel fein für die Nacht)
+ 100 ml Schwarzkümmelöl

Erkältung

Manukaöl kann zur Prophylaxe von Erkältungskrankheiten einfach und schnell eingesetzt werden. Hierfür ein Brustöl herstellen und dieses mehrmals täglich auftragen.

Brustöl Kinder

3 Tr. Manuka, 5 Tr. Cajeput, 5 Tr. Lavandin (od. 5 Tr. Lavendel fein für die Nacht)
+ 50 ml Johanniskrautöl

Brustöl Erwachsene

6 Tr. Manuka, 10 Tr. Cajeput, 10 Tr. Lavandin (od. Lavendel fein für die Nacht)
+ 50 ml Johanniskrautöl

Hautpflege

Akne

Zur Behandlung von Akne kann eine Gesichtsmaske mit Heilerde hilfreich sein. Durch Zugabe von Manuka und Lavendel wird die Haut mild desinfiziert und gepflegt.

3 Tr. Manuka, 5 Tr. Lavendel fein
+ 1 Port. Heilerde (hautfein)

Haarshampoo „Anti-Schuppen"

Bei juckender Kopfhaut und einer Neigung zu Schuppenbildung kann Manuka in ein neutrales Shampoo oder eine Haarkur gegeben werden.

2 Tr. Manuka, 4 Tr. Lavendel fein, 4 Tr. Litsea, 4 Tr. Teebaum
+ 100 ml neutrales Shampoo

Stress & nervliche Anspannung

Die nachfolgende Mischung kann sowohl pur für die Raumbeduftung als auch in Kombination mit Pflanzenöl für ein Körpermassageöl oder als Badezusatz verwendet werden.

4 Tr. Manuka, 2 Tr. Lavendel fein, 2 Tr. Mandarine rot, 1 Tr. Benzoe Siam
+ 30 ml Aprikosenkernöl
+ 2 EL Sahne od. Honig (Vollbad)

Melisse ❤

Sorgt für ein fröhliches Herz und schützt vor Viren

Botanischer Name der Pflanze
Melissa officinalis

Botanische Familie
Lamiaceae (Lippenblütler)

Gewinnung
Wasserdampfdestillation des blühenden Krautes

Herkunft des Öls
Frankreich, Italien

Geruch / Farbe / Konsistenz
Weich, klar, zitronenartig.
Blassgelbes, normalflüssiges Öl

Duftbereich
Herznote ❤

Wichtige Inhaltsstoffe*
Aldehyde 40–45 %
Geranial (Citral A) 22–30 %
Neral (Citral B) 15–22 %
Citronellal 5 %
Sesquiterpene 22–35 %
β-Caryophyllen 15–21 %
δ-Germacren 4–8 %
weitere in kleinen Mengen
Monoterpenalkohole ca. 6 %
Geraniol 3 %
Nerol 2–3 %

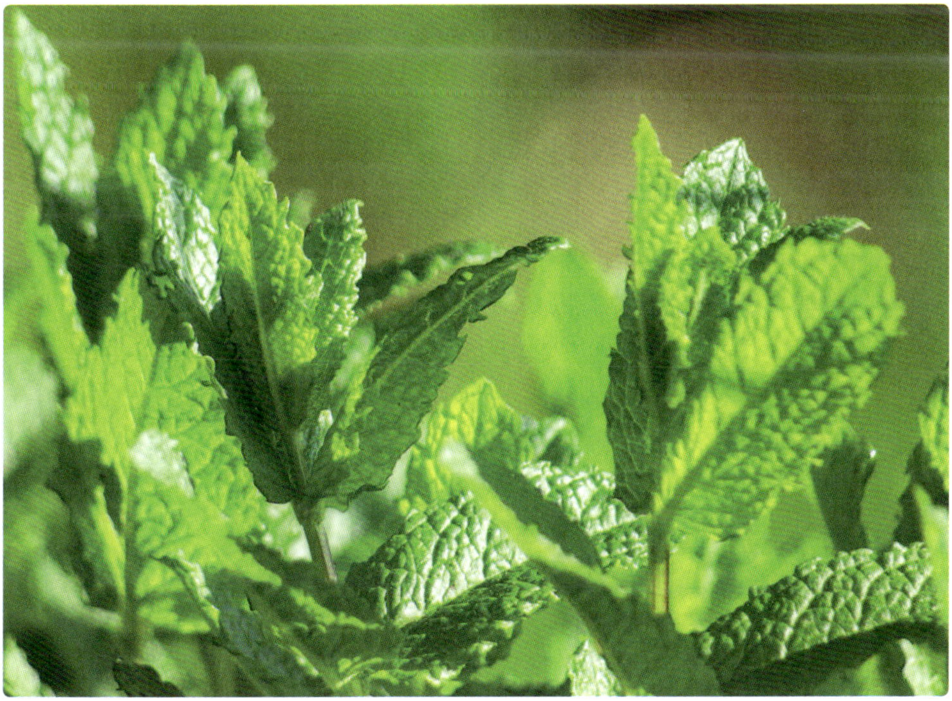

Körperliche Wirkung
Stark antiviral; entzündungshemmend; den Fluss der Gallen- und Magensäfte fördernd; schmerzmindernd; das Immunsystem stärkend.

Psychische Wirkung
„Herzstärkend", nervöses Herzklopfen beruhigend; bei Herzrhythmusstörungen, bei „broken heart", angstmindernd, bei Schreck und Schock und bei Trauer. Schlaffördernd, bei Unruhe.

➡ Warnhinweise / Besonderheiten
Vorsicht: Der hohe Gehalt an chemisch reaktionsfreudigen Aldehyden kann hautreizend wirken. Siehe hierzu auch unter „Aldehyde" auf Seite 19.

Echtes Melissenöl darf nicht mit dem sogenannten „indischen Melissenöl" (*Melissa indicum*) verwechselt werden, welches gelegentlich auch als „Melissenöl" angeboten wird. Dieses Öl ist inhaltsstofflich nicht identisch (enthält keine Sesquiterpene). Gut zu wissen ist auch, dass häufig echtes Melissenöl mit CITRONELLA gestreckt wird, wodurch sich ebenfalls das Wirkspektrum verändert.

Echtes Melissenöl ist rar und teuer. Allein für die Gewinnung von 1 kg Melissenöl werden 7–10 t Melissenkraut benötigt. Zudem ist die Ernte der Pflanze aufwendig. Die ölhaltigen Drüsen befinden sich zu 80 % auf und nicht in dem Blattgewebe und werden deshalb durch Berühren schnell abgestreift. Aus diesem Grund sollte zwischen Ernte und Destillation ein kurzer Weg sein. Zudem kann das Kraut nur nach einigen regen- und windfreien Tagen geerntet werden. Unter Umständen wird sogar eine mobile Destille zum Feld gefahren, um vor Ort zu destillieren.

Im Fachhandel wird eine sinnvolle und bezahlbare Mischung aus 30 % MELISSE und 70 % LAVENDEL FEIN unter dem Handelsnamen **MELISSE 30 %** angeboten.

HAUSAPOTHEKE

Hautpflege

Herpes
Echtes Melissenöl ist ein bekanntes und bewährtes Mittel gegen Herpes. Das Öl wirkt nicht nur gegen die Viren selbst, sondern es stärkt zusätzlich das Immunsystem und wirkt allgemein beruhigend. Bei den ersten Anzeichen eines Herpes-Ausbruchs **MELISSE 100 %** einige Male pur auftupfen. Später, wenn die Haut zu spannen beginnt, ist es sinnvoll, das ätherische Öl nun in ein Pflanzenöl zu geben und somit verdünnt anzuwenden, bis die Symptome abklingen.

Ölmischung bei Herpes

1 Tr. **MELISSE 100 %**, 5 Tr. **PALMAROSA**, 3 Tr. **TEEBAUM**
und evt. 3 Tr. **LAVENDEL FEIN**
+ 5 ml Mandelöl

Beruhigendes Spray bei Herpes

1 Tr. **Melisse 100 %**
+ 20 ml Lavendel- od. Rosenwasser

Gürtelrose:
Melissenöl wirkt bei Gürtelrose schmerzstillend und sehr beruhigend. Es können die gleichen Mischungen wie bei Herpes verwendet werden. Bei Schmerzen durch Berührung kann es vorteilhaft sein, die entsprechenden Stellen zunächst mit der Pflanzenwassermischung zu besprühen. Hierfür ein Pumpspray-Fläschchen verwenden.

Auch die nachfolgende Schüttelemulsion kann ein bis dreimal täglich angewendet werden. Damit sich die wässrigen und öligen Bestandteile der Rezeptur gut vermengen, muss vor jeder Anwendung kräftig geschüttelt werden. Nach dem Auftragen können kurzzeitig Juckreiz und Missempfindungen auftreten. Danach beruhigen sich jedoch die Beschwerden, inklusive der Schmerzempfindung.

Schüttelemulsion bei Herpes zoster

1–2 Tr. **Melisse 100 %**,
5 Tr. **Cajeput**, 3 Tr. **Rosengeranie**,
5 Tr. **Lavendel fein**, 5 Tr. **Ravintsara**,
1 Tr. **Nelkenknospe**
+ 50 ml Johanniskrautöl und 50 ml Rosenwasser

Vorsicht: Ungeklärte Schmerzen und Rötungen der Haut dürfen nicht aufs Geratewohl behandelt werden. In jedem Fall sollte vor der Behandlung eine ärztliche Diagnose vorliegen.

Ängste & Unruhe

Melisse 30 % ist als Raumduft für die Duftlampe oder in einer Körperölmischung geeignet, wenn es darum geht, allgemeine Unruhe, Ängstlichkeit und nervöses Herzklopfen zu besänftigen. Auch bei Ängsten während der Schwangerschaft hat es sich bewährt.

Duftmischung
Für das Krankenzimmer bei ängstlichen und unruhigen Patienten.

1 Tr. **Melisse 100 %**,
2 Tr. **Rosengeranie**

Beruhigendes Körperöl

1–2 Tr. **Melisse 100 %**,
5 Tr. **Lavendel fein** oder **Rose 10 %**
+ 50 ml Jojobaöl

Herzbalsam
(Bei Herzrasen und Herzklopfen) Sheabutter im Wasserbad sanft erwärmen. Die ätherischen Öle in das Mandelöl geben und mit der flüssigen Sheabutter gut vermengen. Die Mischung abfüllen und erkalten lassen. Die Herzregion regelmäßig damit massieren.

8 Tr. **Melisse 30 %**,
3 Tr. **Rose 100 %**
+ 20 ml Sheabutter und 30 ml Mandelöl

Mimose Absolue ❤

Das Öl für hochsensible und empfindsame Menschen

Botanischer Name der Pflanze
Acacia dealbata

Botanische Familie
Fabaceae (Hülsenfrüchtler)

Gewinnung
Hexanauszug und anschließender Alkoholauszug der Blüten

Herkunft des Absolues
Frankreich, Marokko

Geruch / Farbe / Konsistenz
Zart blumiger, leichter und weicher Duft.
Gelbfarbenes, normal- oder zähflüssiges Öl

Duftbereich
Herznote ❤

Wichtige Inhaltsstoffe*
Kohlenwasserstoffe ca. 50 %
Alkane
Triterpenalkohol 50–55 %
Lupeol
Aromatische Ester
Aromatische Aldehyde
Aromatische Ketone
Acetophenon
Methylacetophenon

Körperliche Wirkung
Sehr hautfreundlich, sehr hautverträglich, antiseptisch, adstringierend (straffend, zusammenziehend).

Psychische Wirkung
Aufmunternd, angstmindernd, mutmachend, entspannend, stressabbauend.

Besonderheiten
So wie die wunderbar riechenden vielen kleinen gelben Blütenkügelchen in den Mittelmeerländern den Frühling begrüßen, so bringt auch der Duft dieses hautverträglichen Öls Licht, Leichtigkeit und Heiterkeit ins Leben. Der Duft vermag das Selbstvertrauen zu stärken und mindert somit Unsicherheit und leichte Ängstlichkeit. Sehr empfindsamen, sensiblen Kindern und Erwachsenen vermitteln Mischungen mit Mimose Zuversicht und Gelassenheit.

HAUSAPOTHEKE

Hautpflege

Körperöl für die tägliche Pflege

2 Tr. Mimose, 2 Tr. Grapefruit, 2 Tr. Mandarine rot, 1 Tr. Sandelholz, 1 Tr. Zeder
+ 50 ml Mandelöl

Parfumöl für sensible, zarte Kinder

4 Tr. Mimose, 4 Tr. Vanilleextrakt, 1 Tr. Litsea
+ 10 ml Jojobaöl

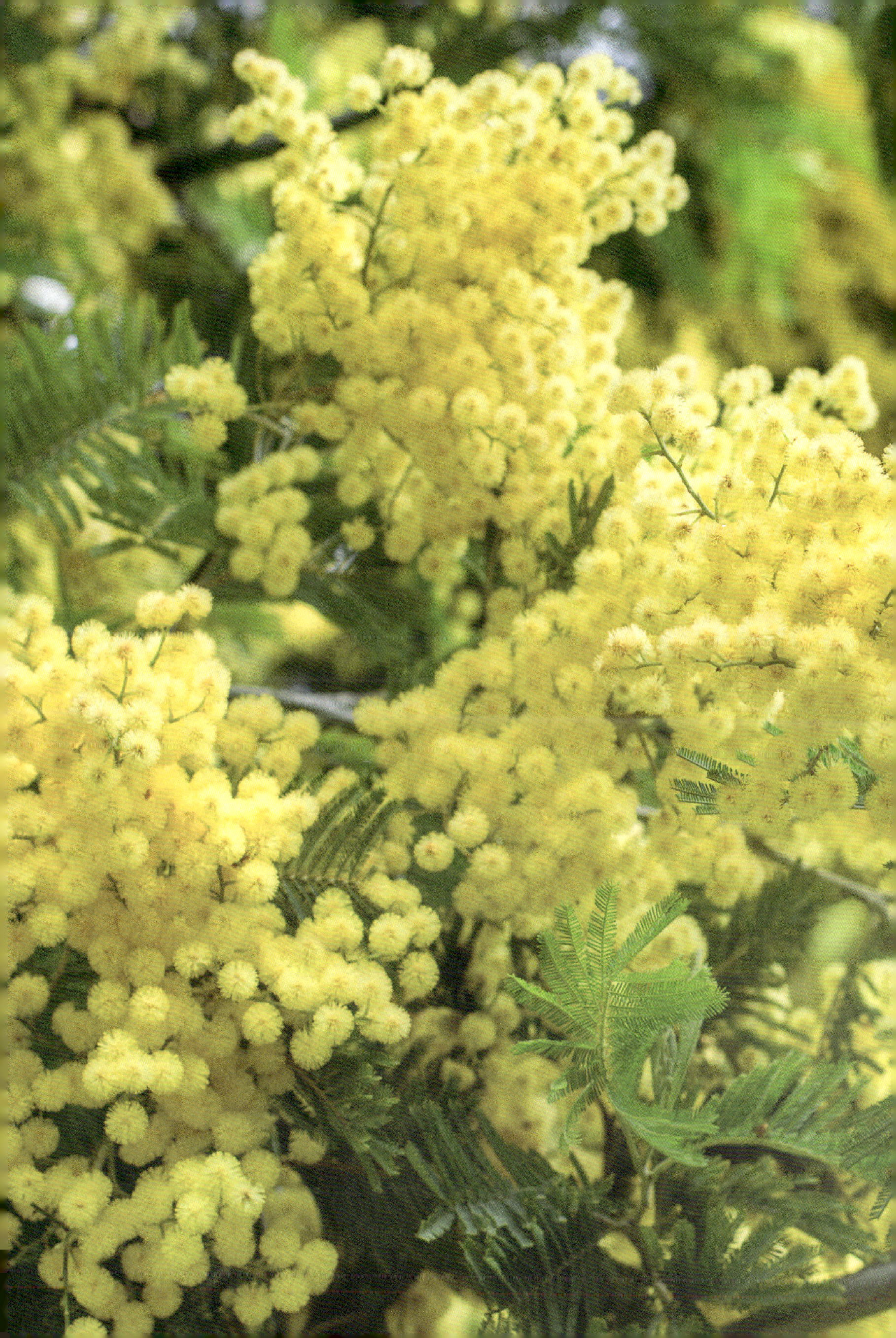

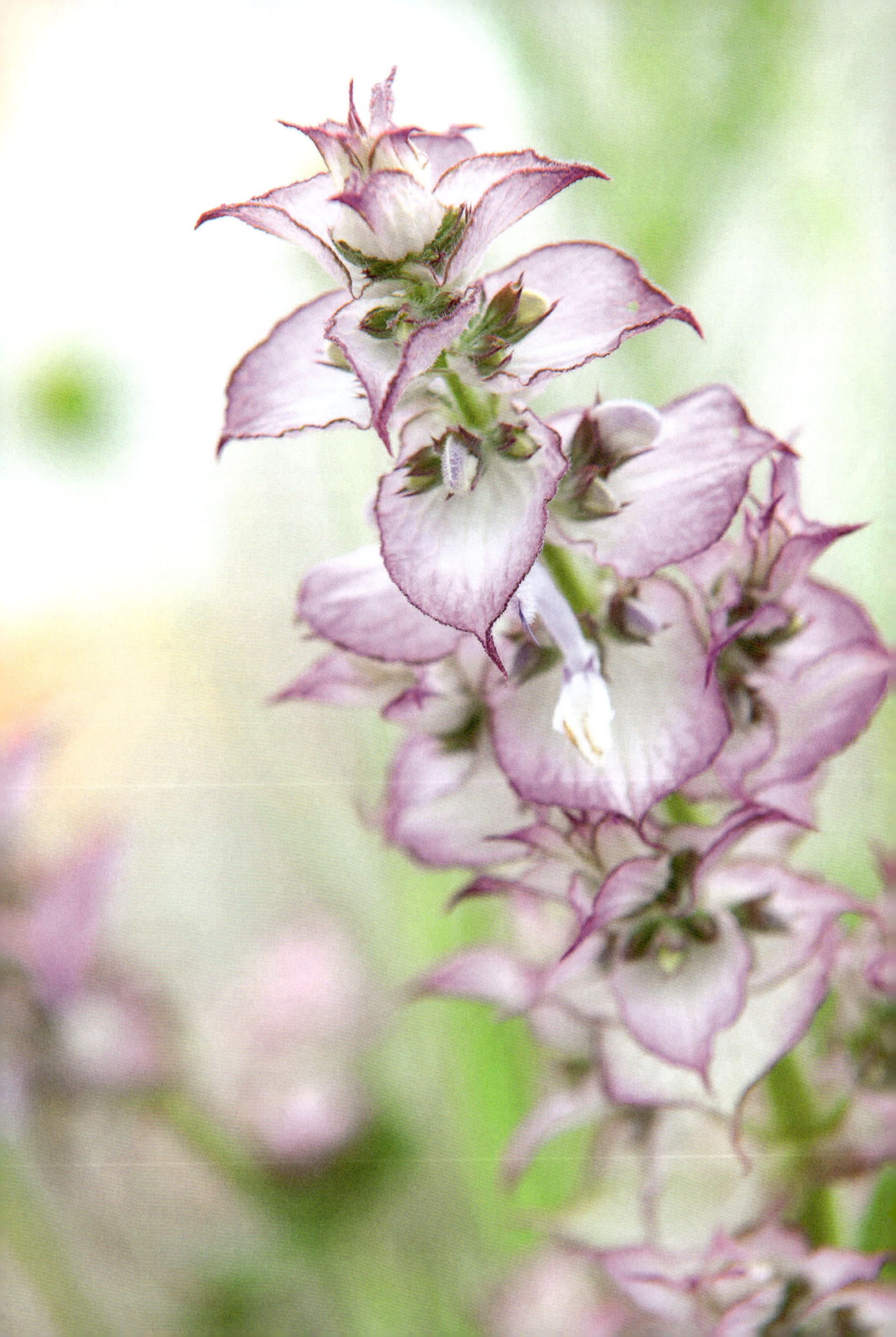

Muskatellersalbei ▲ / ❤

Ein Naturschatz für die ganzheitliche Frauengesundheit

Botanischer Name der Pflanze
Salvia sclarea

Botanische Familie
Lamiaceae (Lippenblütler)

Gewinnung
Wasserdampfdestillation der Blüten und des Krautes

Herkunft des Öls
Frankreich, Italien

Geruch / Farbe / Konsistenz
Weicher, krautig-würziger Duft, etwas süß, ein wenig frisch. Helles, ganz leicht gelblich getöntes, durchsichtiges Öl, normalflüssig

Duftbereich
Kopf- / Herznote ▲ / ❤

Wichtige Inhaltsstoffe*
Ester 68–71 %
Linalylacetat 65–70 %
Monoterpenalkohole 23–25 %
Linalool 22 %
Sesquiterpene 5–6 %
GermacrenD 3 %
β-Caryophyllen 1 %
Diterpenalkohole
Sclareol 0,2–1 %

Körperliche Wirkung
Antimykotisch, stark krampflösend (speziell bei Menstruationskrämpfen), hormonell ausgleichend, verhärtete Muskeln lockernd; entstauend, venenstärkend, nervenstärkend.

Psychische Wirkung
Aufmunternd, antidepressiv; entspannend, beruhigend, Ängste mindernd, stressreduzierend, Blockaden durchbrechend, die Kreativität wiederbelebend, die Fantasie beflügelnd (in Schaffenskrisen, im Klimakterium etc).

➡ Besonderheiten
Muskatellersalbei galt als eine der wichtigsten heiligen Pflanzen der Kelten. Im Mittelalter wurde die Pflanze oft als "klares Auge" beschrieben, was auf ihre inspirative Wirkung hindeutet. Um die berauschende Wirkung von Wein und anderen Getränke zu verstärken, wurden diese mit Muskatellersalbei versetzt. Muskatellersalbei kann farbenfrohe Träume bescheren und eine inspirierte Visionskraft anregen. Man munkelt auch, das Rauchen der getrockneten Pflanze hätte früher den weisen Kräuterfrauen als Inspirationsquelle gedient, da sie leicht psychoaktive Eigenschaften habe.

Muskatellersalbeiöl gilt als wichtige Naturessenz für Frauen. Es wirkt hormonausgleichend und krampflösend, weshalb das Öl ein wirksamer Begleiter im Zyklus und während der Wechseljahre ist. Der krautige Duft wirkt angstlösend, schenkt Kraft und eignet sich gut zum Loslassen.

HAUSAPOTHEKE

Verspannungen und Stress

MUSKATELLERSALBEI ist ein ätherisches Öl, das immer dann eingesetzt wird, wenn es sich um Beschwerden handelt, die auf Verspannungen oder Stress mit nachfolgenden Verhärtungen zurückzuführen sind. Hierzu gehören verhärtete Muskeln, Bauchschmerzen, Bauchkrämpfe, gestörte oder schmerzhafte Verdauung, Stressmigräne und unregelmäßige Monatsblutungen. Zu den Ursachen gehören Überlastung, Verkrampfung durch tief sitzende Ängste, nervöse Erschöpfung, Unruhe etc.

Verwendet werden kann MUSKATELLERSALBEI als Raumduft oder als Zusatz in Badeölmischungen, Körperölmischungen oder in Zusätzen für Umschläge. Kombinieren lässt sich MUSKATELLERSALBEI gut mit LAVENDEL FEIN, MAJORAN, ROSE 10 %, ROSENGERANIE oder ZEDER. Eine Mischung für ein Vollbad könnte beispielsweise wie folgt aussehen:

5 Tr. MUSKATELLERSALBEI und insg. 10 Tr. von einem oder mehreren der oben genannten Öle
+ 2 EL Sahne od. Honig

Frauenthemen

MUSKATELLERSALBEI weist den Inhaltsstoff Sclareol auf. Er wirkt östrogenähnlich, ohne ein Hormon zu sein. Sclareol wirkt ausgleichend auf den Hormonhaushalt, z. B. in den Wechseljahren, bei unregelmäßigen oder ausbleibenden Zyklen. Die nachfolgende Mischung ist für die tägliche Anwendung geeignet.

Körperöl „Wechseljahre“

8 Tr. MUSKATELLERSALBEI, 5 Tr. BERGAMOTTE, 5 Tr. ROSENGERANIE,
3 Tr. BASILIKUM, 2 Tr. YLANG YLANG,
3 Tr. BENZOE SIAM
+ 70 ml Jojoba und
30 ml Nachtkerzenöl

Bei PMS wirkt MUSKATELLERSALBEI lindernd bei Unterleibschmerzen und Gereiztheit. Dabei wirkt das Öl in doppelter Weise: zum einen durch eine gewisse hormonelle Unterstützung; zum anderen durch die tiefgreifende Behebung von Spannungen, die oft Ursache für diese Störungen sind.

Bauchöl bei PMS & Dysmenorrhoe

3 Tr. MUSKATELLERSALBEI, 5 Tr. GRAPEFRUIT, 2 Tr. YLANG YLANG
+ 25 ml Nachtkerzenöl und
25 ml Granatapfelsamenöl

Haut und Haare

MUSKATELLERSALBEI reguliert die Talgdrüsenproduktion bei fettiger Haut (Anwendbar als Gesichtskompresse). Es ist auch als Zusatz für eine natürliche Haarkur geeignet (15 Minuten einwirken lassen).

2 Tr. MUSKATELLERSALBEI
+ 1 L warmes Wasser
(für Gesichtskompresse)

Hautstärkendes und schützendes Harzöl aus dem Orient

Botanischer Name der Pflanze
Commiphora molmol

Botanische Familie
Burseraceae (Balsambaumgewächse)

Gewinnung
Wasserdampfdestillation des Harzes

Herkunft des Öls
Somalia, Jemen, Oman und weitere

Geruch / Farbe / Konsistenz
Bittersüß, herb, etwas rauchig-holzig; eine braunrote, zähflüssige Substanz

Duftbereich
Basisnote

Wichtige Inhaltsstoffe*
Sesquiterpene 85–90 %
Furanoeudesma-1,3-dien 40 %
Curzeren 25 %
Linestren 12 %
GermacrenD 6 %
β- und δ-Elemen 7–10 %

Körperliche Wirkung
Antiviral, antibakteriell, antiseptisch, stark entzündungshemmend, zellregenerierend, epithelisierend, schleimlösend, tonisierend.

Psychische Wirkung
Stabilisierend, angstlösend, ausgleichend, lässt zur Ruhe kommen, als Meditationshilfe geeignet.

Besonderheiten
Für die Gewinnung des Harzes wird die Rinde des Myrrhebaumes zwischen Juni und August unterhalb der Äste eingeschnitten, damit Harz herausquillt. Das ausgetretene flüssige Gummiharz erstarrt sofort an der Luft zu orangebraunen Stückchen. Das Myrrheharz kommt sowohl als Räucherwerk als auch als Arzneidroge in den Handel. Zur Gewinnung des in diesem Buch verwendeten ätherischen Öls wird das Harz mit Wasserdampf destilliert. Das Harz selbst wird gerne für Räucherungen verwendet, um die Atmosphare eines Raumes zu reinigen.

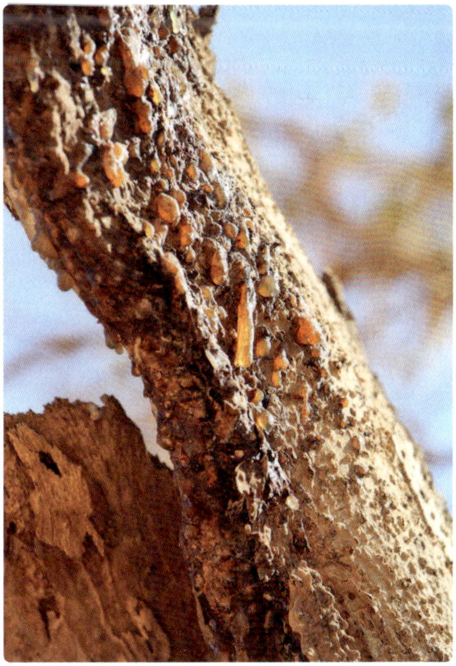

HAUSAPOTHEKE

Hautpflege

Wunden / Hautrisse / Wundliegen
MYRRHE wirkt stärkend, tonisierend und kräftigt schlaffe Haut. Das Öl ist auch besonders gut geeignet in Mischungen, die bei langsam heilenden Wunden und bei Abszessen eingesetzt werden. Eine Grundmischung kann ganz einfach hergestellt werden:

10 Tr. MYRRHE
+ 50 ml Sesamöl oder
30 g Sheabutter

Die folgende Mischung eignet sich ganz allgemein als Pflegeöl oder auch vorbeugend gegen Wundliegen bei längerer Bettlägrigkeit. Wem der Geruch zu intensiv ist, kann PALMAROSA bzw. ROSENGERANIE durch Lavendel fein ersetzen. Zusätzlich können mit Lavendel- oder Rosenwasser Waschungen vorgenommen werden.

Pflegeölmischung

4–6 Tr. MYRRHE, 5 Tr. KAROTTENSAMEN, 5 Tr. NIAULI, 3–5 Tr. PALMAROSA (oder ROSENGERANIE),
1–2 Tr. KAMILLE BLAU
+ 100 ml Sesamöl

Verwöhnendes Fußpflegeöl

2 Tr. MYRRHE, 1 Tr. WEIHRAUCH AFRIK., 5 Tr. ROSE TÜRKISCH **10 %**
+ 20 ml Jojobaöl

Mundschleimhaut
Myrrhen-Tinktur aus der Apotheke ist hier das Mittel der Wahl. Sie festigt das Zahnfleisch und desinfiziert die Mundhöhle. Auch wirksam gegen Aphthen (schmerzhafte Stellen im Mund). Mit dem ätherischen Öl MYRRHE lässt sich ein Mundwasser herstellen.

Erfrischendes Mundwasser

3 Tr. MYRRHE, 5 Tr. CAJEPUT,
5 Tr. PFEFFERMINZE, 2 Tr. TEEBAUM
+ 30 ml Bio-Alkohol (70 %) und
70 ml Pfefferminzwasser

Erkältung
MYRRHE kann in Brustölmischungen aus diesem Buch zusammen mit anderen ätherischen Ölen verwendet werden (siehe auch unter CAJEPUT, MYRTE TÜRKISCH und TEEBAUM).

Regeneration / Rekonvaleszenz
MYRRHE wirkt ganzheitlich stärkend insbesondere nach längerer Krankheit. Das ätherische Öl kann einer Körperpflegeölmischung in entsprechender Dosierung zugefügt werden oder als Raumduft in der Duftlampe oder in einem Aroma-Ventilator Anwendung finden.

Pflegeöl
„Wieder zu Kräften kommen"

3 Tr. MYRRHE, 7 Tr. BENZOE SIAM,
4 Tr. ROSENGERANIE, 6 Tr. ORANGE
+ 50 ml Hanfsamenöl

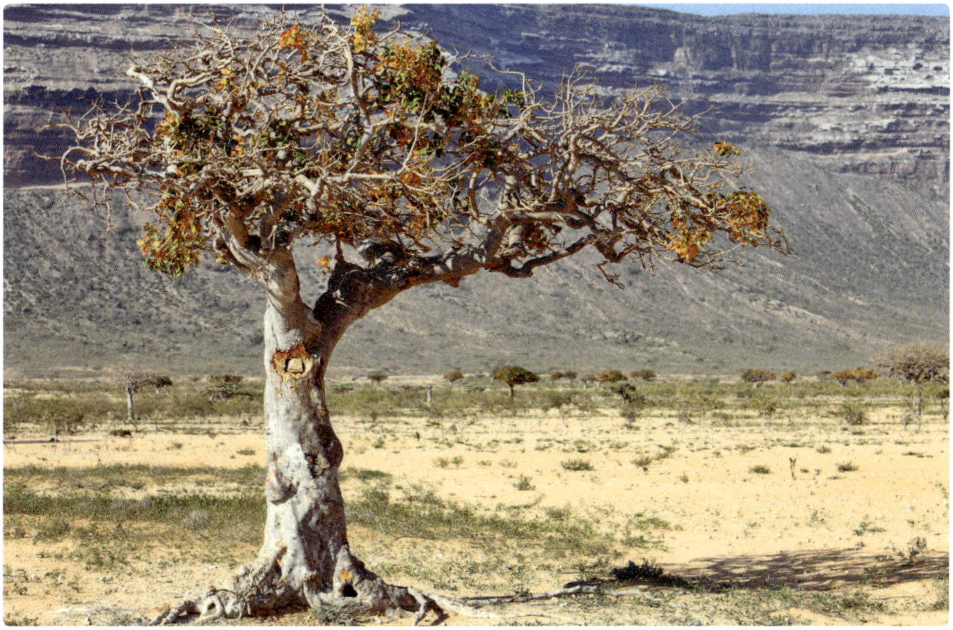

Das Myrrhenharz ist seit Jahrtausenden bekannt und war bereits in der Antike ein wertvolles und beliebtes Ritual- und Heilmittel. Aufgrund der desinfizierenden Wirkung wurde Myrrhenharz für Räucherungen (sakral oder profan), zur Einbalsamierung, zur Behandlung von Lebensmitteln und zur Herstellung von medizinischen Salben für Mensch und Tier verwendet.

Schon in der griechischen Mythologie wurde der Myrrhe-Baum erwähnt: „Myrrha, die Tochter des Assyrierkönigs Theias oder des Kinyras, verliebte sich zufolge göttlichen Zornes (denn Myrrha soll ihre Haare für schöner gehalten haben als die der Göttin Aphrodite) in ihren Vater, ließ sich – ohne sein Wissen – von ihm schwängern und wurde Mutter des Adonis. Von dem Vater, als er den Betrug merkte, verfolgt, floh sie (bis ins „sebäische Land" – Saba/Jemen) und wurde von Zeus oder Aphrodite in den Myrrhenbaum verwandelt. Ihre Tränen sind das Myrrhenharz"

(Der Kleine Pauly – Lexikon der Antike in fünf Bänden).

„Hat mit dem Leibe sie auch die früheren Sinne verloren,
weinet sie doch, und es rinnen vom Baum warm quillende Tropfen.
Hoch sind die Tränen geschätzt, und die Myrrha, getropft von der Rinde, führet den Namen von ihr. So nennen sie ewige Zeiten."

(Ovid, Metamorphosen, Abschnitt „Myrrha")

Myrte türkisch ▲ / ❤

Klärt und strafft die Haut – befreit bei Erkältungen

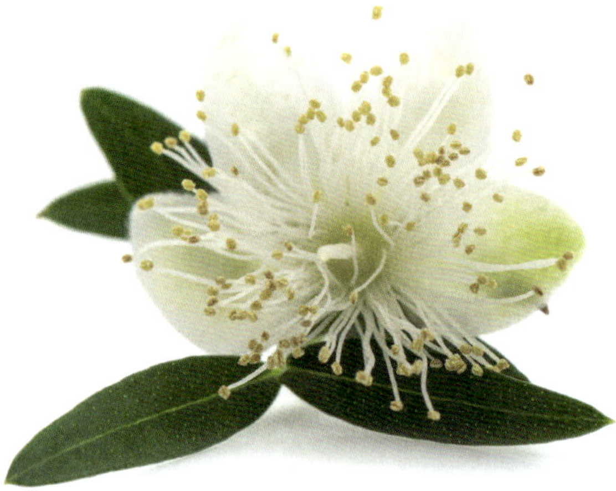

Botanischer Name der Pflanze
Myrtus communis

Botanische Familie
Myrtaceae (Myrtengewächse)

Gewinnung
Wasserdampfdestillation der Zweige und Blätter

Herkunft des Öls
Türkei

Geruch / Farbe / Konsistenz
Weicher, süßer, mild balsamischer Duft, etwas frisch und leicht an Eukalyptus erinnernd. Helles, leicht grünliches Öl, normalflüssig

Duftbereich
Kopf- / Herznote ▲ / ❤

Wichtige Inhaltsstoffe*
Monoterpene ca. 45 %
α-Pinen ca. 30 %
Limonen 12–15 %
weitere in kleinen Mengen
Oxide
1,8-Cineol ca. 30 %
Monoterpenalkohole 10–18 %
Linalool 8 %
Geraniol 1–3 %
α-Terpineol 3–6 %
weitere in kleinen Mengen
Ester 6 %
Myrtenylacetat 3–4 %
weitere in kleinen Mengen

Körperliche Wirkung
Antibakteriell; schleimlösend; auswurffördernd; entzündungshemmend; entstauend; das Gewebe festigend.

Psychische Wirkung
Sowohl beruhigend als auch konzentrationsfördernd. Bei großen Herausforderungen stärkend. Schützend und stabilisierend.

➡ Besonderheiten
Blühende Myrtenzweige gelten als Symbol der Reinheit und der Unschuld. So war es in manchen Kulturkreisen beispielsweise üblich, jungen Bräuten Kränze aus blühenden Myrtenzweigen auf den Kopf zu legen.

Myrte türkisch kann für Kleinkinder ab 6 Monaten in angemessener Dosierung (0,5 %) als Erkältungsöl verwendet werden. Ein noch milderes Myrtenöl wäre **Myrte Anden.**

Myrte Anden
Dieses Öl zeichnet sich durch einen hohen Monoterpengehalt (ca. 80 %, davon ca. 66 % α-Pinen, 7 % β-Pinen und 2 % Limonen) aus. Aufgrund der in kleinen Mengen (2–4 %) enthaltenen sehr speziellen Ester (Amylbutyraten) wirkt es stark antiallergisch bei allergischem Asthma bronchiale. Daher wird es für Inhalationen oder Einreibungen in der Anfallsprophylaxe empfohlen.

HAUSAPOTHEKE

Erkältung

Myrte türkisch ist ein wirksames Öl bei Erkältungskrankheiten und Infekten. Es ist eine sanfte Alternative zu Eukalyptus- und Teebaumölen, besonders wenn es um die Behandlung von Schwangeren, Kindern oder älteren oder gebrechlichen Menschen geht. **Myrte türkisch** kann gut anderen Erkältungsmischungen aus diesem Buch unter Berücksichtigung der entsprechenden Dosierung zugefügt werden. Siehe auch Brustöl oder Nasenöl unter **Angelikawurzel**, Basilikum, Cajeput oder Ravintsara.

Gesichtspflege

Bereits im 16. Jahrhundert galt Myrtenwasser als besonders hautklärend und hautpflegend. Es wurde auch „Engelswasser" (Eau d´Ange) genannt. Zur Gesichtspflege bei fettiger und unreiner Haut eignet sich beispielsweise eine Kompresse mit **Myrte türkisch.**

Kompresse bei unreiner Haut

- 2–4 Tr. **Myrte türkisch**
  + etwas Wasser in einer Schüssel
  (Kompresse darin befeuchten)

Venen / Krampfadern

Die entstauende und gewebestraffende Wirkung macht **Myrte türkisch** zum idealen Venenstärkungsmittel. Zusätzlich eignen sich die ätherischen Öl **Lavendel fein** oder **Schafgarbe**, um entzündlichen Entwicklungen am Bein vorzubeugen.

Venen- und Krampfadernöl:

- 4 Tr. **Myrte türkisch**, 5 Tr. **Lavendel fein**, 3 Tr. **Lemongrass**, 3 Tr. **Wacholderbeere**, 3 Tr. **Zypresse**
  + 50 ml Calendulaöl

Saunamischung

Beide hier vorgestellten ätherischen Myrtenöle, **Myrte türkisch** und **Myrte Anden**, eignen sich besonders gut für Saunamischungen, als Einzelöl oder zusammen mit Nadelbaumölen und **Cajeput**, **Niauli**, **Lavandin** oder Zitrusschalenölen.

Das Nerven-, Herz- und Hauttonikum

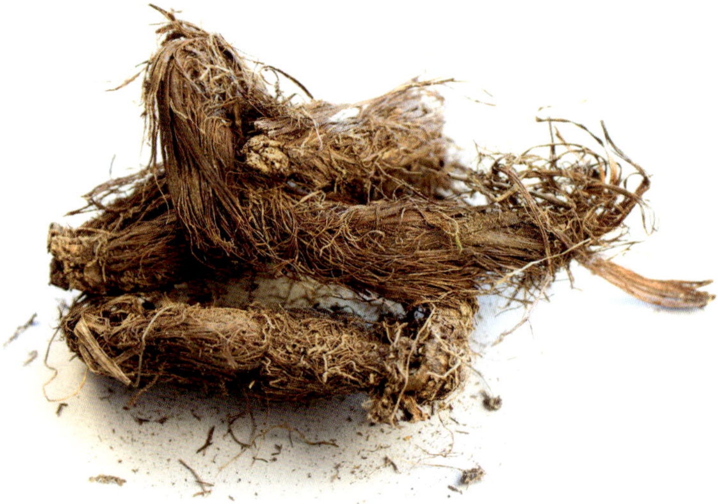

Botanischer Name der Pflanze
Nardostachys jatamansi

Botanische Familie
Valerianaceae (Baldriangewächse)

Gewinnung
Wasserdampfdestillation der getrockneten und zerkleinerten Rhizome

Herkunft des Öls
Indien, Nepal, Bhutan

Geruch / Farbe / Konsistenz
Schwerer, warmer und erdiger Duft, baldrianartig.
Gelb- bis dunkelgelb, dickflüssig

Duftbereich
Herz- Basisnote ❤/■

Wichtige Inhaltsstoffe*
Sesquiterpene 65–70 %
Calarene
Aristolene
α-Patchoulen
β-Patchoulen
weitere in Spuren
Sesquiterpenalkohole ca. 5 %
Patchoulialkohol
Spathulenol
weitere in Spuren
Sesquiterpenketone ca. 5 %
Valeranon,
Jatamasone
weitere in Spuren

Körperliche Wirkung
Hormonell ausgleichend, herzstärkend (zum Beispiel bei Herzklopfen, schnellem Herzschlag und Herzarrhythmien), wundheilend, stark

hautregenerierend, juckreizstillend, antimykotisch, leicht blutdrucksenkend.

Psychische Wirkung
Stark beruhigend und kraftspendend, bei Nervosität, Anspannung, Unruhezuständen, Angst- und Panik, Stress, Schlaflosigkeit, unterstützt die Produktion von Serotonin und Dopamin.

➡ **Besonderheiten**
Die Narde, in Asien bekannt als Jatamansi ist ein Baldriangewächs, das auf 3.500 bis 5.000 m ü. M. im Himalaya wächst. Die Pflanze darf gemäß aktueller Artenschutzbestimmungen nur noch in Regionen geerntet werden, in denen sie stark verbreitet ist. Dies und die korrekte Ernte der Wurzel muss dokumentiert und zertifiziert sein. Die getrocknete und zermahlene Wurzel zählt zu den hochgeschätzten Arzneipflanzen des Ayurveda und galt im alten Ägypten und in Rom als ein Mittel zur Schönheitspflege. Im Neuen Testament ist Narde mehrfach als heiliges Salböl beschrieben und wurde zur Fußeinreibung verwendet. Nardenöl wird aus dem getrockneten Rhizom gewonnen und wirkt stark beruhigend, ausgleichend und stärkend. Es hat sich besonders bei Schlafproblemen und Unruhezuständen bewährt und wird manchmal auch als das Valium unter den ätherischen Ölen beschrieben. Da es sich um ein sehr haut- und schleimhautfreundliches ätherisches Öl handelt, darf es bei Unruhe und Panikattacken auch punktuell pur auf dem Puls am Handgelenk oder am Sternum aufgebracht werden.

HAUSAPOTHEKE

Hautpflege

Narben- und Hautpflege
Für anspruchsvolle Haut.

3 Tr. NARDE, 3 Tr. LAVENDEL FEIN, 3 Tr. MYRRHE, 3 Tr. ROSENGERANIE
+ 30 ml Wildrosenöl

Massageöl „Heiliges Salböl“
Zur Entspannung.

5 Tr. NARDE, 5 Tr. NEROLI **10 %**, 5 Tr. ROSE **10 %**, 5 Tr. ZEDER, 8 Tr. WEIHRAUCH AFRIK.
+ 100 ml Mandelöl

Panik & Disstress

Körperöl „Beruhigung“
Bei Panik, Disstress, Ein- und Durchschlafschwierigkeiten und stressbedingtem Juckreiz.

5 Tr. NARDE, 5 Tr. SANDELHOLZ, 5 Tr. YLANG YLANG KOMPL.
+ 50 ml Mandelöl

Meditation

Duftmischung

1 Tr. NARDE, 3 Tr. ROSE **10 %**

Ein schmerzbetäubendes und erwärmendes Gewürzöl

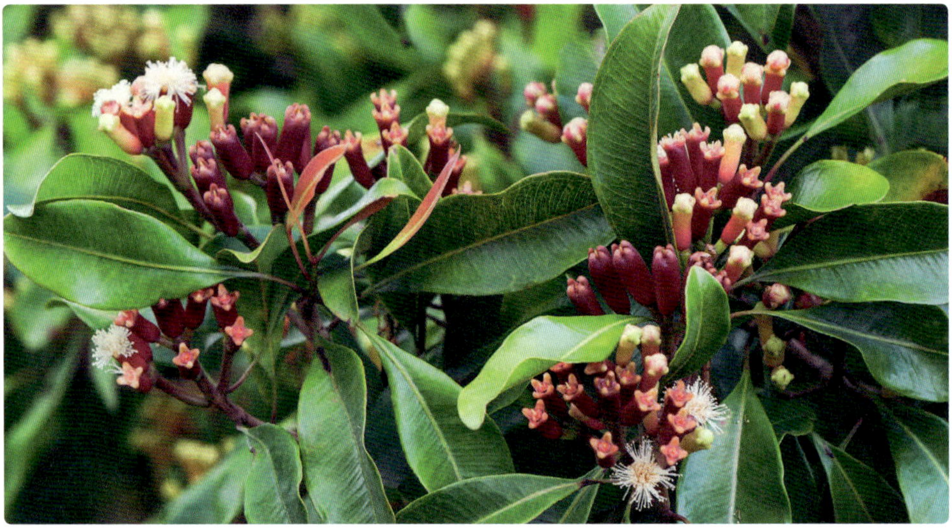

Botanischer Name der Pflanze
Syzygium aromaticum

Botanische Familie
Myrtaceae (Myrtengewächse)

Gewinnung
Wasserdampfdestillation der getrockneten Knospen

Herkunft des Öls
Madagaskar, Ostafrika, Indonesien

Geruch / Farbe / Konsistenz
Warm, würzig, etwas süß und scharf. Intensiver, voller, schwerer Geruch. Gelbliche bis bernsteinartige oder braune Farbe, normalflüssig

Duftbereich
Herznote ❤

Wichtige Inhaltsstoffe*
Aromatische Ether
Eugenol 80–82 %
Ester
Eugenylacetat 10 %
Sesquiterpene
β-Caryophyllen 6–8 %

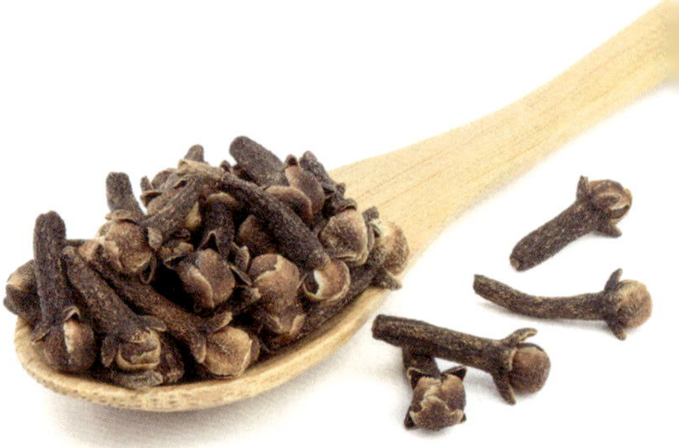

Körperliche Wirkung
Stark antibakteriell, stark antiviral, stark antimykotisch, schmerzmindernd (lokal anästhetisch); die Gebärmutter tonisierend, aphrodisierend, erwärmend; Insekten vertreibend. Das ätherische Öl wird durch seinen hohen Anteil an Eugenol (auch Phenylether oder Phenol genannt) geprägt, hat aber einen gewissen Ausgleich durch die enthaltenden Ester und Sesquiterpene. Phenolhaltige ätherische Öle wirken stets stark antibakteriell – sie gelten als pflanzliche Breitband-Antibiotika.

Psychische Wirkung
Anregend, stimulierend, nervenstärkend, Kraft und seelische Wärme spendend, hilft bei lebensverändernden Umständen.

➡ Warnhinweise / Besonderheiten
Vorsicht: NELKENKNOSPE kann aufgrund seiner Inhaltstoffe haut- und schleimhautreizend wirken, daher sollte es bei Kindern nicht eingesetzt werden. Auch während der Schwangerschaft wird es wegen seiner uterustonisierenden Eigenschaften nicht verwendet. Eine Ausnahme bildet der fachkundige Einsatz des Öls einer aromatherapeutisch ausgebildeten Hebamme zur Unterstützung des Geburtsprozesses. NELKENKNOSPE wird auch für die Raumbeduftung immer nur sehr niedrig dosiert und eher mit anderen ätherischen Ölen kombiniert. Schon ein Tropfen in der Duftlampe kann zu viel sein.

HAUSAPOTHEKE

Erkältung
NELKENKNOSPE wirkt raumluftdesinfizierend. Vor allem in Kombination mit Zitrusschalenölen, CAJEPUT oder NIAULI vermittelt der Duft innere Wärme, Stärke und Durchhaltevermögen.

Raumbeduftung

- 1 Tr. NELKENKNOSPE, 3 Tr. ORANGE, 1 Tr. ZIMTRINDE, 1 Tr. BENZOE SIAM

Oberflächenreinigung

- 1–2 Tr. NELKENKNOSPE,
  8–10 Tr. LAVANDIN
  + etwas Neutralreiniger
  (in das Wischwasser geben)

Fußbad
An kalten Wintertagen, nach Unterkühlung durch Wind und Wetter. Fußbäder, siehe auch Seite 36.

- 1 Tr. NELKENKNOSPE,
  1–2 Tr. INGWER
  + 1 EL Sahne od. Honig

Zahnschmerzen / Mundhygiene
Wird ein Tropfen NELKENKNOSPE in etwas Jojobaöl gegeben, kann diese Mischung mit einem Wattestäbchen auf schmerzende Stellen im Mund aufgetragen werden. Warmem Wasser zum Gurgeln kann jeweils ein Tropfen NELKENKNOSPE und LAVENDEL FEIN (Alternativ: TEEBAUM OD. KAMILLE BLAU) zugefügt werden.

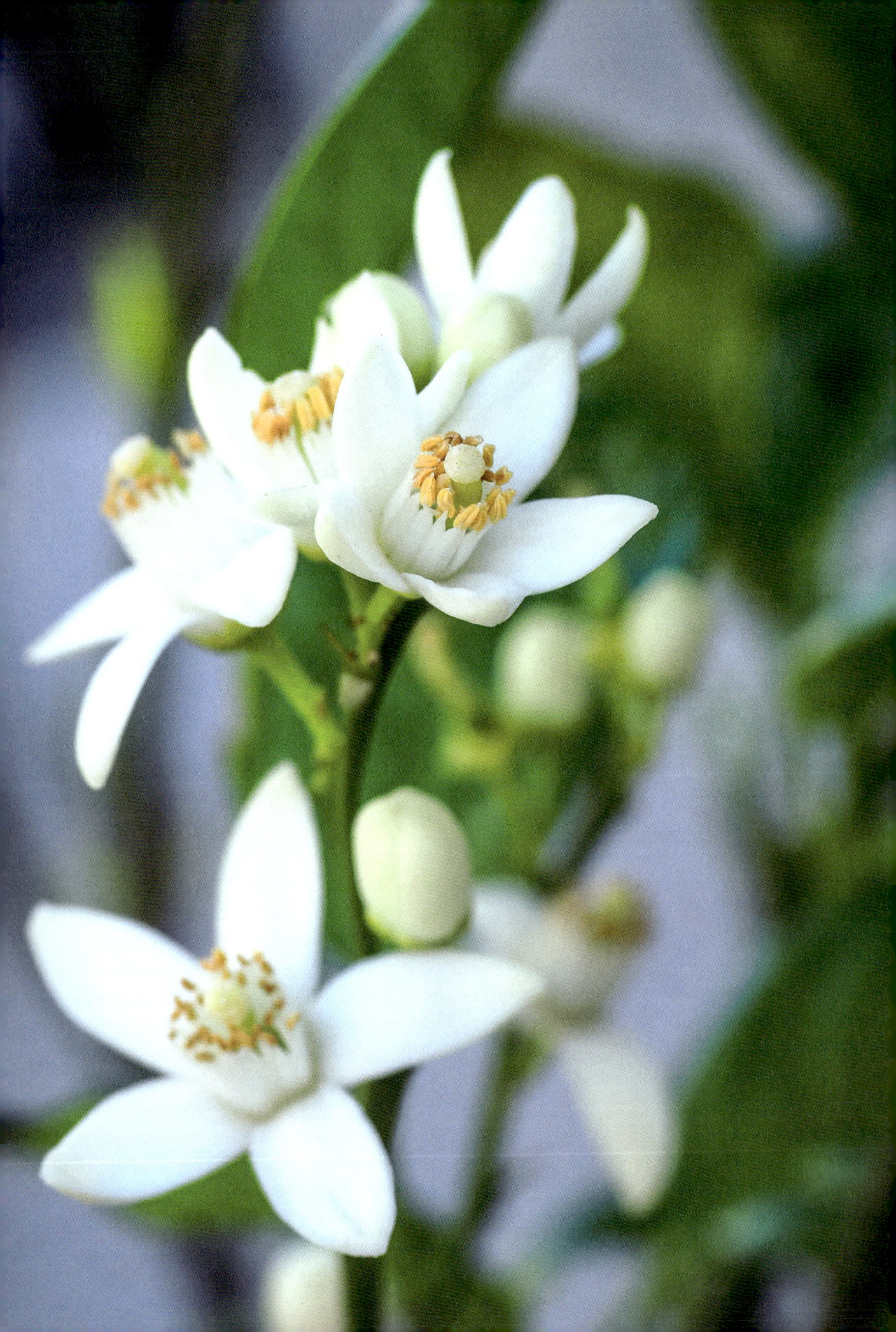

Neroli ❤

Das Notfallöl für Traumata, Schock und Ängste

Botanischer Name der Pflanze
Citrus aurantium
ssp. amara

Botanische Familie
Rutaceae (Rautengewächse)

Gewinnung
Wasserdampfdestillation der Blüten des Bitterorangenbaums

Herkunft des Öls
Italien, Marokko, Ägypten

Geruch / Farbe / Konsistenz
Süßer, blumig-warmer Duft, an Orangen erinnernd, frisch und kühl. Blassgelbes, unter Umständen etwas nachdunkelndes, normalflüssiges ätherisches Öl

Duftbereich
Herznote ❤

Wichtige Inhaltsstoffe*
Monoterpenalkohole 45–60 %
Linalool 38–45 %
α-Terpineol 4 %
Monoterpene 22–30 %
Limonen 15 %
β-Pinen 7 %
Ester 10–20 %
Linalylacetat
Nerylacetat
Geranylacetat
Sesquiterpenalkohole ca. 5 %
Farnesol, Nerolidol
In Spuren:
Monoterpenaldehyde, Indol, Jasmon, Methylanthranilat

Ernte der Blüten zur Gewinnung von Neroliöl

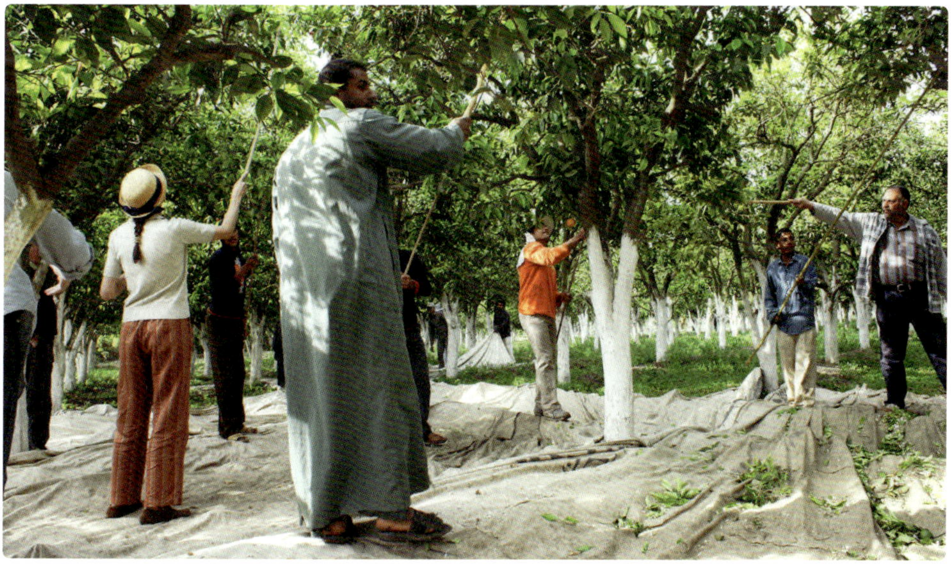

Körperliche Wirkung
Stark antibakteriell, antimykotisch, antiviral, venenstärkend, Leber und Bauchspeicheldrüse anregend, verdauungsfördernd, hautregenerierend, juckreizstillend, entzündungshemmend, fiebersenkend, entkrampfend.

Psychische Wirkung
Antidepressiv, nervenstärkend, angstmindernd, stresslösend, bei vegetativer Dystonie, unterstützend bei Verlusten und Unruhezuständen.

Besonderheiten
Der Anbau von Bitterorangenbäumen hat eine lange Tradition. Im Gegensatz zur Orange sind die Früchte jedoch ungenießbar. Für die Ölgewinnung benötigt es unzählige Blüten, die durch Handarbeit geerntet und vor der Destillation verlesen werden müssen. Das gewonnene Öl ist sehr kostbar und enthält bis zu 400 verschiedene Inhaltsstoffe. Geprägt wird der Duft von Inhaltsstoffen, die teils nur in Spuren vorkommen. Aufgrund des hohen Preises und der Intensivität des Öls wird es auch in einer Verdünnung mit Bio-Alkohol angeboten. In dieser Verdünnung wird es als Neroli 10 % bezeichnet. Für die meisten Rezepturen ist diese Verdünnung ausreichend. Während der Destillation entsteht als Nebenprodukt das Orangenblütenwasser. Es handelt sich um ein beliebtes, vielseitig einsetzbares Pflanzenwasser, siehe Seite 40.

HAUSAPOTHEKE

Angst & Panik
Die psychische Wirkung dieses ätherischen Öls ist beachtlich. Der Duft hilft bei Wintertrübsinn, ängstlichen und depressiven Verstimmungen, seelischer Traumabewältigung sowie bei Schock und Panik. Auch bei Prüfungsängsten hat sich Neroli bestens bewährt. Die Anwendung erfolgt entweder über die übliche Form der Raumbeduftung oder in akuten Situationen beispielsweise durch Beträufeln eines Taschentuchs um daran zu riechen.

Eine weitere Möglichkeit ist ein Notfallspray, das sich im Handumdrehen mischen lässt. Dieses kann bei Angst und Herzklopfen auf Gesicht und Dekolleté gesprüht werden.

Akut-Anwendung

- 2–3 Tr. **Neroli 10 %**
  auf ein Taschentuch geben oder auf Kinngrübchen und Handpulse pur auftragen und daran schnuppern.

Riechstift bei Angst & Panik

- 2 Tr. **Neroli 10 %**, 3 Tr. **Zirbelkiefer**, 1 Tr. **Zeder**

Notfall-Spray

- 6 Tr. **Neroli 10 %**
  + 10 ml Orangenblütenwasser

Raumduft „Krisenhilfe“

- 2 Tr. **Neroli 10 %**, 3 Tr. **Rose 10 %**, 3 Tr. **Sandelholz**

Vollbad „Vergiss den Tag“
Entspanntes Baden am Abend.

- 3 Tr. **Neroli 10 %**, 3 Tr. **Rosengeranie**, 2 Tr. **Lavendel fein**, 1 Tr. **Rose 10 %** (optional)
  + 3 EL Sahne u. 1 EL Honig

Roll-On „Trennungsschmerz“

- 1 Tr. **Neroli 10 %**, 1 Tr. **Rose 10 %**, 2 Tr. **Benzoe Siam**, 3 Tr. **Iris 1 %**
  + 20 ml Jojobaöl

- oder: 2 Tr. **Neroli 10 %**, 2 Tr. **Rose 10 %**
  + 20 ml Jojobaöl

PMS / Wechseljahre

Laut einer Studie aus dem Jahr 2014 hilft eine 0,5%ige Nerolimischung postmenopausalen Frauen, Stress zu reduzieren und den Blutdruck zu senken, was sich positiv auf den Östrogenspiegel auswirkt. Neben der Raumbeduftung kann **Neroli** sowohl als Zusatz zu einer Massageölmischung wie auch für ein Vollbad in einem Emulgator verwendet werden. Weitere ätherische Öle, die bei Gereiztheit und Stimmungsschwankungen aufgrund von PMS oder Wechseljahrsbeschwerden unterstützend wirken und in Mischungen Verwendung finden, sind: **Jasmin 4 %** (**Absolue**), **Rose 10 %**, **Rosengeranie**, **Ylang Ylang**, **Bergamotte**, **Muskatellersalbei**, **Majoran** und **Basilikum.**

Massageöl- oder Bademischung

- 1 Tr. **Neroli 10 %**, 1 Tr. **Jasmin 4 %**, 2 Tr. **Sandelholz**, 3 Tr. **Muskatellersalbei**
  + 50 ml Mandelöl (Massage)
  + 2 EL Sahne od. Honig (Vollbad)

Einreibung bei Bluthochdruck

- 3 Tr. **Neroli 100%**, 6 Tr. **Bergamotte**, 2 Tr. **Ylang Ylang kompl.**, 2 Tr. **Lavendel fein**
  + 50 ml Mandelöl

Hautpflege

Neroli ist aufgrund seiner Inhaltsstoffe sehr hautfreundlich und hautregenerierend. Es kann für verschiedene Gesichts- und Ganzkörperpflegeprodukte problemlos in geeigneter Dosierung eingesetzt werden. Im Gegensatz zu Zitrusschalenölen ist **Neroli** deutlich länger haltbar und enthält keine Furanocumarine.

Gesichtswasser bei Couperose und Rosacea

- 5 Tr. **Neroli 10 %**
  + 100 ml Orangenblütenwasser

Gesichtspflegeöl

- 2 Tr. **Neroli 100 %**, 3 Tr. **Petit Grain Bigarade**, 3 Tr. **Benzoe Siam**
  + 30 ml Wildrosenöl

Erste Hilfe für Haut, Bindegewebe und bei Erkältungskrankheiten

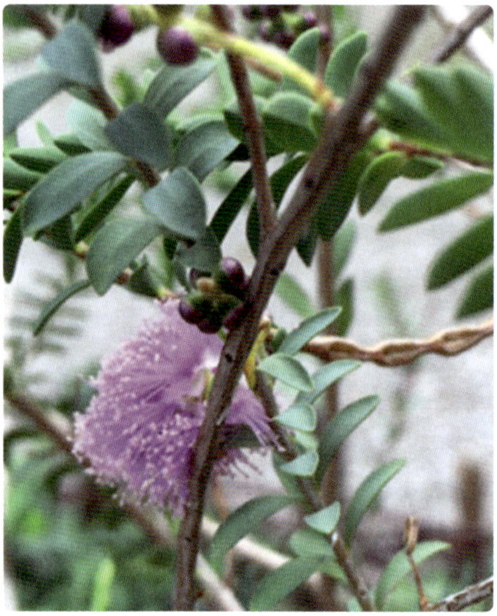

Botanischer Name der Pflanze
Melaleuca viridiflora

Botanische Familie
Myrtaceae (Myrtengewächse)

Gewinnung
Wasserdampfdestillation der Zweige und Blätter des Niaulibaumes

Herkunft des Öls
Australien, Neukaledonien, Tasmanien, Madagaskar

Geruch / Farbe / Konsistenz
Frischer, medizinischer Duft, an Eukalyptus erinnernd, aber heller und leichter. Farbloses bis blassgelbes Öl, leichtflüssig

Duftbereich
Kopfnote ▲

Wichtige Inhaltsstoffe*
Oxide
1,8-Cineol 58–60 %
Monoterpene ca. 20 %
α-Pinen 8 %
Limonen 5–8 %
β-Pinen 2–3 %
und weitere
Monoterpenalkohole 7–8 %
α-Terpineol 6 %
Sesquiterpenalkohole ca. 5 %
Viridiflorol 4–6 %
Sesquiterpene
in kleinen Mengen

Körperliche Wirkung
Schleimlösend und auswurffördernd, entzündungshemmend, schmerzmindernd, antibakteriell, antimykotisch, venenstärkend, immunstärkend, schützt die Haut vor Schäden durch Strahlentherapie, hautregenerierend, wirkt ähnlich wie eine Zugsalbe.

Psychische Wirkung
Erfrischend, geistig anregend, bei Abgeschlagenheit stärkend.

➡ **Besonderheiten**
Niauli ist ein gut verträgliches ätherisches Öl, das auch für Kinder in entsprechender Dosierung geeignet ist. Es ist ein empfehlenswertes Öl für die Hausapotheke.

HAUSAPOTHEKE

Erkältung

NIAULI ist u. a. aufgrund seines Oxidgehalts ein klassisches Erkältungsöl. Es wird wirksam eingesetzt zur Linderung von Entzündungen der oberen Atemwege, also bei Infekten in Hals, Nase, Rachenraum und den Nebenhöhlen. NIAULI kann sowohl in der Duftlampe verwendet werden, um die Atemluft zu verbessern, als auch zum Inhalieren oder als Zusatz in Nasenöl- oder Brustmischungen, siehe z. B. Seite 56. Die unten genannte Nasenölmischung wird auf die äußeren Nasenflügel und im Bereich der Nasennebenhöhlen äußerlich auf die Haut aufgetragen.

Duftmischung „Erkältungszeit"

- 3 Tr. NIAULI, 1 Tr. TEEBAUM,
  4 Tr. LAVENDEL FEIN

Duftmischung „Nase frei" und wach am Arbeitsplatz

- 2 Tr. NIAULI, 1 Tr. ROSMARIN CINEOL,
  3 Tr. ZITRONE

Inhalation

- 1–2 Tr. NIAULI
  + heißes Wasser in einer Schüssel

Nasenöl

- 3 Tr. NIAULI, 1 Tr. TEEBAUM,
  2 Tr. LAVENDEL FEIN
  + 30 ml Aloe-Vera-Öl

Ohrenschmerzen

Die nachfolgende Mischung auf einen Wattebausch tropfen und mit diesem mehrmals täglich die Knochen hinter den Ohren einreiben. Einen weiteren Wattebausch damit beträufelt und in das Ohr legen.

- 5 Tr. NIAULI, 3 Tr. TEEBAUM,
  5 Tr. LAVENDEL FEIN
  + 20 ml Johanniskrautöl

Schutz vor Ansteckung

Zum Schutz vor Erkältungskeimen unterwegs und auf Reisen regelmäßig an einem Riechstift oder Taschentuch mit ein paar Tropfen NIAULI schnuppern. Praktisch anwendbar ist auch eine Aromadusche mit NIAULI. Hierfür wird zuerst ganz normal geduscht, dann träufeln Sie einige wenige Tropfen NIAULI in die Hände und reiben damit den nassen Brustkorb ein. Wichtig ist es, dabei tief durchzuatmen. Danach das Öl einfach wieder abduschen. Vorsicht, nicht jedes ätherische Öl darf pur in dieser Form angewendet werden.

Venenleiden / Krampfadern

NIAULI stärkt die Funktion der Venen und kann einer Krampfadernölmischung aus diesem Buch zugefügt werden, siehe z. B. Seite 80. Eine Rezeptur zur Minderung der Entwicklung von Besenreisern an den Beinen kann leicht selbst gemischt werden. Am besten man verwendet hierfür ein unangebrochenes 100-ml-Mandelölfläschchen und träufelt die ätherischen Öle dazu.

Beinöl „Besenreiser“

- 5 Tr. NIAULI, 10 Tr. ZYPRESSE, 3 Tr. PFEFFERMINZE
+ 100 ml Mandelöl

Furunkel, Abszess, Eiterpickel

NIAULI wirkt wie eine Zugsalbe und hemmt die Ausbreitung der Bakterien.

- 1–2 Tr. NIAULI pur mehrmals täglich auf die betreffende Stelle auftragen.

Heilsalbe bei Furunkel, Abszess oder Nagelbettentzündung

- 7 Tr. NIAULI, 7 Tr. KAMILLE BLAU, 8 Tr. KAROTTENSAMEN, 8 Tr. MYRRHE
+ 25 g Sheabutter und 5 ml Sesamöl

Wundreiben (Intertrigo)

Körperölmischung

- 5 Tr. NIAULI, 5 Tr. ROSENGERANIE, 5 Tr. PALMAROSA, 5 Tr. LAVENDEL FEIN, 5 Tr. THYMIAM LINALOOL
+ 100 ml Johanniskrautöl

Juckreiz und irritierte Haut

Körperölmischung

- 2 Tr. NIAULI, 6 Tr. PALMAROSA, 2 Tr. PFEFFERMINZE, 2 Tr. LAVENDEL FEIN, 2 Tr. Rosengeranie
+ 50 ml Jojobaöl

Aphthen

Die Mischung auf einen Watteträger geben und mehrmals täglich die Aphthe damit betupfen.

- 10 Tr. NIAULI, 10 Tr. TEEBAUM, 5 Tr. MYRRHE (od. MANUKA)
+ 20 ml Sesamöl

Strahlentherapie

Mit der Zugabe von NIAULI lässt sich ein wirksames Hautschutzöl herstellen. Es wirkt pflegend, stärkend und zugleich schützend vor möglichen Strahlenschäden während einer Strahlentherapie. Zwei bis drei Wochen vor Beginn des Bestrahlungszyklus und vor Aufzeichnung der Markierungen die Haut der betroffenen Körperstellen täglich zweimal vorsichtig betupfen. Während der Bestrahlungszyklen darf nicht mit dem Öl gearbeitet werden, da die Markierungen erhalten bleiben müssen.

Hautstärkungsöl vor einer Strahlentherapie

- 40 Tr. NIAULI, 10 Tr. LAVENDEL FEIN
+ 100 ml Aloe-Vera-Öl

Chemotherapie

Erste-Hilfe-Öl bei Hand-Fuß-Syndrom (HFS)

- 6 Tr. NIAULI, 10 Tr. LAVENDEL FEIN
+ 50 ml Mandelöl

ORANGE ▲

Süß-fruchtiger Gruß aus dem sonnigen Süden

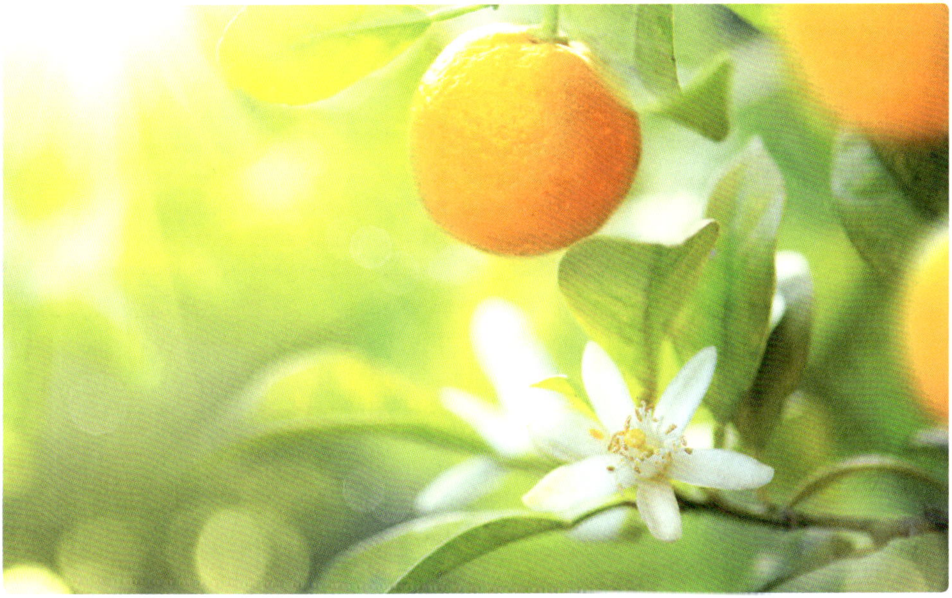

Botanischer Name der Pflanze
Citrus sinensis

Botanische Familie
Rutaceae (Rautengewächse)

Gewinnung
Kaltpressung der Fruchtschalen

Herkunft des Öls
Italien, Israel, Brasilien, USA

Geruch / Farbe / Konsistenz
Frischer, fruchtig-süßer Duft mit kleiner, herber Nebennote; regt beim Riechen den Appetit etwas an. Leuchtend gelb- bis orangefarbenes Öl mit leichtem Grünstich, sehr dünnflüssig

Duftbereich
Kopfnote ▲

Wichtige Inhaltsstoffe*
Monoterpene 95–98 %
Limonen 95–96 %
α-Myrcen 2 %
weitere in kleinen Mengen
Monoterpenaldehyde 0,2–0,3 %
Sesquiterpene 0,2 %
Sesquiterpenaldehyde
Sinensale 0,1 %

Hinweis: Orangenöl enthält keine Furanocumarine

Körperliche Wirkung
Antiseptisch, verdauungsfördernd, antiemetisch (bei Übelkeit und Er-

brechen), Blähungen mindernd, immunstärkend, die Lymphe anregend, entzündungshemmend, adstringierend (die Haut straffend und zusammenziehend).

Psychische Wirkung
Sehr beruhigend, angstlösend, erfrischend (bei Fatigue), hebt die Stimmung, weckt neuen Lebensmut.

➡ Warnhinweise / Besonderheiten
Vorsicht: Der extrem hohe Gehalt an Monoterpenen, besonders an Limonen, macht das Öl tendenziell hautreizend. Orangenöl nicht als Badezusatz für längere, heiße, durchwärmende Bäder verwenden.

Das Öl ist (wie alle anderen Zitrusschalenöle) vor Wärme zu schützen. Die Haltbarkeit beträgt nach Anbruch des Fläschchens ca. ein halbes Jahr.

HAUSAPOTHEKE

Raumbeduftung
Orange ist für die Raumbeduftung vielseitig einsetzbar und eignet sich gut für die Verwendung in Duftlampe, Aroma-Ventilator, -Vernebler und Duftbrunnen. Wie die meisten Zitrusschalendüfte ist der Duft sehr beliebt sowohl bei Kindern als auch bei Erwachsenen.

Erkältung
Während der Erkältungszeit ist **Orange** zusammen mit anderen Zitrusschalen- und Nadelbaumölen ebenso wie **Cajeput** und **Niauli** zur Vermeidung von Ansteckung als Raumduft gut einsetzbar.

Beruhigung / Entspannung
Der Duft verbreitet eine angenehme Raumatmosphäre mit warmer, wohliger Stimmung.

Trost / Heimweh
Der Duft von **Orange** spendet Trost bei traurigen Gemütszuständen und allgemein in schwierigen Zeiten. Kindern hilft er auf Reisen oder in neuen, fremden Umgebungen.

Weihnachtsstimmung

- 3 Tr. **Orange**, 3 Tr. **Grapefruit**, 1 Tr. **Nelkenknospe**, 1 Tr. **Vanilleextrakt** (od. **Benzoe Siam**)

- 2 Tr. **Orange**, 2 Tr. **Mandarine**, 3 Tr. **Weisstanne**, 2 Tr. **Fichtennadeln**, 1 Tr. **Zimtrinde**

Hautpflege
Durch die hautstraffende Wirkung von **Orange** eignet sich das Öl sehr gut als Zusatz in Massageölmischungen, z. B. gegen Cellulite.

Hinweis: Für die Hautpflege sollten immer nur frische Zitrusschalenöle verwendet werden, d. h. bis sechs Monate nach Flaschenöffnung. Vorsicht, Zitrusschalenöle wirken photosensibilisierend. Direktes Sonnenbad oder Solarien nach einer Anwendung mit der nachfolgenden Mischung meiden.

Celluliteöl

5 Tr. **Orange**, 5 Tr. **Grapefruit**, 5 Tr. **Lemongrass**, 3 Tr. **Zypresse**, 2 Tr. **Wacholderbeere**
+ 100 ml Sesamöl

KÜCHE & GENUSS

Orangenöl fördert den Appetit und wird somit auch gerne bei Appetitmangel eingesetzt. Es ist in Bio- oder auch Demeter-Qualität erhältlich und somit für die Zubereitung von Speisen und Getränken bestens geeignet. Das Öl kann vielseitig eingesetzt werden, z. B. in Süßspeisen, Milchmixgetränken, Quarkspeisen, Orangenplätzchen oder für Orangenkuchen. Es ist jedoch wichtig, das ätherische Öl niemals direkt bzw. pur in die Speisen zu träufeln, sondern einen Emulgator zu verwenden, mit dem das Öl zunächst vermengt wird.

Orange mischt sich gut mit **Vanilleextrakt**. Das Aroma wird durch diese Kombination noch „runder". In der Weihnachtszeit kann der Mischung zusätzliche ein Tropfen **Zimtrinde** zugegeben werden.

Orangentarte
Einen Mürbteig mit folgenden Zutaten kneten und 30 Minuten kaltstellen:

5 Tr. **Orange**, 3 Tr. **Bergamotte** + 80 g Butter, 160 g Dinkelmehl (630), 4 EL Birkenzucker, 3 EL Wasser

Füllung:

5 Tr. **Orange**, 3 Tr. **Bergamotte** + 2 Eier, 6 EL Birkenzucker, 1–2 EL Orangensaft, Abrieb der Schale einer Bio-Orange

Den Teig mit den Händen in eine Quicheform drücken, die Eimasse auf den Teig geben und mit Orangenscheiben belegen. Mit Butterflöckchen belegen und 45 Minuten bei 200 °C backen. Eventuell mit Puderzucker bestäuben. Warm oder kalt genießen. Hinweis: Statt Orangen- und Bergamotteöl eignet sich auch sehr gut Bitterorangenöl (3 Tropfen).

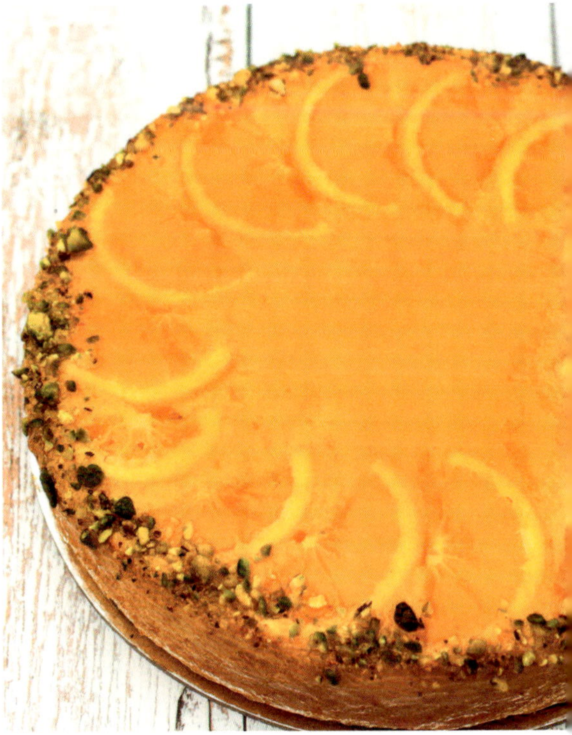

Palmarosa ❤

Sanft, rosig und sehr heilkräftig

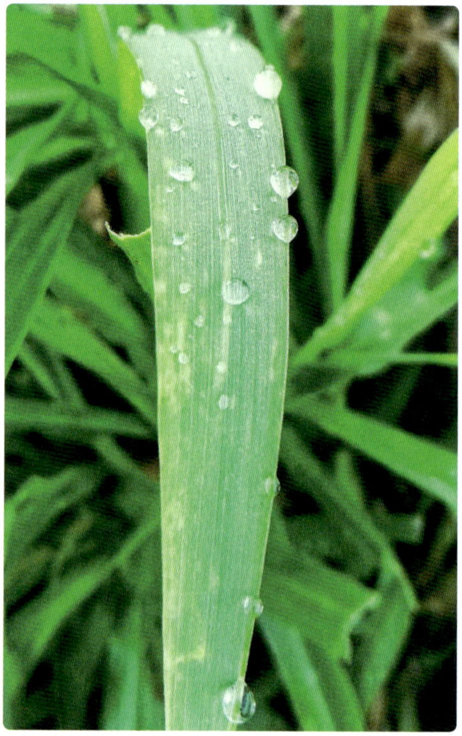

Botanischer Name der Pflanze
Cymbopogon martinii var. motia

Botanische Familie
Poaceae (Süßgräser)

Gewinnung
Wasserdampfdestillation der Grashalme

Herkunft des Öls
Nepal, Indien, Madagaskar

Geruch / Farbe / Konsistenz
Zunächst etwas frisch, an LEMONGRASS erinnernd, zugleich blumig-rosig, ähnlich der ROSENGERANIE; ein eher weicher Duft. Blassgrünes bis zartgelbes, dünnflüssiges Öl

Duftbereich
Herznote ❤

Wichtige Inhaltsstoffe*
Monoterpenalkohole 80–85 %
Geraniol 80 %
Linalool 2 %
Ester
Geranylacetat 7–10 %
Sesquiterpene
in kleinen Mengen

Körperliche Wirkung
Stark antibakteriell, stark antiviral, stark antimykotisch, tonisierend, entstauend, Lymphsystem stärkend, entzündungshemmend, sehr hautfreundlich, hautregenerierend.

Psychische Wirkung
Ausgleichend, stimmungshebend, entspannend, beruhigend.

➡ **Besonderheiten**
Palmarosa ist ein sehr hautpflegendes und medizinisch wirksames ätherisches Öl – und dabei sehr preiswert. Neben LAVENDEL FEIN und NIAULI ein „Muss" in der Haus- und Reiseapotheke.

HAUSAPOTHEKE

Palmarosa vereint die wichtigsten antiinfektiösen Eigenschaften mit sehr guter Hautverträglichkeit. Zurückzuführen ist dies auf die Kombination von Monoterpenalkoholen und Ester. Zur Behandlung von Kindern ist das Öl somit gut geeignet.

Hautpflege

Bei Akne, fettiger Haut, pflegebedürftiger Kinderhaut sowie bei älterer, müder und welker Haut kann Palmarosa als Zusatz für Gesichts- und Körperpflegemischungen zum Einsatz kommen. **Palmarosa** lässt sich hierfür gut mischen mit **Neroli**, **Rose**, **Rosengeranie**, **Ylang Ylang kompl.**, **Jasmin** sowie den Basisnoten **Sandelholz** und **Vetiver**.

Gesichtsöl für die reifere Haut

- 3 Tr. **Palmarosa**, 1 Tr. **Rose** (oder 2 Tr. **Rosengeranie**), 2 Tr. **Lavendel fein**, 1 Tr. **Sandelholz**
  + 50 ml Wildrosenöl und Mandelöl gemischt

Akne

Akne kann auch mit Hilfe von Kompressen behandelt werden. Hierfür einige wenige Tropfen **Palmarosa** in warmem Wasser verteilten und eine Gesichtskompresse darin befeuchten. Für eine Gesichtsmaske die Tropfen in Rosen- oder Lavendelwasser geben und dieses mit Heilerde verrührt als Gesichtsmaske auftragen.

Fußpilz

Die nachfolgende Mischung wird in den ersten 2–3 Tagen zunächst pur auf die föngetrockneten Füße zwischen den Zehen auftragen. Danach werden die ätherischen Öle mit 50 ml Jojoba vermengt und diese Mischung zur längerfristigen Nachbehandlung verwendet. Diese Ölmischung ist auch nach einer konventionellen Pilzbehandlung und zur Prophylaxe geeignet. Ebenso ist sie zur Pflege und Verhinderung von Infektionen des „diabetischen Fußes" geeignet.

Grundmischung Haut- und Fußpilz

- 15 Tr. **Palmarosa**, 15 Tr. **Lavendel fein** (oder 10 Tr. **Manuka**), 8 Tr. **Rosengeranie**

Infekte / Immunstärkung

Mit **Palmarosa** lässt sich in Kombination mit anderen ätherischen Ölen eine synergistische Mischung mit stark antiinfektiöser Wirkung und gleichzeitiger Stärkung des Immunsystems herstellen. Eine Mischung aus den unten genannten Ölen ist sowohl für die Duftlampe als auch in entsprechender Verdünnung zur Herstellung von Brustölen geeignet. Für ein Brustöl werden 10 Tropfen in 20 ml Pflanzenöl gegeben.

Grundmischung gegen Infekte

- 10 Tr. **Palmarosa**, 5 Tr. **Rosengeranie**, 10 Tr. **Cajeput**, 10 Tr. **Thymian Linalool**

Patchouli ❤ / ■

Beruhigung für Haut und Gemüt

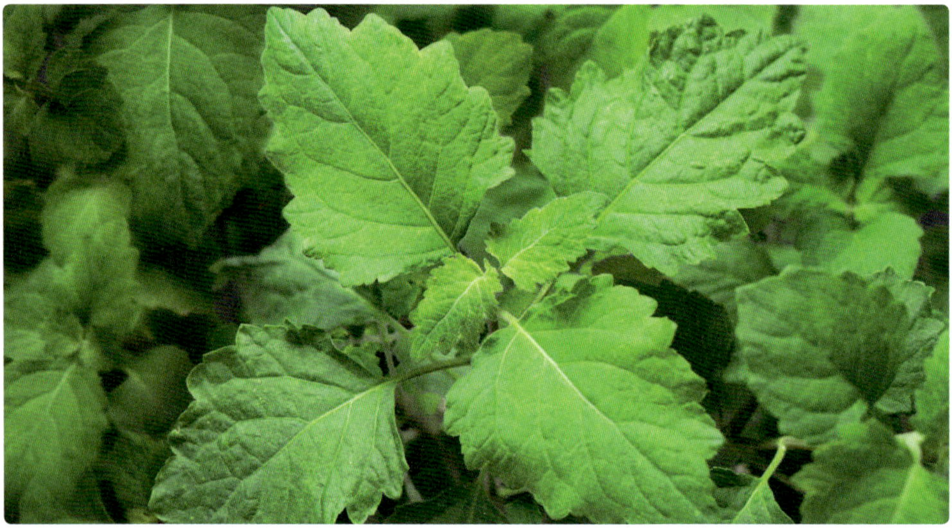

Botanischer Name der Pflanze
Pogostemon cablin

Botanische Familie
Lamiaceae (Lippenblütler)

Gewinnung
Wasserdampfdestillation der getrockneten Blätter

Herkunft des Öls
Indien, tropisches Asien, Südamerika

Geruch / Farbe / Konsistenz
Sehr erdiger, weicher Geruch, ein wenig durchdringend, leicht modrig, mit süßen, aromatischen Anteilen, lange anhaltend. Je älter das Öl, desto besser der Duft. Patchouli hat eine bräunliche bis gelbe, auch grünliche Farbe und ist von dickflüssiger Konsistenz

Duftbereich
Herz- Basisnote ❤ / ■

Wichtige Inhaltsstoffe*
Sesquiterpene 50–60 %
α-Bulnesen 18–20 %
α-Guajen 14 %
γ-Patchoulen 7 %
α-Patchoulen 5 %
β-Patchoulen 2 %
β-Caryophyllen 4 %
Sesquiterpenalkohole ca. 35 %
Patchoulol 30 %
Weitere Sesquiterpenverbindungen in kleinen Mengen

Körperliche Wirkung
Stark entstauend auf das venöse System, ausleitend, hautregenerierend, entzündungshemmend, antimykotisch, juckreizstillend, schmerzmindernd, das Immunsystem stärkend, Insekten vertreibend.

Psychische Wirkung
Sehr beruhigend, schlaffördernd, stressreduzierend, angstmindernd, aufbauend, aphrodisierend.

Besonderheiten
Patchouliöl wird aus der gleichnamigen, krautigen Pflanze gewonnen, die in tropischen Regionen, insbesondere in Asien, angebaut wird. Dort hat die Verwendung von Patchouli eine lange Tradition. Es wird z. B. gegen Kleidermotten eingesetzt oder für Räucherstäbchenmischungen verwendet.

Aromatherapeutisch betrachtet enthält hochwertiges Patchouli seltene Sesquiterpenverbindungen und ist ein sehr hautverträgliches ätherisches Öl. Es wird als Zusatz für Hautpflegemischungen verwendet und kommt aufgrund der entstauenden Wirkung häufig bei Venenproblemen zum Einsatz. Mit seiner geheimnisvollen Duftnote und den wenig flüchtigen Eigenschaften eignet sich das Öl auch besonders gut als Basisnote und Fixativ in Naturparfums. Patchouliöl ist lange haltbar und erlangt erst nach ca. 10 Jahren Reifezeit seine beste Duftqualität. Synthetisch lässt sich der Duft nicht leicht nachahmen.

HAUSAPOTHEKE

Hautpflege

Kompresse bei Akne u. fettiger Haut

1–2 Tr. Patchouli
+ ½ L warmes Wasser

Ältere, müde und „gestresste" Haut

1 Tr. Patchouli, 1 Tr. Rosengeranie, 1 Tr. Sandelholz, 2 Tr. Neroli **10 %**
+ 30 ml Hanfsamenöl

Venenleiden

Venen-Massageöl

7 Tr. Patchouli, 7 Tr. Rosengeranie, 7 Tr. Zypresse
+ 100 ml Aloe-Vera-Öl

Beruhigung / Entspannung

Vollbad „Sinnlich entspannend"

1 Tr. Patchouli, 3 Tr. Sandelholz, 2 Tr. Ylang Ylang, 1 Tr. Jasmin, 3 Tr. Orange
+ 50 ml Sahne

Mottenschutz

Einige wenige Tropfen Patchouli auf Küchenpapier, Vlies, Filz oder ähnliches geben und zwischen die zur Aufbewahrung abgelegten Kleidungsstücke legen. Weitere geeignete Öle, die dem Mottenschutz dienen: Rosengeranie, Lemongrass, Citronella, Lavandin.

Petit Grain Bigarade ▲ / ❤

Für Nervenbündel und Dauergestresste

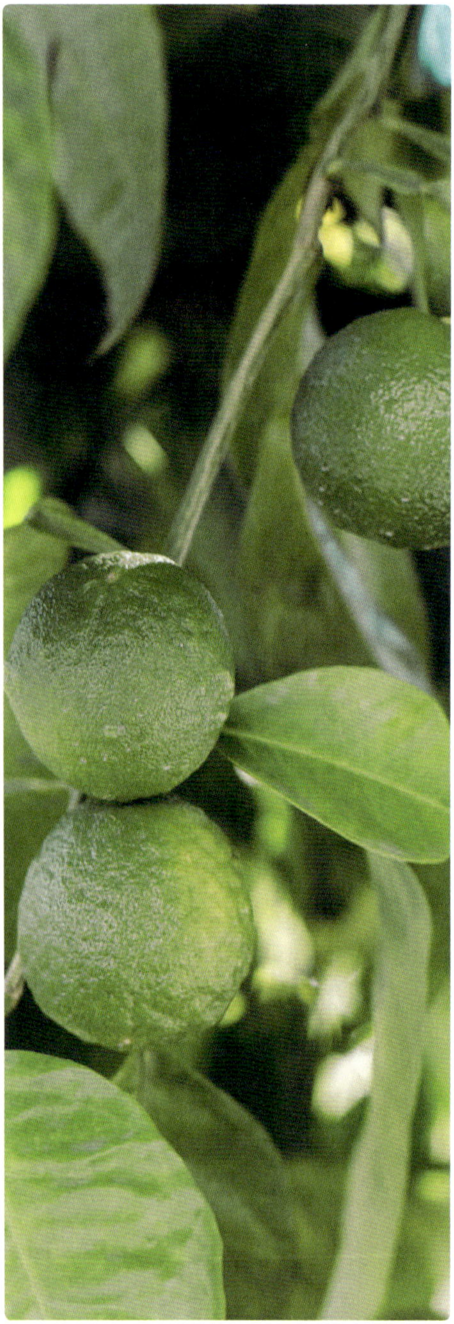

Botanischer Name der Pflanze
Citrus aurantium
ssp. amara

Botanische Familie
Rutaceae (Rautengewächse)

Gewinnung
Wasserdampfdestillation der Fruchtansätze, Blätter und kleinen Zweige des Bitterorangenbaums

Herkunft des Öls
Mittelmeerländer, Ägypten, Paraguay

Geruch / Farbe / Konsistenz
Frischer, würzig-herber, zitrusartiger Duft, leicht blumig. Klares, helles, dünnflüssiges Öl

Duftbereich
Kopf- / Herznote ▲ / ❤

Wichtige Inhaltsstoffe*
Ester 49–64 %
Linalylacetat 47–60 %
Geranylacetat 2–4 %
Nerylacetat 2–3 %
Monoterpenalkohole 25–35 %
Linalool 20–30 %
Geraniol 1–3 %
Sesquiterpene, Aldehyde, Sesquiterpenalkohole und Oxide in Spuren.

Körperliche Wirkung
Antimykotisch, antibakteriell (Pneumokokken, Staphylokokken), stark krampflösend und muskellockernd, entzündungshemmend, hautregenerierend, wundheilend, juckreizstillend, antiinfektiös.

Psychische Wirkung
Ausgleichend, angstlösend, die Nerven beruhigend (bei neurovegetativer Dystonie), stressmindernd, Stimmungen positiv beeinflussend.

Besonderheiten
Petit Grain ist französisch und heißt übersetzt „kleines Korn". Der Name bezieht sich auf die kleinen, grünen, unreifen Früchte, die zusammen mit Blättchen und Zweigspitzen für dieses ätherische Öl destilliert werden. Der Zusatz Bigarade weißt auf die Bitterorange (Pomeranze) hin. Dies ist wichtig, da es auch von anderen Zitruspflanzen Petit Grain-Öle gibt, die wiederum andere Inhaltsstoffe aufweisen. PETIT GRAIN BIGARADE ist durch die inhaltsstoffliche Kombination von Monoterpenalkoholen und Estern ein besonders hautverträgliches ätherisches Öl. Es enthält keine Furanocumarine und kann als Ersatz für Neroli eingesetzt werden.

HAUSAPOTHEKE

Hautpflege
PETIT GRAIN BIGARADE reduziert eine überschüssige Talgproduktion der Haut. Es kann einem Pflanzenwasser als Gesichtswassermischung zugegeben oder für Heilerdemischungen verwendet werden. Für Gesichtskompressen werden ein paar Tropfen in lauwarmes Wasser gegeben, in dem die Kompresse getränkt wird. Das Öl kann für diese Anwendungen alleine oder in Kombination mit z. B. LAVENDEL FEIN, MYRTE TÜRK. oder ROSMARIN CINEOL in geeigneten Dosierungen verwendet werden.

Gesichtspflegeöl für die anspruchsvolle Haut

2 Tr. PETIT GRAIN BIGARADE,
3 Tr. BENZOE SIAM, 2 Tr. WEIHRAUCH AFRIK., 5 Tr. NEROLI **10 %**
+ 30 ml Hanfsamenöl

Haarpflege
Bei Neigung zu Schuppenbildung und bei juckender Kopfhaut ist PETIT GRAIN BIGARADE eine wohlriechende Alternative zu Teebaumöl oder anderen desinfizierenden Ölen. Zur Linderung des Problems können einige Tropfen des Öls in selbst hergestellte Haarspülungen oder Haarkuren gegeben werden.

Rasierwasser / Gesichtswasser
Als Zugabe in Rasier- und Gesichtswässer auf Basis eines Pflanzenwassers wird PETIT GRAIN BIGARADE gerne verwendet. Es gibt ihnen eine frischherbe Note und desinfiziert und pflegt zugleich.

5 Tr. PETIT GRAIN BIGARADE
+ 100 ml Orangenblütenwasser

Erkältungszeit

Zur Keimreduzierung Petit Grain Bigarade zusammen mit Zitrusschalenölen als Raumduft verwenden. Im Krankenzimmer tagsüber als Einzelduft und am Abend mit Lavendel fein kombinieren. Geeignet für Kinder.

Stress / Überlastung

In der Duftlampe, Vernebler oder dem Duftbrunnen verwenden für eine beruhigende und entspannende Atmosphäre im Raum mit zugleich frischem Duft. Zum „Durchhalten" mit Holz-Düften kombinieren, das wirkt entspannend, muntert etwas auf und unterstützt konzentriertes Arbeiten. Am Abend die Mischung mit Lavendel fein ergänzen.

Mischung für die Duftlampe

- 2 Tr. **Petit Grain Bigarade**, 2 Tr. **Orange**, 1 Tr. **Benzoe Siam**, 1–2 Tr. **Zeder**

Bei innerer Anspannung, Erschöpfung und Stimmungsschwankungen hilft intensives Schnuppern an dem Duft. Hierfür die nachfolgende Mischung auf das Watteröllchen eines Riechstifts geben und bei Bedarf daran riechen.

Duftmischung „Neuer Schwung"

Zur Bewältigung von großen und kleinen Herausforderungen.

- 2 Tr. **Petit Grain Bigarade**, 2 Tr. **Lavandin**, 1 Tr. **Pfefferminze**

Riechstift „Nervenkraft"

- 1 Tr. **Neroli 100 %**, 3 Tr. **Petit Grain Bigarade**, 3 Tr. **Bergamotte**

Beruhigendes Körperöl für „Nervenbündel"

- 3 Tr. **Petit Grain Bigarade**, 2 Tr. **Sandelholz**, 9 Tr. **Bergamotte**, 3 Tr. **Weihrauch afrik.**, 5 Tr. **Rosengeranie**
  + 100 ml Jojobaöl

Erdendes Fußöl

Am Abend zur Förderung des Tiefschlafs.

- 3 Tr. **Petit Grain Bigarade**, 6 Tr. **Zirbelkiefer**, 1 Tr. **Vetiver**
  + 50 ml Johanniskrautöl

Aromabad „Lichtblick"

Nach einem anstrengenden Tag.

- 3 Tr. **Petit Grain Bigarade**, 4 Tr. **Bergamotte**
  + 2–3 EL Meersalz (Vollbad)

NATURPARFUM

Die etwas herbe, frische Note von Petit Grain Bigarade vermittelt gut zwischen den frischen Düften von Zitrusschalenölen und blumigen Herznoten. Eine Parfummischung mit Petit Grain kann in stressigen und turbulenten Zeiten zur psychischen Unterstützung und Stärkung verwendet werden.

Pfeffer Schwarz ▲ / ❤

Schmerzlindernd, entgiftend und sinnlich anregend

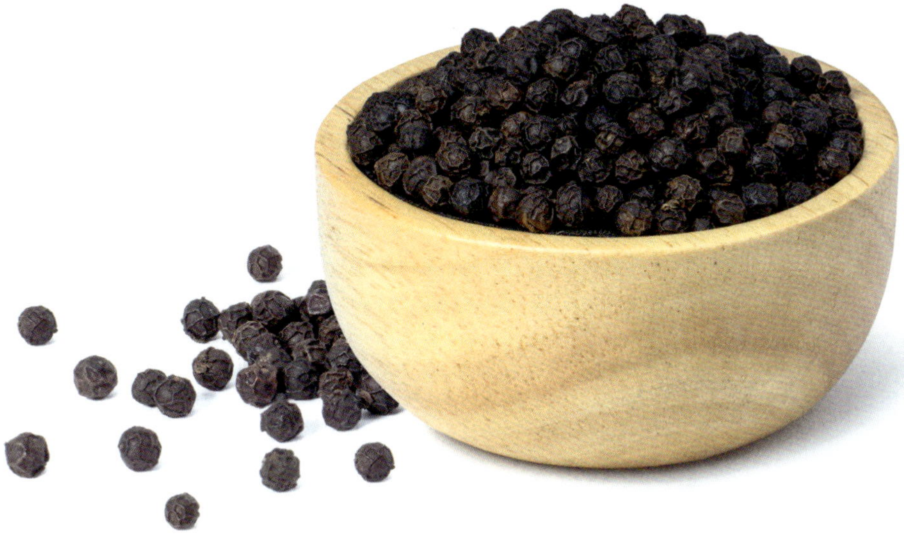

Botanischer Name der Pflanze
Piper nigrum

Botanische Familie
Piperaceae (Pfeffergewächse)

Gewinnung
Wasserdampfdestillation der nicht ganz ausgereiften, getrockneten, ungeschälten schwärzlichen Früchte (Beeren)

Herkunft des Öls
Indien, Indonesien, Madagaskar

Geruch / Farbe / Konsistenz
Warm-würzig, rauchig-holzig, pfeffrig – jedoch ohne die Schärfe der Pfefferkörner. Farblose oder leicht gelb- bis blaugrünstichige, normalflüssige Substanz

Duftbereich
Kopf- / Herznote ▲ / ❤

Wichtige Inhaltsstoffe*

Monoterpene 50–70 %
Limonen 17–18 %
α-Pinen 14 %
Sabinen 13 %
β-Pinen 11 %
δ-Caren 7–8 %
weitere in kleinen Mengen

Sesquiterpene 20–25 %
β-Caryophyllen 17 %
α-Copaen 2 %
δ-Elemen 1 %
weitere in kleinen Mengen

Körperliche Wirkung
Stark antibakteriell, antiviral, stark schmerzlindernd, anregend auf Verdauungsorgane, ausleitend, entgiftend, aphrodisierend.

Psychische Wirkung
Stärkend, aufbauend, „seelische Erwärmung".

Besonderheiten
Das durch Destillation gewonnene ätherische Öl der schwarzen Pfefferkörner wirkt nicht durchblutungsfördernd und erwärmt oder rötet die Haut somit nicht. So wie bei Ingweröl gelangen die Scharfstoffe während des Destillationsvorgangs nicht in das ätherische Öl.

Pfefferkörner sind als Gewürz hauptsächlich in drei verschiedenen Varianten bekannt:

- Schwarze Pfefferkörner: die noch nicht vollständig ausgereiften, schwärzlichen, meist wenig gerunzelten Körner. Aus ihnen destilliert man das hier besprochene Pfefferöl schwarz.
- Grüne Pfefferkörner: sehr früh und noch unreif geerntete Früchte, die entweder getrocknet und runzelig oder in Salzwasser eingelegt und dann glatthäutig im Handel sind. Aus ihnen wird auch das eher seltene Pfefferöl grün destilliert.
- Weiße Pfefferkörner: reife, aber geschälte Körner. Aus ihnen wird kein Öl destilliert.

HAUSAPOTHEKE

Muskel- und Gelenkschmerzen

PFEFFER SCHWARZ ist hilfreich bei Muskelschmerzen, Muskelkater, Steifigkeit von Muskeln und Gelenken. Deshalb ist das Öl als Zusatz für die sogenannten Sportöle sehr geeignet. Es wirkt sowohl entzündungshemmend als auch ausleitend.
Um beispielsweise einem Muskelkater vorzubeugen, kann vor einer körperlichen oder sportlichen Anstrengung die Haut mit der unten genannten Mischung behandelt werden.

Massageöl „Vor dem Sport"

10 Tr. PFEFFER SCHWARZ, 3 Tr. INGWER, 3 Tr. ROSMARIN CINEOL
+ 50 ml Johanniskrautöl

Massageöl „Nach dem Sport"

2 Tr. PFEFFER SCHWARZ, 3 Tr. MAJORAN, 5 Tr. MANDARINE ROT, 3 Tr. LAVENDEL FEIN
+ 50 ml Johanniskrautöl

Schmerzöl bei Gelenk- und Muskelsteifigkeit

3 Tr. PFEFFER SCHWARZ, 6 Tr. CAJEPUT, 3 Tr. LAVENDEL FEIN, 2 Tr. CISTROSE
+ 50 ml Johanniskrautöl

Vollbad „Muskelentspannung"

4 Tr. FICHTENNADELN, 4 Tr. MAJORAN, 2 Tr. PFEFFER SCHWARZ,

2 Tr. Lavendel fein
+ 2 EL Sahne

Kalte Füße

Einreibung „Warmer Fuß"

5 Tr. **Pfeffer schwarz**, 5 Tr. **Ingwer**, 5 Tr. **Kardamom**
+ 30 ml Sesamöl

Koliken

Durch eine Bauchmassage mit der folgenden Mischung entspannt sich der Bauchraum und die glatte Muskulatur.

5 Tr. **Pfeffer schwarz**, 5 Tr. **Fenchel süss**, 5 Tr. **Basilikum**
+ 50 ml Mandelöl

Entgiften / Ausleiten

Im Rahmen einer Frühjahrskur sind ausleitende Massagen sehr unterstützend. Wir empfehlen zu den Massagen immer reichlich zu trinken. Die nachfolgende Massageölmischung wirkt eher anregend und sollte deshalb nicht am Abend erfolgen. Statt der Verwendung als Massageöl kann die Mischung auch morgens vor dem Duschen in die Haut massiert werden und nach kurzer Einwirkung wieder abgeduscht werden. Die entgiftende Behandlung erfolgt ca. 14 Tage lang.

3 Tr. **Pfeffer schwarz**, 2 Tr. **Wacholderbeeren**, 2 Tr. **Rosmarin Cineol**, 5 Tr. **Grapefruit**
+ 50 ml Sesamöl

Lust & Liebe

Mischung für die Duftlampe

3 Tr. **Pfeffer schwarz**, 2 Tr. **Sandelholz**, 2 Tr. **Ylang Ylang kompl.**

Massageöl „Erotik"

1 Tr. **Pfeffer schwarz**, 5 Tr. **Zitrone**, 15 Tr. **Jasmin 4 %**, 1 Tr. **Patchouli**, 1 Tr. **Koriandersamen**,
+ 20 ml Sesamöl und 30 ml Aprikosenkernöl

KÜCHE & GENUSS

Pfefferkörner sind ein viel verwendetes Gewürz sowohl bei uns als auch in den warmen Ländern, in denen es beheimatet ist. Auch in der Aromaküche wird das ätherische Pfefferöl gerne verwendet. Es hat ein würziges Aroma, aber enthält nicht mehr die spitzige Schärfe (Piperin) von frisch gemahlenen Pfefferkörnern, die unter Umständen die Magenschleimhaut reizen kann. Die Salzmischung „Zitrone & Pfeffer" ist beispielsweise zum Würzen von Gemüse, vegetarischen Gerichten, Dips, Pasten, Saucen vielseitig einsetzbar und lässt sich sehr gut als Vorratsmischung erstellen. Auch als Geschenk in einem Glas und hübscher Verpackung geeignet.

Salzmischung „Zitrone & Pfeffer"

3 Tr. **Pfeffer schwarz**, 5 Tr. **Zitrone**
+ 50 g Meersalz od. Fleur de Sel

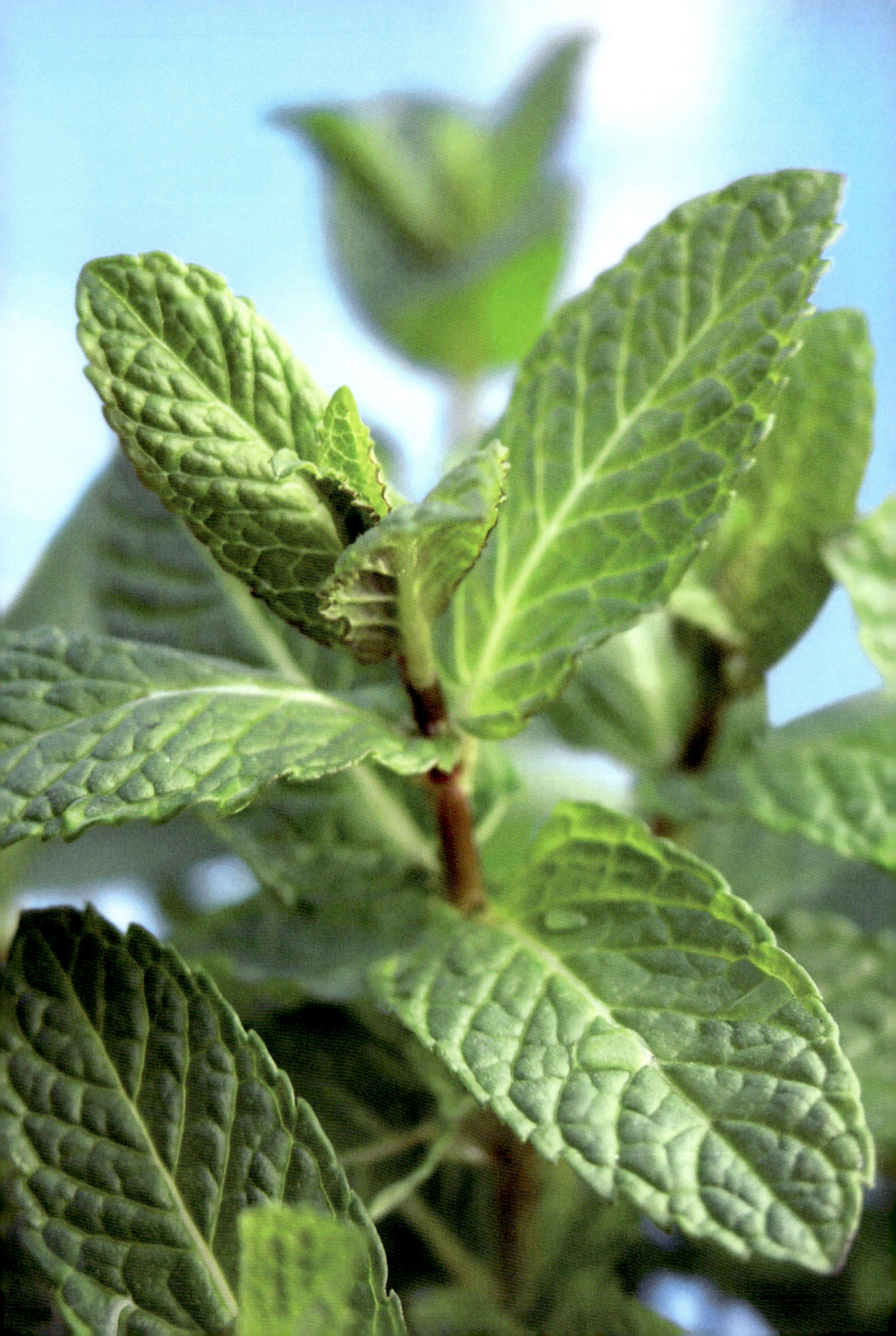

Pfefferminze ▲

Der Aromatherapie-Klassiker bei Kopfschmerzen und Übelkeit

Botanischer Name der Pflanze
Mentha x piperita

Botanische Familie
Lamiaceae (Lippenblütler)

Gewinnung
Wasserdampfdestillation des Krautes

Herkunft des Öls
Italien, Ägypten, Indien

Geruch / Farbe / Konsistenz
Klarer, frischer, kühler Duft, durchdringend, an Kampfer erinnernd, würzig-pfefferig. Durchsichtiges, klares Öl, gelegentlich auch mit einem leichten Grünstich, leichtflüssig

Duftbereich
Kopfnote ▲

Wichtige Inhaltsstoffe*
Monoterpenalkohole 35–50 %
Menthol 35–50 %
weitere in kleinen Mengen
Monoterpenketone 25–30 %
Menthon 25 %
Iso-Menthon 4–5
Oxide
1,8-Cineol 6–7 %
Ester
Menthylacetat 3–4 %
Mono- und Sesquiterpene
verschiedene in kleinen Mengen

Körperliche Wirkung
Stark kühlend, lokal anaesthesierend, dadurch deutlich schmerzlindernd, stark krampflösend (Kalzium-Antagonist), die Verdauungsorgane stark anregend, die Produktion der Gallensäfte anregend, den Gallenfluss fördernd, antiemetisch (alle Arten von Übelkeiten), wundheilend, zellregenerierend.

Psychische Wirkung
Geistig sehr wachmachend, konzentrationsfördernd, nervenstärkend.

➡ **Warnhinweise / Besonderheiten**
Da Pfefferminzöl das als nicht sehr bedenklich eingestufte Monoterpenketon Menthon enthält, darf es in der Schwangerschaft bei Übelkeit etc. in entsprechender Dosierung eingesetzt werden.

Vorsicht: Pfefferminzöl wird generell nicht als Badezusatz für ein warmes Bad verwendet, weil man frierend im heißen Wasser liegen würde. Da Pfefferminzöl bereits bei geringer Dosierung einen starken Kältereiz erzeugt, ist es für Kinder unter sechs Jahren nicht geeignet.

Im Rahmen zahlreicher Studien konnte die Wirkung von Pfefferminzöl gut erforscht werden. So wurde bereits 1996 im Deutschen Ärzteblatt (Heft 23,1996) ein Bericht zur Wirksamkeit des Öls gegen Spannungskopfschmerz veröffentlicht. Eine streng kontrollierte klinische Studie unter der Leitung von Dr. Hartmut Göbel (Universität Kiel) ergab, dass Pfefferminzöl in ähnlicher Weise die Schmerzintensität reduziert wie das Schmerzmittel Paracetamol.

Homöopathie: Hochwertiges Pfefferminzöl enthält im Gegensatz zu einem Kampferöl kein Borneon (Keton) und kann deshalb in Verbindung mit potenzierten homöopathischen Mitteln ohne Bedenken verwendet werden.

HAUSAPOTHEKE

Kopfschmerzen

Gegen Kopfschmerzen durch Überarbeitung oder bei Spannungskopfschmerzen ist Pfefferminze sehr wirksam. Es kann entweder 1 Tropfen Pfefferminzöl pur auf Schläfen oder Nacken aufgetragen oder mithilfe einer kleinen Kompresse angewendet werden, die mit der nachfolgenden Mischung befeuchtet wurde.

1 Tr. Pfefferminze
+ 1 TL Pfefferminzwasser

Muskelschmerzen

Ein Massageöl mit Zusatz von Pfefferminzöl wird lokal auf die schmerzenden Muskelpartien aufgetragen. Von Ganzkörpermassagen ist aufgrund der kühlenden Wirkung abzuraten.

Gürtelrose

Bei einer Infektion und stark schmerzendem Hautausschlag kann zunächst die betroffene Partie mit Pfefferminzwasser besprüht werden. Sobald wieder eine vorsichtige Berührung der Haut möglich ist, kann ganz sanft eine Gürtelrose-Mischung aufgetragen werden, siehe auch Seite 119.

Hautpflegeöl gegen Juckreiz

1 Tr. Pfefferminze, 1 Tr. Zeder, 1 Tr. Kamille blau, 8 Tr. Palmarosa
+ 50 ml Aloe-Vera-Öl

KÜCHE & GENUSS

Pfefferminze ist in der Aromaküche vielfältig einsetzbar. Sie eignet sich gut in würzig-frischen Kräuterdips und Salatsaucen, wobei jeweils nur ein Tropfen verwendet wird. Auch eine selbstgemachte Schokolade ist mit Pfefferminzöl schnell kreiert. Hierfür wird erst dunkle Schokolade im Wasserbad bei max. 40 °C geschmolzen, dann werden die ätherischen Öle eingeträufelt und gut verrührt. Die Masse in Silikonförmchen gießen oder auf Backpapier tropfenweise ausbreiten.

Schokolade „After Eight“

1 Tr. Pfefferminze,
1–2 Tr. Orange
+ **150 g dunkle Schokolade**

Ravintsara ▲

Das hilfreiche Virenschutzöl aus Madagaskar

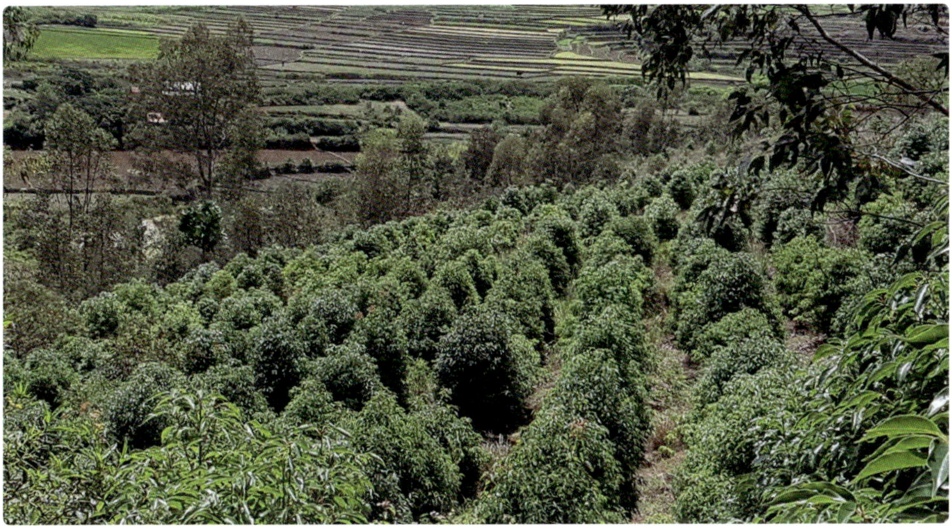

Plantage mit madagassischen Kampferbäumen

Botanischer Name der Pflanze
Cinnamomum camphora
Ct. 1,8-Cineol

Botanische Familie
Lauraceae (Lorbeergewächse)

Gewinnung
Wasserdampfdestillation der Blätter

Herkunft des Öls
Madagaskar

Geruch / Farbe / Konsistenz
Frisch-kampferartiger, strenger, aber edler Geruch, ein wenig an Eukalyptus erinnernd. Klares, dünnflüssiges Öl

Duftbereich
Kopfnote ▲

Wichtige Inhaltsstoffe*
Oxide ca. 60 %
1,8-Cineol ca. 60 %
Monoterpene 15–25 %
Sabinen 13 %
α-Pinen 5 %
β-Pinen 3 %
weitere in kleinen Mengen
Monoterpenalkohole 10–15 %
α-Terpineol 5–7 %
Terpinen-4-ol 2–3 %

Körperliche Wirkung
Entzündungshemmend, schmerzlindernd, schleimlösend, auswurffördernd, stark antiviral, immunstärkend, antibakteriell.

Psychische Wirkung
Nervenstärkend, ausgleichend, geistig anregend.

Warnhinweise / Besonderheiten
Neben dem madagassischen Kampferbaum (Ct. 1,8-Cineol), aus dem das hier beschriebene ätherische Öl **Ravintsara** gewonnen wird, sind weitere Chemotypen dieser Pflanze bekannt. Ätherisches Öl wird beispielsweise auch aus dem chinesischen Kampferbaum (Ct. Kampfer) und dem ostasiatischen Ho-Blattbaum (Ct. Linalool) gewonnen. Da es sich botanisch bei allen Pflanzen um den gleichen Gattungs- und Artnamen (Cinnamomum camphora) handelt, ist es wichtig, auf den Chemotyp zu achten. Er sollte auf dem Fläschchen in Ergänzung zum botanischen Namen in diesem Fall immer angegeben sein.

Trotz des recht hohen Gehaltes an1,8-Cineol ist **Ravintsara** aufgrund der ebenso enthaltenen sehr gut verträglichen Monoterpenalkohole für empfindliche Menschen, Schwangere und Kleinkinder ab sechs Monaten in entsprechenden Dosierungen (0,5 %ig) gut geeignet.

HAUSAPOTHEKE

Ranvitsara wirkt stark antiviral und kann in der Hausapotheke vielseitig eingesetzt werden.

Herpes

Gleich zu Beginn eines Ausbruchs kann **Ravintsara** mehrmals am Tag pur auf die Lippen aufgetupft werden. Sobald die Haut im weiteren Verlauf spannt, wird mit einer entsprechenden Herpes-Ölmischung weiterbehandelt (s. Seite 107), die mit **Ravintsara** ergänzt werden kann.

Gürtelrose

Zunächst sollte der Befund ärztlich abgeklärt sein. Danach kann allein oder zusätzlich zu den ärztlich verordneten Maßnahmen mit ätherischen Ölen behandelt werden. Bei starken Schmerzen wird zunächst mit dem Spray behandelt.

Spray „Berührungsschmerz"

- 5 Tr. **Ravintsara**, 5 Tr. **Lavendel fein**, 5 Tr. **Rosengeranie**, 2 Tr. **Melisse 100 %**
  + 100 ml Rosen- od. Lavendelwasser

Ölmischung „Gürtelrose"

- 3 Tr. **Ravintsara**
  + 10 ml Jojoba- od. Johanniskrautöl

Windpocken

In diesem Fall können ausnahmsweise die ätherischen Öle **Ravintsara** und **Lavendel fein** in einer Mischung 1:1 pur auf die Haut gegeben werden. Die entzündeten Pusteln mit dieser Mischung vorsichtig betupfen.

Erkältung

Prophylaxe
Tagsüber alle zwei Stunden ein bis zwei Tropfen **Ravintsara** pur auf die Handgelenke (Pulse), Kniegelenke und Halspartien geben.

Brustöl „Abwehrstark“

Zur Stärkung der Abwehrkräfte mit der nachfolgenden Mischung zweimal täglich Brust, Rücken und die Füße einreiben.

5 Tr. **Ranvitsara**, 10 Tr. **Zitrone**, 5 Tr. **Zeder**, 5 Tr. **Lorbeerblätter**, 5 Tr. **Angelikawurzel**
+ 100 ml Mandelöl

Vollbad

Bei den ersten Anzeichen einer Erkältung ein Vollbad mit folgender Mischung nehmen:

10 Tr. **Ravintsara**
+ 2 EL Sahne oder Honig

Grundmischung „Erkältungzeit“

50 Tr. **Ravintsara**, 50 Tr. **Niauli**, 30 Tr. **Eukalyptus radiata**

Aromadusche

Für eilige und vielbeschäftigte Menschen ist diese Anwendungsform zeitsparend und in der Erkältungszeit unterstützend: Morgens erst warm duschen, dann ein paar Tropfen **Ravintsara** pur oder 5–8 Tropfen der Grundmischung (siehe oben) auf die Hände geben und auf dem Brustkorb verreiben, dabei tief durchatmen und danach die ätherischen Öle wieder abduschen.

Raumduft „Erkältungszeit“

Ein paar Tropfen der oben genannten Grundmischung in die Duftlampe oder in den Aroma-Ventilator geben.

Inhalation

Insbesondere bei Beschwerden im Bereich der Nasennebenhöhlen ist es sehr sinnvoll zu inhalieren. Von der nachfolgenden Grundmischung werden 2 Tropfen in eine Schüssel mit heißem Wasser gegeben. Mit dem Kopf über der Schüssel wird der heiße Dampf vorsichtig eingeatmet. Durch Anheben oder Senken des Kopfes kann eine angenehme Temperatur eingestellt werden. Ein Handtuch über dem Kopf verstärkt die Wirkung etwas. Die Mischung ist nicht für elektrische Inhalationsgeräte mit aktiver Verneblung gedacht. Bitte beachten Sie immer die Gebrauchsanweisung eines Gerätes.

Grundmischung „Inhalation“

30 Tr. **Ravintsara**, 10 Tr. **Rosmarin Verbenon**

Balsam „Schnupfnase“

Sheabutter im Wasserbad sanft erwärmen, die ätherischen Öle hinzufügen und wieder erhärten lassen. Bei Bedarf die Nasenflügel damit bestreichen.

3 Tr. **Ravintsara**, 4 Tr. **Thymian Linalool**, 2 Tr. **Benzoe Siam**
+ 25 ml Sheabutter

Sauna

Zusammen mit anderen ätherischen Ölen lässt sich **Ravintsara** – insbesondere während der Erkältungszeit – sinnvoll einsetzen, siehe auch Seite 37.

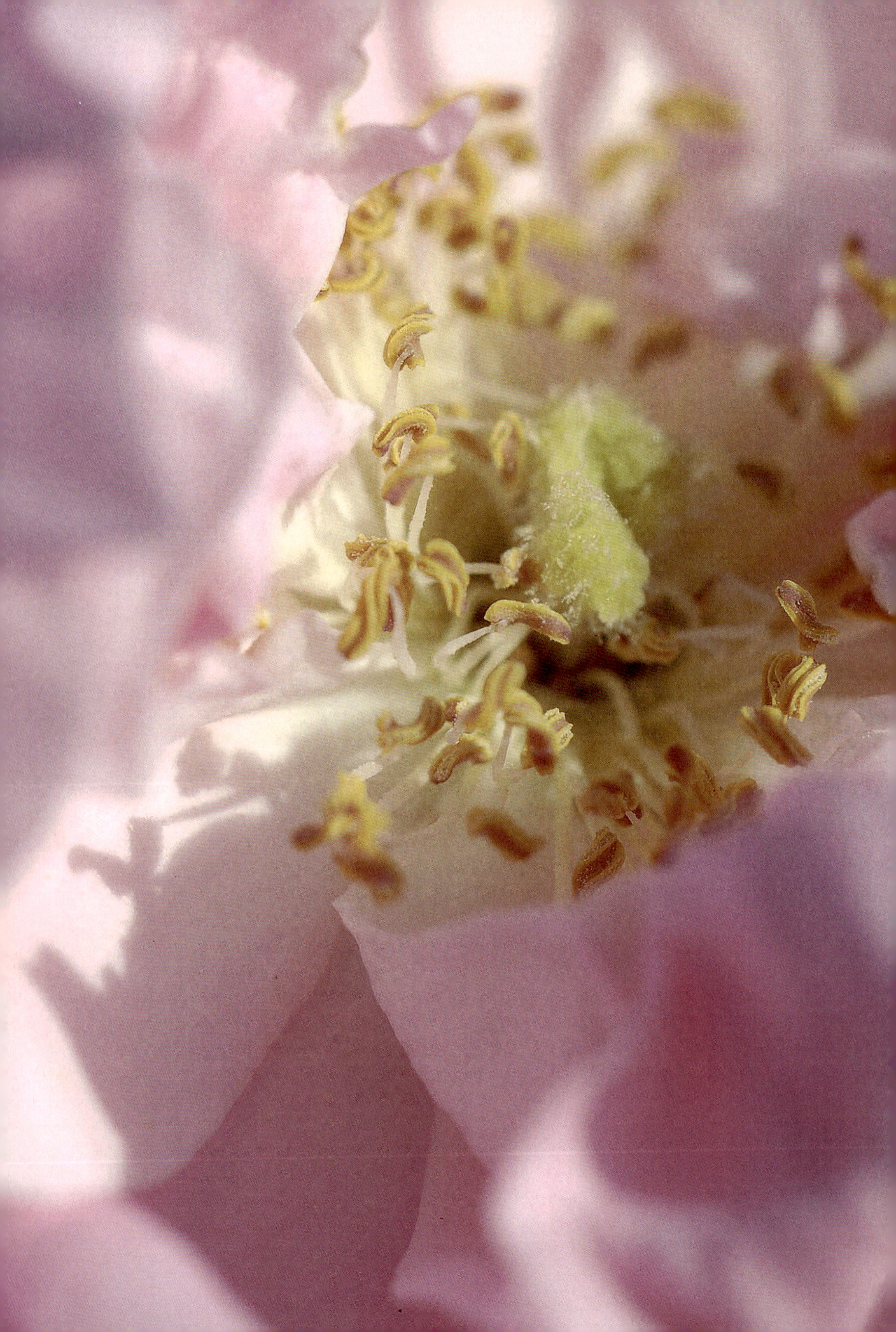

Rose ❤

Das Öl für alle Herzensangelegenheiten

Botanischer Name der Pflanze
Rosa x damascena

Botanische Familie
Rosaceae (Rosengewächse)

Gewinnung
Wasserkochdestillation der Blüten

Herkunft des Öls
Bulgarien, Türkei, Marokko, Iran, Indien

Geruch / Farbe / Konsistenz
Sehr vielschichtiger, süß-würziger, blumig-rosiger, voller Blütenduft. Je nach Herkunft des Öls recht unterschiedlich. Die Farbe kann von fahlgelb bis leicht olivgrün gehen, das Öl ist eher dickflüssig. Bei Temperaturen unter 21 °C beginnen allerfeinste, farblose Nadeln auszukristallisieren, die sogenannten Stearoptene (Kohlenwasserstoffe)

Duftbereich
Herznote ❤

Wichtige Inhaltsstoffe*
(Rose türkisch)
Monoterpenalkohole 64–70 %
Citronellol 37 %
Geraniol 18–22 %
Nerol
Monoterpenoxid
Rosenoxide 0,3–0,8 %
Ester 2 %
Geranylacetat, Citronellylacetat
Aromatische Ether 2–3%
Methyleugenol
Aldehyde
Sesquiterpenalkohole
Aromatische Alkohole
Phenylethylalkohol 0,6 %
Langkettige Kohlenwasserstoffe ca. 18 %
Nonadecan, Heptadecan
weitere Stoffgruppen mit vielen Einzelverbindungen in kleinen Mengen

Körperliche Wirkung
Antiinfektiös, antibakteriell, antiviral, antimykotisch, entzündungshemmend, kühlend, allgemein stärkend, tonisierend, zellregenerierend, sehr stark epithelisierend, die Gallensaftproduktion anregend, lokal leicht anästhesierend.

Psychische Wirkung
Antidepressiv, stabilisierend, ausgleichend, „das Herz öffnend", tröstend bei Verlusten, angstlösend, stresslösend, aphrodisierend, erotisierend.

➡ Besonderheiten
Das hier beschriebene destillierte Rosenöl ist ein sehr teures, hoch konzentriertes und duftintensives ätherisches Öl. Die Gewinnung ist aufwendig und sehr arbeitsintensiv. Die unzähligen Rosenblüten müssen bereits vor Tagesanbruch einzeln von Hand geerntet werden. Zu dieser Zeit befindet sich in der Rosen-

blüte ein erhöhter Ölgehalt, mit dem die Pflanze ihre Blüte vor der morgendlichen Kälte schützt. Für einen einzigen Tropfen Rosenöl benötigt man ungefähr 30 Rosenblüten und für ein Kilogramm Öl etwa drei bis sechs Tonnen frische Blüten.

Der Einsatzbereich von Rosenöl ist aufgrund der unterschiedlichen Wirkweisen breit gefächert. Wissenschaftlich wurde dieses ätherische Öl in vielen Studien untersucht. Ein besonderes Merkmal des Öls ist, dass es sich aus bis zu 560 Inhaltsstoffen zusammensetzt, die seine Komplexität ausmachen.

Der feine, rosige Duft entfaltet sich jedoch erst durch deutliche Verdünnung. Aus diesem Grund wird Rosenöl häufig auch bereits geringdosiert angeboten. **Rose 10 %** enthält beispielsweise 10 % Rosenöl und 90 % Alkohol. In dieser praktikablen Verdünnung ist Rosenöl bezahlbar und lässt sich somit auch für viele Pflegeprodukte gut einsetzen. Neben Rosenöl ist auch Rosenwasser ein sehr beliebtes „rosiges" Produkt zur Steigerung des körperlichen und psychischen Wohlbefindens. Näheres hierzu auf Seite 42.

Im Gegensatz zu Rosenöl wird das ebenfalls erhältliche **Rosen Absolue** nicht durch Destillation gewonnen, sondern wird mit Hexan ausgezogen. Rosen Absolue enthält bis zu 65 % Phenylethylalkohol. Der Duft erinnert stärker an Gartenrosen als das Destillat. Rosen Absolue wirkt stark lokal anästhetisch und wird gerne in Herpesmischungen und bei anderen körperlichen Beschwerden, die psychisch sehr belastend sind, eingesetzt.

HAUSAPOTHEKE

Rosenöl eignet sich sowohl zur Hautpflege als auch zur Unterstützung unserer Psyche. Das Öl ist ein wichtiger Begleiter für Schwangerschaft, Geburt und Babyzeit. Der Duft tröstet und stabilisiert in vielen Lebenssituationen wie bei Liebeskummer oder Verlusterfahrungen.

Hautpflege

Rosenöl wirkt als Zusatz in Hautpflegeprodukten in zweifacher Hinsicht: Es reguliert eine ins Ungleichgewicht geratene natürliche Hautfunktion und gleichzeitig wirkt es harmonisierend auf unsere Psyche, die häufig in Wechselwirkung mit unserer Haut steht. Das nachfolgende Pflegeöl kann täglich angewendet werden. Es eignet sich besonders gut bei zu Entzündungen neigendem Hautbild sowie bei reifer, trockener oder empfindlicher Haut. Die Mischung kann ebenfalls zur Hautpflege vor und nach einer Strahlentherapie eingesetzt werden.

Rosen-Pflegeöl

- 15 Tr. **Rose 10 %**
  + 70 ml Mandelöl und
  30 ml Wildrosenöl

Geburt und Babyzeit

Rosenöl wird von Hebammen gerne in geburtsvorbereitenden und -begleitenden Mischungen oder als Einzelöl verwendet. Rosenduft tröstet über die Schmerzen der Geburt hinweg und gibt der Seele Raum, sich auf das Baby zu freuen.

Für die Babypflege ab Tag eins ist Mandelöl mit ganz wenig Rosen- oder Lavendelöl bestens geeignet.

Dammmassageöl zur Geburtsvorbereitung

2 Tr. **Rose 10 %**,
2 Tr. **Muskatellersalbei**
+ 20 ml Weizenkeimöl

Babyöl für die täglichen Pflege

1–2 Tr. **Rose 10 %**
+ 100 ml Mandelöl

Liebeskummer

Körperöl zum Trösten von „gebrochenen Herzen"

10 Tr. **Rose 10 %**, 10 Tr. **Lavendel fein**, 5 Tr. **Bergamotte**, 5 Tr. **Zeder**
+ 100 ml Mandelöl

Sterbebegleitung

Ob im Hospiz oder in der häuslichen Sterbebegleitung: Rosenöl bietet eine große Unterstützung in den oft „sprachlosen" letzten Stunden. Mit einem duftenden Pflegeöl kann sich die pflegende Person dem bettlägrigen sterbenden Menschen liebevoll zuwenden. Hände und Gesicht werden vorsichtig mit dem Rosen-Pflegeöl (Seite 162) sanft berührt. Zur Erfrischung kann die Haut zusätzlich mit Rosenwasser besprüht werden. Rosenwasser wird auch dann verwendet, wenn der Körper sehr schmerzempfindlich ist. Der sanfte Rosenduft dient hierbei zusätzlich als Kommunikationshilfe.

Raumduftmischung „Abschied"

3 Tr. **Rose 10 %**, 2 Tr. **Iris 1 %**,
1 Tr. **Benzoe Siam**

Naturparfum

Roll-On „Rosenduft"

2 Tr. **Rose 10 %**
+ 20 ml Jojobaöl

KÜCHE & GENUSS

Rosenöl und Rosenwasser ermöglichen viele kreative Rezepte, sowohl süß als auch salzig in Speisen oder in alkoholfreien sowie alkoholischen Getränken. Zu besonderen Anlässen wie z. B. Hochzeiten ist der rosige, herzöffnende Geschmack sehr beliebt. Ein einfacher Trick ist etwas Rosenwasser in ein Sektglas zu sprühen und dann mit Sekt aufzufüllen.

Rosenhonig

3–4 Tr. **Rose 10 %**
+ 100 g Akazienhonig

Rosengeranie ❤

Das Frausein entspannt und ausgeglichen genießen

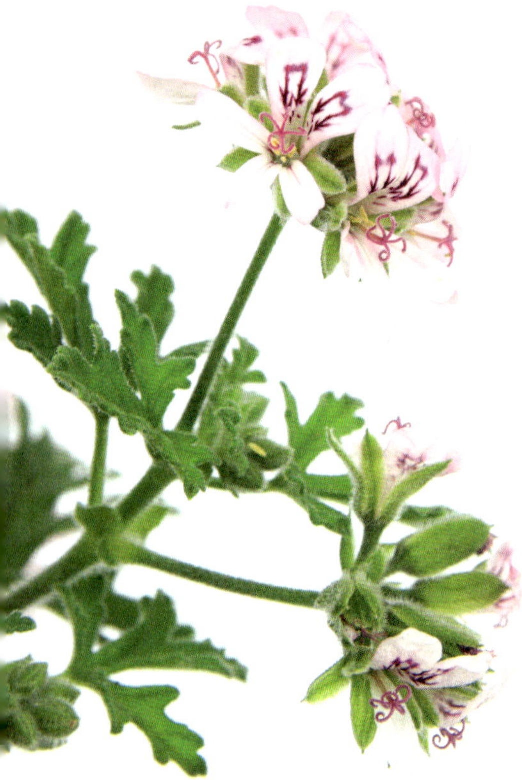

Botanischer Name der Pflanze
Pelargonium graveolens

Botanische Familie
Geraniaceae
(Storchschnabelgewächse)

Gewinnung
Wasserdampfdestillation
der Blätter

Herkunft des Öls
Ägypten, Madagaskar, Réunion

Geruch / Farbe / Konsistenz
Weicher, blumiger, rosenartiger Duft, zugleich auch grün-krautig. Farbloses oder gelbgrünliches, normalflüssiges Öl

Duftbereich
Herznote ❤

Wichtige Inhaltsstoffe*
Monoterpenalkohole 55–65 %
Citronellol 33–35 %
Geraniol 15 %
Linalool 5 %
Ester 10–16 %
Citronellylformiat 7–9 %
Geranylformiat 3 %
viele weitere seltene Ester-Verbindungen in kleinen Mengen
Sesquiterpenalkohole
Eudesmol 4,5 %
Monoterpene ca. 2 %
Verschiedene in Spuren
Monoterpenoxide 2–6 %
Rosenoxid 1,4 %
Sesquiterpene 3–6 %
β-Caryophyllen 1,3 %
GermacrenD 1,5 %
Monoterpenketone 4–7 %
iso-Menthon 5–6 %

Körperliche Wirkung
Das Lymphsystem stärkend, ausleitend, venenstärkend, adstringierend, antimykotisch, antibakteriell, wundheilend, hautregenerierend, hormonell ausgleichend; Insekten abwehrend.

Psychische Wirkung
Entspannend, ausgleichend, zuversichtlich stimmend, stresslösend, stimmungsaufhellend, (speziell bei Zyklusschwankungen und im Klimakterium).

Besonderheiten
Rosengeranie ist ein besonders hautverträgliches, pflegendes und hautregenerierendes ätherisches Öl, welches in entsprechender Verdünnung vielseitig eingesetzt werden kann.

In Haut- und Körperpflegeprodukten wird Rosengeranie aufgrund des rosenartigen Duftes und der ähnlichen Wirkung häufig zum Strecken oder als Ersatz für das deutlich teurere Rosenöl verwendet.

HAUSAPOTHEKE

Hautpflege

Rosengeranie unterstützt und pflegt ältere, ermüdete Gesichtshaut oder Pergamenthaut und verleiht dem Pflegeprodukt einen angenehmen Duft. Auch die Bildung von Narben wird vermindert, wenn das Narbenpflegeöl regelmäßig auf noch jüngere oder schon ältere vernarbte Körperstellen aufgetragen wird.

Gesichtsöl für die reifere Haut

5 Tr. **Rosengeranie**, 2 Tr. **Myrrhe**, 3 Tr. **Sandelholz**
+ 30 ml Jojobaöl und 20 ml Wildrosenöl

Narbenpflegeöl

5 Tr. **Rosengeranie**, 5 Tr. **Immortelle**, 5 Tr. **Lavendel fein**
+ 50 ml Wildrosenöl oder Hanfsamenöl

Fußpilz

Die befallenen Stellen am Fuß zweimal täglich betupfen.

10 Tr. **Rosengeranie**, 10 Tr. **Palmarosa**, 10 Tr. **Teebaum**
+ 50 ml Jojobaöl

FRAUENTHEMEN

PMS / Wechseljahre

Rosengeranie hilft, hormonbedingte Stimmungsschwankungen auszugleichen. Bei Unruhe und Gereiztheit wirkt es entspannend. Wasseransammlungen werden vor der Periode ausgeleitet.

Massageöl vor „den Tagen" und in den Wechseljahren

5 Tr. **Rosengeranie**, 5 Tr. **Fenchelsamen**, 5 Tr. **Majoran** (Duft: 3 Tr. Bergamotte od. 1 Tr. **Neroli 10 %**)
+ 50 ml Nachtkerzenöl

Pflegeöl „Rushing Woman"

5 Tr. **Rosengeranie**, 5 Tr. **Majoran**, 5 Tr. **Muskatellersalbei**, (Duft: 1 Tr. **Rose 10 %** oder **Neroli 10 %**
+ 50 ml Aprikosenkernöl

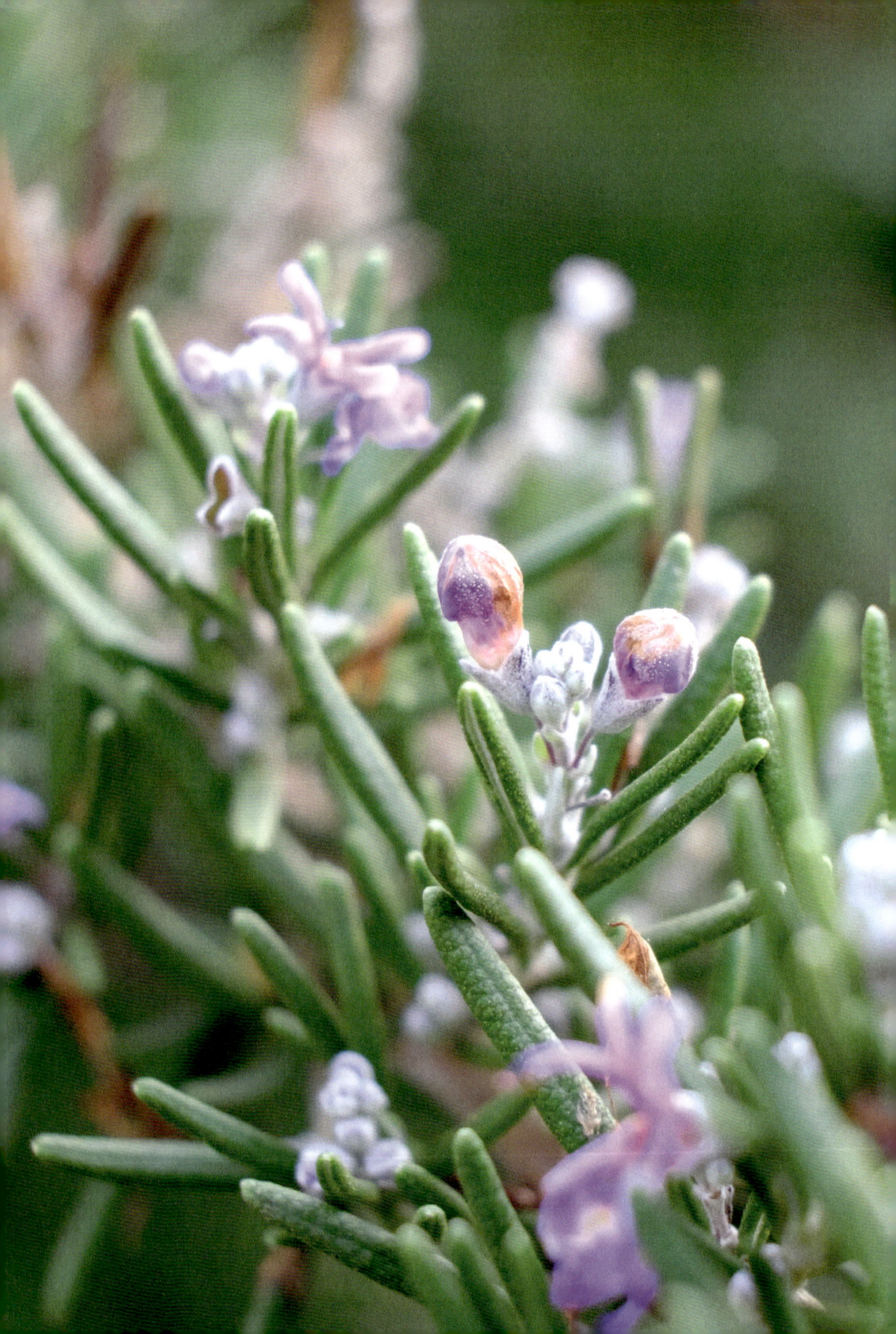

ROSMARIN ▲

Stärkt die Nerven und die Durchsetzungskraft

Botanischer Name der Pflanze
Salvia rosmarinus

Botanische Familie
Lamiaceae (Lippenblütler)

Gewinnung
Wasserdampfdestillation der Zweige

Herkunft des Öls
Frankreich (Korsika), Spanien, Portugal, Marokko, Tunesien

Geruch / Farbe / Konsistenz
Klarer, krautiger und frischer, belebender Duft, zuerst eindringlich, etwas an Eukalyptus erinnernd, nicht stechend. Helles, farbloses, dünnflüssiges Öl

Duftbereich
Kopfnote ▲

Wichtige Inhaltsstoffe* (Rosmarin Cineol)
Oxide
1,8-Cineol 45–50 %
Monoterpene 26–32 %
α-Pinen 12%
β-Pinen 9%
Camphen 4 %
para-Cymen 1,5 %
Monoterpenketone
Borneon (= Campher) 8–9 %
Monoterpenalkohole ca. 5 %
Sesquiterpene ca. 4 %
β-Caryophyllen 3 %

Körperliche Wirkung
Stark schleimlösend und auswurffördernd, durchblutungsfördernd, antibakteriell (besonders gegen Staphylococcus aureus), schmerzstillend, entzündungshemmend, die Gallensaftproduktion anregend, verdauungsfördernd, ausleitend, entgiftend.

Psychische Wirkung
Nervenstärkend, als Tonikum wirkend, muntermachend, konzentrationsfördernd.

➡ Warnhinweise / Besonderheiten
Rosmarinöl wird in drei Chemotypen unterteilt:

- **ROSMARIN CINEOL** (Tunesien): Prägender Inhaltsstoff ist das Oxid 1,8-Cineol. Der Kampferanteil ist gering, deshalb handelt es sich um ein allgemein verträgliches Öl.
  Einsatzschwerpunkte: Erkältungskrankheiten, Muntermacher, fördert die Konzentration

- **ROSMARIN VERBENON** (Frankreich): Prägende Inhaltsstoffe sind Monoterpene, Ester und Oxide. Der Monoterpenketonanteil ist gering (2 % Kampfer, 10 % Verbenon). Das Öl ist allgemein verträglich.
  Einsatzschwerpunkte: Leberregeneration u. Entgiftung, Unterstützung der Gallensaftproduktion, fördert die Verdauung

- **Rosmarin Campher** (Spanien): Es handelt sich um das am häufigsten eingesetzte Rosmarinöl. Allerdings ist der Kampferanteil relativ hoch. Er kann bis zu 27 % betragen. **Vorsicht: Rosmarin Campher** nicht für Babys, Kleinkinder, Schwangere, Epileptiker und Menschen, die zu Bluthochdruck neigen, verwendet. Einsatzschwerpunkte: Nervenstärkung, Kreislaufprobleme, Rekonvaleszenz, Muskelverspannungen, Gedächtnisförderung.

HAUSAPOTHEKE

Erkältung

Raumduft bei Bronchitis

5 Tr. **Rosmarin Cineol**,
5 Tr. **Zitrone**

Morgen-Duschgel „Erkältungszeit"

8–10 Tr. **Rosmarin Cineol**,
5 Tr. **Niauli**, 5 Tr. **Zitrone**
+ 100 ml neutrales Duschgel

Kreislauf

Bei morgendlicher Müdigkeit und bei Kreislaufschwäche auf Reisen einen Tropfen **R. Cineol** oder **R. Campher** auf ein Taschentuch oder in den Riechstift geben und daran riechen. Es kann auch morgens nach dem Weckerklingeln direkt am Ölfläschchen geschnuppert werden.

Muskel- und Gelenkchmerzen

Pflegeöl bei Schmerzen

4 Tr. **Rosmarin Campher**,
4 Tr. **Wacholderbeere**, 6 Tr. **Cajeput**
+ 50 ml Johanniskrautöl

Entgiften

Leber-Ölkompresse

Die nachfolgende Ölmischung auf eine Kompresse geben und diese erwärmen. Anschließend für 15 Minuten unterhalb des rechten Rippenbogens auflegen und danach noch weitere 15 Minuten ruhen.

3 Tr. **Rosmarin Verbenon**
+ 10 ml Sesamöl

Rekonvaleszenz

Körperöl „Stärkung"

5 Tr. **Rosmarin Campher**,
8 Tr. **Lorbeerblätter**,
10 Tr. **Weisstanne**
+ 100 ml Mandelöl

Konzentration & Nervenstärkung

Raumduft „Start am Morgen"

3 Tr. **Rosmarin Campher**,
3 Tr. **Zitrone**, 1 Tr. **Pfefferminze**

Raumduft „Nach dem Mittagessen"

2 Tr. **Rosmarin Cineol**, 2 Tr. **Bergamotte**, 2 Tr. **Litsea**, 2 Tr. **Orange**

Sandelholz ❤ / ■

Der verführerische Duft Indiens streichelt die Sinne und die Haut

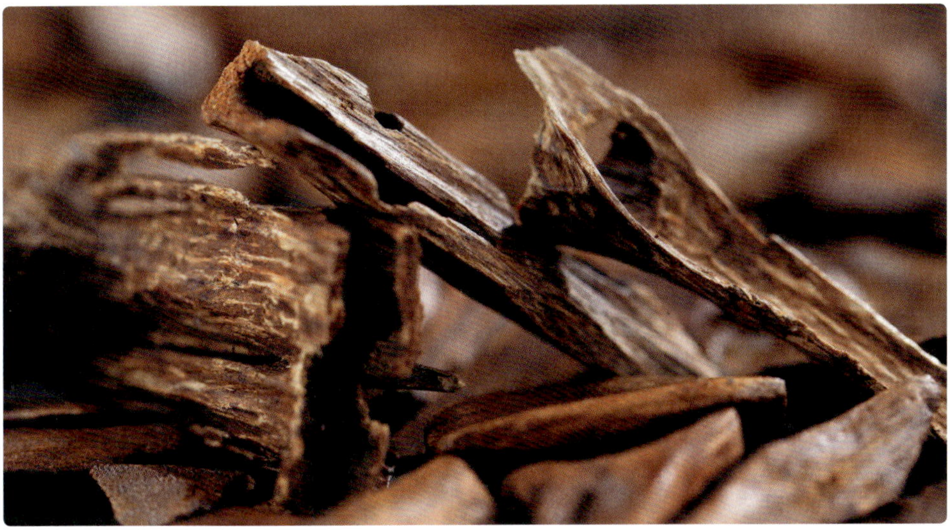

Botanischer Name der Pflanze
Santalum album

Botanische Familie
Santalaceae (Leinblattgewächse)

Gewinnung
Wasserdampfdestillation von gemahlenen Kernholzstücken und Wurzelteilen

Herkunft des Öls
Ostindien

Geruch / Farbe / Konsistenz
Weich, warm, holzig-balsamisch, exotisch, süßer Holzduft. Blassgelb bis bräunlich oder etwas grün. Ölig, schwer- bis zähflüssige Konsistenz

Duftbereich
Herz- Basisnote ❤ / ■

Wichtige Inhaltsstoffe*
Sesquiterpenalkohole 75–78 %
α-Santalol 48 %
β-Santalol 26 %
Sesquiterpene ca. 5 %
verschiedene Santalene
weitere Sesquiterpenverbindungen in sehr kleinen Mengen.

Körperliche Wirkung
Lymphflussfördernd, tonisierend, antibakteriell, antiseptisch, schleimlösend, hautzellenregenerierend, juckreizstillend.

Psychische Wirkung
Aphrodisierend, aufbauend, stimmungsaufhellend, sehr beruhigend, schlaffördernd, angstmindernd, stresslösend.

Besonderheiten
Sandelholzöl duftet warm, unnachahmlich samtig und gefällt speziell Herren ausnahmslos gut. Deshalb wird es zur Libidostärkung speziell in Mischungen für Männer erfolgreich eingesetzt. Auch bei Stress und Hetze wird es gerne verwendet. Die Wirkung von **Sandelholz** ist geprägt von den enthaltenen Sesquiterpenalkoholen. Es handelt sich um ein sehr hautverträgliches ätherisches Öl. Beim Einkauf ist es wichtig, auf seriöse Anbieter zu vertrauen. Das hochpreisige Öl wird häufig gestreckt mit minderwertigen Ölen. Ein qualitativ hochwertiges Öl wird nur von Bäumen gewonnen, die älter als 15 Jahre sind. Die Gewinnung des Öls ist staatlich streng lizenziert, um Raubbau zu vermeiden.

Alternativ zum immer seltener werdenden und sehr hochpreisigen ostindischen Sandelholzöl wird aufgrund der ähnlichen Eigenschaften ein Sandelholzöl mit dem Namen **Sandelholz neukaledonisch** angeboten. Es wird von der Sandelholzbaum-Art *Santalum austrocaledonicum* gewonnen, die in Neukaledonien beheimatet ist.

Rosen Attar: Nach alter indischer Tradition wird **Rosen Attar** hergestellt. Hierzu erfolgt die Destillation von Rosenöl auf bekannte Weise, allerdings tropft das Kondensat in ein Gefäß, welches Sandelholzöl enthält. Dabei reichert sich das Sandelholzöl mit dem Rosenkondensat an.

HAUSAPOTHEKE

Hautpflege
Sandelholz eignet sich aufgrund seiner antiseptischen, juckreizstillenden und regenerierenden Wirkung sehr gut als Zusatz in Hautpflegeprodukten für Problemhaut.

Kompresse bei Akne
Eine Kompresse in der nachfolgenden Mischung tränken und auf die Hautpartien auflegen.

2–3 Tr. **Sandelholz**
+ etwas warmes Wasser

Gesichtsöl für die reife Haut

5 Tr. **Sandelholz**, 2 Tr. **Rosengeranie** (1 Tr. **Rose**), 2 Tr. **Benzoe Siam**
+ 35 ml Mandelöl und 15 ml Wildrosenöl

Handbalsam „Rissige Hände“
Wenn die Haut der Hände durch den beruflichen Alltag aufgesprungen, spröde, wund und rissig ist, bedarf es einer besonderen Pflege.

Ein Balsam auf Basis von Sheabutter lindert die Symptome und macht die Hände wieder weich und geschmeidig. Die Sheabutter in einem Wasserbad sanft erwärmen, alle weiteren Zutaten hinzufügen, umrühren und erkalten lassen.

- 5 Tr. **Sandelholz**, 4 Tr. **Karottensamen**, 2 Tr. **Benzoe Siam**
  + 25 ml Sheabutter u. 35 ml Mandel- u. 15 ml Weizenkeimöl

Infekte, Blasenentzündung

Sowohl bei Blasenentzündungen als auch bei einer Brochitis mit festsitzendem Husten kann **Sandelholz** hilfreich sein.

Sitzbad bei Unterkühlung der Blase

- 3 Tr. **Sandelholz**, 3 Tr. **Teebaum**, 2 Tr. **Kamille blau**
  + 1–2 EL Meersalz

Stress

Körperöl zum Einreiben

Bei Stress und innerer Unruhe, zur Unterstützung der Meditation. Für Pulse und Solarplexus.

- 3 Tr. **Zeder**, 3 Tr. **Sandelholz**, 6 Tr. **Mandarine rot**, 8 Tr. **Litsea**
  + 50 ml Jojobaöl

Raumduft „Lust & Liebe"

- 3 Tr. **Sandelholz**, 3 Tr. **Orange**, 1 Tr. **Ylang Ylang** (1 Tr. **Rose 100 %** od. **Jasmin 100 %**)

NATURPARFUM

Für die Herstellung eines Naturparfums oder einer Körperölmischung mit erotisierender, verführerischer Duftnote ist Sandelholz unerlässlich. Kombinieren lässt sich das Öl besonders gut mit folgenden ätherischen Ölen oder Absolues:

- **Frangipani (Absolue)**
- **Ingwer**
- **Jasmin (Absolue)**
- **Pfeffer schwarz**
- **Rose**
- **Rose (Absolue)**
- **Tuberose (Absolue)**
- **Ylang Ylang kompl.**
- **Zeder**
- **Vetiver**

Rezepturvorschläge

Die nachfolgenden Parfummischungen auf Basis von Jojobaöl sollten ca. zwei Wochen ruhen, um den Duft entfalten zu können. Die Mischungen können in ein 10-ml-Roll-On-Fläschchen gegeben werden, um den Duft auf dem Körper leichter zu verteilen. Informationen zur Herstellung von Naturparfums, Seite 37.

Naturparfum Roll-On-Mischungen

- 5 Tr. **Sandelholz**, 2 Tr. **Vetiver**, 1 Tr. **Rose 100 %**
  + 10 ml Jojobaöl

- 5 Tr. **Sandelholz**, 1 Tr. **Jasmin 100 %**, 1–2 Tr. **Benzoe Siam**
  + 10 ml Jojobaöl

Schafgarbe ❤

Entzündungshemmend, wundheilend und krampfösend

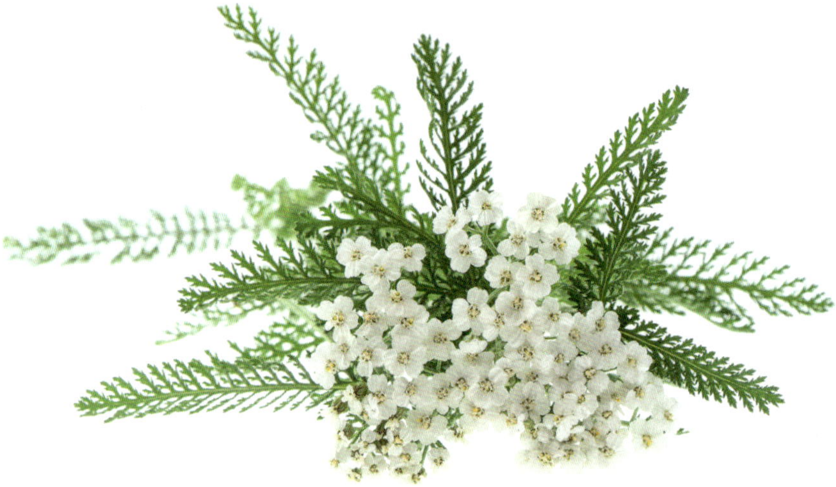

Botanischer Name der Pflanze
Achillea millefolium

Botanische Familie
Asteraceae (Korbblütler)

Gewinnung
Wasserdampfdestillation
des getrockneten Krautes

Herkunft des Öls
Ungarn, Balkanländer, Russland

Geruch / Farbe / Konsistenz
Weich, warm-krautig, leicht bitter.
Durch den hohen Chamazulengehalt
von tief dunkelblauer Farbe,
die auch Flecken hinterlässt.
Normalflüssiges Öl

Duftbereich
Herznote ❤

Wichtige Inhaltsstoffe*
Sesquiterpene ca. 35 %
Chamazulen ca. 12 %
β-Caryophyllen 11 %
δ-Germacren 17 %
Monoterpene ca. 30 %
Sabinen 13–14 %
β-Pinen 11 %
Ester 2–5 %
Bornylacetat 1–2 %
Monoterpenketone 3–8 %
Borneon (Kampfer) 0,5 %
Artemisiaketone 3,5 %
Monoterpenalkohole
in kleinen Mengen
Sesquiterpenalkohole
in kleinen Mengen
Oxide 5 %
1,8-Cineol 2,5 %
Caryophyllenoxide 2 %

Körperliche Wirkung
Stark entzündungshemmend, wundheilend, stark epithelisierend, Menstruationszyklen regulierend, krampflösend, die Produktion der Gallensäfte anregend, schmerzmindernd bei Verdauungsbeschwerden, Koliken und Menstruationskrämpfen.

Psychische Wirkung
Stimmungsaufhellend, stärkend, sehr beruhigend, schlaffördernd, angstmindernd, stresslösend.

➠ Warnhinweise / Besonderheiten
Die Wiesen-Schafgarbe gehört zu den seit alters her bekannten und bewährten heimischen Heilkräutern. Das Verbreitungsgebiet erstreckt sich bis nach Sibirien. Aufgrund der ähnlichen Wirkweise wurde Schafgarbe vielerorts auch „Bauernkamille" genannt und diente als Ersatz für die deutlich schwerer zu erhaltende Deutsche Kamille.

Das seltene blaue Chamazulen prägt dieses Öl stärker als das Öl der Deutschen Kamille. Bei Anwendungen in Pflegeölen sollte beachtet werden, dass Schafgarbenöl stark färbt. Der schwankende Monoterpenketongehalt gebietet Vorsicht bei der Anwendung während der Schwangerschaft und bei Kleinkindern. Wer auf Korbblütler allergisch reagiert, sollte vor Verwendung des Öls einen Verträglichkeitstest durchführen. Für Allergiker bietet sich alternativ LAVENDEL FEIN an. In der Duftlampe wird das Öl nur gering dosiert (1–2 Tropfen).

HAUSAPOTHEKE

Hautpflege

Wunden
Für die Wundbehandlung 1–2 Tropfen Schafgarbe in einem Esslöffel Johanniskrautöl vermischen und vorsichtig auf die Wunde auftragen. Eventuell mit einer sterilen Kompresse abdecken.

Sitzbad nach OP od. Entbindung
Zutaten in einen WC-Aufsatz für Sitzbäder geben und mit warmem Wasser auffüllen.

3 Tr. SCHAFGARBE
+ 1–2 EL Totes Meer Badesalz

Venenöl
Entzündungshemmend und juckreizstillend.

3 Tr. SCHAFGARBE, 5 Tr. LEMONGRASS, 4 Tr. MYRTE, 1 Tr. WACHOLDERBEERE, 1 Tr. ZYPRESSE
+ 50 ml Calendulaöl

Frauenthemen
SCHAFGABE eignet sich als Zugabe zu Ölmischungen für Einreibungen bei krampfartigen Schmerzen vor und während der Menstruation.

Verdauung, Leberstärkung
Mischung für eine Ölkompresse.

2 Tr. SCHAFGARBE, 2 Tr. KAROTTENSAMEN
+ 1 EL Sesamöl

Teebaum ❤

Der Alleskönner bei Bakterien, Viren und Pilzen

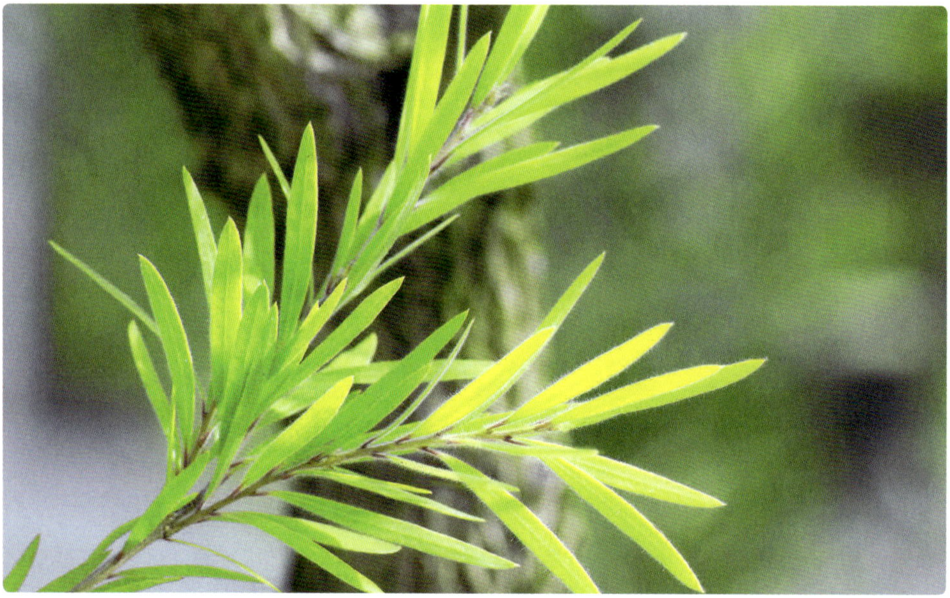

Botanischer Name der Pflanze
Melaleuca alternifolia

Botanische Familie
Myrtaceae (Myrtengewächse)

Gewinnung
Wasserdampfdestillation der Blätter und Zweige

Herkunft des Öls
Australien

Geruch / Farbe / Konsistenz
Strenger, intensiver und sehr medizinischer Geruch, etwas kampferartig. Klares, farbloses, dünnflüssiges Öl

Duftbereich
Herznote ❤

Wichtige Inhaltsstoffe*
Monoterpene ca. 46 %
γ-Terpinen 22,1 %
α-Terpinen 8,1 %
para-Cymen 5,7 %
weitere in kleinen Mengen
Monoterpenalkohole 35–45 %
Terpinen-4-ol 36 %
α-Terpineol 2 %
Sesquiterpene 5 %
Oxide
1,8-Cineol ca. 4 %
Sesquiterpenalkohole in kleinen Mengen

Körperliche Wirkung
Stark antibakteriell, antiviral, antimykotisch, immunmodulatorisch, entzündungshemmend, schmerzmindernd, zellregenerierend; antiparasitisch (Läuse).

Psychische Wirkung
Nervenstärkend.

Warnhinweise / Besonderheiten
Der Teebaum gehört zu der großen Gruppe der Melaleuca-Arten, die in Ostasien, Australien und Neuseeland beheimatet ist. Der Baum ist nicht mit dem Teestrauch (*Camellia sinensis*) verwandt, sondern der Name Teebaum stammt wohl vom britischen Seefahrer und Entdecker James Cook und seiner Crew, die im 18. Jhd. Australien bereisten und sich aus den Blättern Tee zubereiteten. Heute werden die Bäume für die Ölgewinnung meistens in großen Plantagen angebaut.

TEEBAUM ist ein gut verträgliches ätherisches Öl mit breitem Wirkspektrum. Es gehört in jede Haus- und Reiseapotheke. Wer den Duft nicht mag, kann alternativ LAVENDEL FEIN verwenden oder dieses mit etwas Teebaum- oder Palmarosaöl mischen. Bei Erkältungsbeschwerden kann auf NIAULI oder CAJEPUT ausgewichen werden.

Haltbarkeit: Angebrochene Fläschchen sollten zügig verbraucht und nicht länger als 6–9 Monate aufbewahrt werden. Durch den Kontakt mit Sauerstoff können sich hautreizende Oxidverbindungen bilden.

HAUSAPOTHEKE

Hinweis: Um die Wirksamkeit der nachfolgenden Rezepturen zu garantieren und Hautreizungen zu vermeiden, sollte nur hochwertiges, naturreines Teebaumöl angeschafft und dieses dann möglichst schnell verbraucht werden.

Hautpflege

Juckreiz bei Wunden und Insektenstichen

- 1 Tr. TEEBAUM pur auf die Wunde oder juckende Stelle auftragen

Fußpilz
Nach Aufenthalten im Schwimmbad oder öffentlichen Duschen sollten die Füße immer gut getrocknet werden – auch zwischen den Zehen. Es kann zur Vorbeugung danach ein Tropfen TEEBAUM pur oder der nachfolgend beschriebene Balsam aufgetragen werden. Bei Befall wird der Balsam auch regelmäßig aufgetragen. In akuten Fällen können die enthaltenen ätherischen Öle der Mischung auch tropfenweise pur aufgetragen werden (ohne Sheabutter).

Balsam „Fußpilz"

- 10 Tr. TEEBAUM, 5 Tr. PALMAROSA, 5 Tr. ROSENGERANIE
+ 25 ml Sheabutter

Wundbehandlung
Die nachfolgende Mischung der ätherischen Öle kann ausnahms-

weise pur aufgetragen oder in einem Pflanzenwasser gelöst auf die betroffene Stelle aufgesprüht werden.

- 2 Tr. **Teebaum**, 2 Tr. **Manuka**, 2 Tr. **Lavendel fein**, **2 Palmarosa**
  + 20 ml Rosen- oder Lavendelwasser

Gürtelrose

Die Applikation der ätherischen Öle erfolgt wie oben entweder in Mischung pur oder die Mischung wird in einem geeigneten Pflanzenwasser gelöst und auf die betroffenen Flächen gesprüht.

- 4 Tr. **Teebaum**, 4 Tr. **Ravintsara**, 4 Tr. **Lavendel fein**, 1 Tr. **Kamille röm.**
  + 50 ml Rosenwasser

Mundpflege

Lippenherpes

Gleich zu Beginn der ersten Anzeichen einen Tropfen **Teebaum** pur auf die schmerzenden Stellen tupfen. Danach mit dem Balsam weiter behandeln.

Lippenbalsam „Herpes"

- 2 Tr. **Teebaum**, 1 Tr. **Lavendel fein**
  + 1 TL Sheabutter

Aphthen

Ein Wattestäbchen mit 1–2 Tropfen Teebaumöl benetzen und pur auf die Aphthe auftragen. Bei akuten Beschwerden stündlich wiederholen.

Zahnfleischbluten

Zur Prophylaxe gegen Zahnfleischbluten können einfach 1–2 Tropfen **Teebaum** in etwas Wasser zum Gurgeln gegeben werden, oder es wird folgende **Grundmischung** hergestellt und diese teelöffelweise in ein halbes Glas Wasser gegeben und bei Bedarf gegurgelt.

Grundmischung „Mundwasser"

- 5 Tr. **Teebaum**, 5 Tr. **Lavendel fein**, 5 Tr. **Zitrone**, 5 Tr. **Pfefferminze**
  + 100 ml Pfefferminzwasser

Läusebefall

Die Mischung „Laus-Raus" wird auf den gewaschenen und Strähne für Strähne gescheitelten Haarboden und den Haaren selbst auftragen. Danach den Kopf mit einem Handtuch bedecken und 30 Min. einwirken lassen. Tote Nissen nach erneutem Waschen mit einem Läusekamm gründlich rauskämmen und den ganzen Vorgang nach neun Tagen wiederholen.

Haar- und Kopfhautöl „Laus-Raus"

- 5 Tr. **Teebaum**, 5 Tr. **Lavendel fein**, 5 Tr. **Rosengeranie**
  + 2 EL Mandelöl

Zeckenbiss

Erst nach vollständiger Entfernung der Zecke **Teebaum** pur auf die betroffene Stelle auftragen.

- 1–2 Tr. **Teebaum**

Thymian ▲, ❤ / ■

Desinfizierend, antiinfektiös und feurig

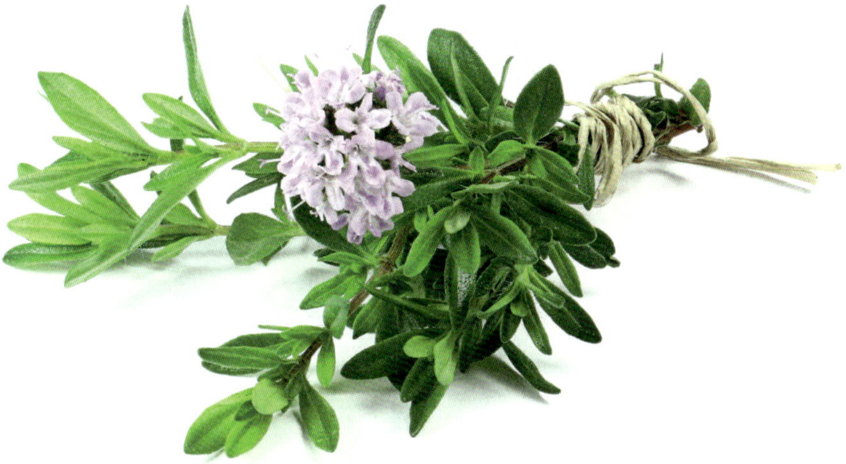

Botanischer Name der Pflanze
Thymus vulgaris

Botanische Familie
Lamiaceae (Lippenblütler)

Gewinnung
Wasserdampfdestillation des Krautes

Herkunft
Je nach Chemotyp
Frankreich, Spanien

Geruch / Farbe / Konsistenz
Je nach Chemotyp
entweder frisch, mild und zitronig (Ct. Linalool)
oder kräftig krautig (Ct. Thymol).
Helles, dünnflüssiges Öl

Duftbereich
Kopfnote ▲ (Ct. Linalool)
Herz- Basisnote ❤ / ■ (Ct. Thymol)

Wichtige Inhaltsstoffe*

Thymian Linalool
Monoterpenphenole 3 %
Thymol 3 %
Monoterpene 20 %
v. a. γ-Terpinen
Monoterpenalkohole 55 %
Linalool 43 %
Terpinen-4-ol 11 %
Ester 1 %
Linalylacetat
Oxide ca. 2 %
1,8-Cineol 2 %

Thymian Thymol
Monoterpenphenole 55 %
Thymol 42–52 %
Carvacrol 3 %
Monoterpene ca. 33 %
para-Cymen 13–20 %
γ-Terpinen
Monoterpenalkohole 4 %
Linalool 4 %
Sesquiterpene 4–5 %

Warnhinweise / Besonderheiten

Der „Echte Thymian" wird hauptsächlich in zwei Chemotypen (Ct.) unterteilt. Diese Unterteilung findet sich auch in der näheren Bezeichnung der Ausgangspflanzen wieder:
-> *Thymus vulgaris Ct. Linalool*
-> *Thymus vulgaris Ct. Thymol*

Je nach Anbaugebiet, welches den Chemotyp der Pflanze prägt, können somit zwei sehr unterschiedliche ätherische Öle gewonnen werden, deren Einsatzbereiche unbedingt voneinander abgegrenzt werden sollten, da die inhaltsstoffliche Zusammensetzung deutlich voneinander abweicht:

- **Thymian Linalool** (Frankreich): In den höher gelegenen Anbaugebieten der Provence (1250–1500 m ü. M.) bildet dieser Thymiantyp in größeren Mengen den Inhaltsstoff Linalool. Das Öl ist mild und hautverträglich und kann auch als Ersatz für Lavendel verwendet werden.

  Wirkung:
  Antibakteriell, antiviral, entkrampfend, immunstärkend, antimykotisch.

  Anwendung:
  Aufgrund des geringen Thymolgehalts kann dieses Öl in entsprechender Verdünnung (0,5 %ig) bereits für Kleinkinder ab einem Jahr bei Erkältungskrankheiten eingesetzt werden, insbesondere bei Husten, Mittel- und Nebenhöhlenentzündungen.

- **Thymian Thymol** (Spanien): Dieser Thymiantyp wird auch der „feurige" Chemotyp genannt. Er wächst in Meeresnähe auf einer Höhe von bis zu 400 m ü. M. und bildet in diesen Lagen die Monoterpenphenole Thymol und Carvacrol aus.

  Wirkung:
  Stark antibakteriell, stark antiviral, entzündungshemmend, stark durchblutungsfördernd, das Immunsystem anregend, schmerzlindernd.

  Anwendung:
  Aufgrund des hohen Anteils an Phenolen wird dieses sehr stark hautreizende Öl nur gezielt eingesetzt und ist nicht für Kinder, Schwangere und gewichtsreduzierte betagte Menschen geeignet. Dosiert wird nur 0,2 %ig. Eine Anwendung erfolgt max. über sechs Wochen. Das Öl gilt als pflanzliches Breitband-Antibiotikum und kommt beim MRSA zum Einsatz. Auch bei schwerer bronchialer Erkrankung wird es eingesetzt, da es zudem den Schleimabtransport durch die Entkrampfung der Bronchien erleichtert. Thymian Thymol hat sich bei starken Schmerzen des Bewegungsapparates bewährt und wird auch bei Erschöpfung und nach langer Krankheit eingesetzt.

HAUSAPOTHEKE

Erkältung

Halsentzündung / Bronchitis

Täglich mehrmals mit der Mischung Brust und Hals einreiben. Alternativ die Hälfte der Mischung auf ein Baumwolltuch geben. Dieses, je nach Beschwerden, um den Hals oder auf die Brust legen und mit einem Wolltuch abgedeckt 10–15 Minuten ruhen.

1 Tr. **Thymian Thymol**
+ 1 EL Johanniskrautöl

Gurgelwasser zur Prophylaxe

Einen Teelöffel der Mischung in ein Glas Wasser geben und regelmäßig damit den Mund gründlich spülen und gurgeln.

1–2 Tr. **Thymian Thymol**, 5 Tr. **Lorbeerblätter**, 5 Tr. **Pfefferminze**, 5 Tr. **Zitrone**, 5 Tr. **Myrte türk.**
+ 100 ml Pfefferminzwasser

Riechstift „Schnupfnase"

Die ätherischen Öle auf das Watteröllchen des Stifts träufeln und bei Schnupfen regelmäßig daran riechen. Für Kinder ab 4 Jahren.

1 Tr. **Thymian Linalool**, 2 Tr. **Mandarine rot**, 1 Tr. **Benzoe Siam**

Erschöpfung / Immunsystem

Die nachfolgende Ölmischung wird zur Stärkung des Immunsystems 2–3 Wochen täglich zur Einreibung von Brust und Rücken verwendet. Geeignet ab Schulkindalter.

Brustöl „Immunstark"

10 Tr. **Thymian Linalool**,
5 Tr. **Basilikum**,
3 Tr. **Angelikawurzel**
+ 100 ml Sesamöl

Fußbehandlung zur Stärkung des Immunsystems

Mit der unten genannten Mischung zwei Wochen lang täglich die Fußsohlen einreiben. Eine Woche pausieren, danach noch ein- bis zweimal die Prozedur wiederholen.

Fußöl „Fit"

2 Tr. **Thymian Thymol**, 8 Tr. **Lorbeerblätter**, 8 Tr. **Cajeput**, 5 Tr. **Benzoe Siam**, 3 Tr. **Rosmarin Campher**
+ 100 ml Mandelöl

Nagelpilz

Nagelbalsam

Den Balsam 1–2 mal täglich auf die betroffenen Nägel und das Nagelbett aufbringen. Mit der gleichen Mischung der ätherischen Öle, jedoch ohne die Sheabutter, kann mit einem TL Salz ein Fuß- oder Handbad durchgeführt werden.

5 Tr. **Thymian Thymol**,
8 Tr. **Teebaum**, 5 Tr. **Palmarosa**,
5 Tr. **Lemongrass**
+ 25 ml Sheabutter (Balsam)
+ 1 TL Meersalz (Bad)

Lindert chronische Schmerzen und lässt uns vertrauen

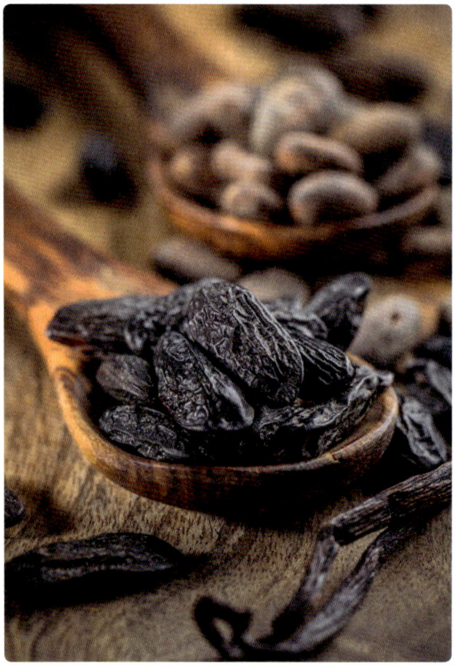

Botanischer Name der Pflanze
Dipteryx odorata

Botanische Familie
Fabaceae
(Schmetterlingsblütengewächse)

Gewinnung
Alkoholauszug der Bohnen

Herkunft des Extrakts
Peru, Brasilien, Venezuela

Geruch / Farbe / Konsistenz
Warm, intensiv, süß, mit Bittermandelnote.
Dunkelbraun und dickflüssig

Duftbereich
Basisnote

Wichtige Inhaltsstoffe*
Cumarine 60 %
α-Benzopyron 60 %
Aromatische Aldehyde
in Spuren
Weingeist 25 %

Körperliche Wirkung
Durchblutungsfördernd und erwärmend, entkrampfend, schmerzlindernd (speziell bei chronischen Schmerzen), lymphentsstauend, hormonell ausgleichend.

Psychische Wirkung
Reguliert den Serotoninhaushalt und wirkt deshalb geistig entspannend, beruhigend, angstlösend, erheiternd, stimmt gelassen im Alltagsstress, unterstützt den erholsamen Schlaf, bei Unruhe, Trauer, Niedergeschlagenheit.

Besonderheiten
TONKAEXTRAKT enthält überwiegend Cumarine. Diese prägen auch den Duft von Waldmeister und Heu und sind uns daher bekannt.

TONKAEXTRAKT hat eine sehr entspannende Wirkung. Der Duft hüllt uns ein und vermittelt Geborgenheit und Sicherheit. Zudem weckt das nach Bittermandel und Vanille duftende Aroma in uns schöne Erinnerungen an gemütliche Adventsnachmittage oder Weihnachtsbäckerei.

Tonkabohnen sind das aktuelle Mode-Gewürz der Spitzenköche. Gebäck und Desserts werden mit dem Geschmackswunder aromatisiert.

HAUSAPOTHEKE

Frauenthemen

Tonkaextrakt als Zusatz in einem Massageöl wirkt durchblutungsfördernd, erwärmend, entkrampfend, schmerzlindernd und hormonell ausgleichend. Diese Ölmischungen eignet sich besonders gut in den Wechseljahren, für schmerzlindernde Einreibungen und entspannende Bauchmassagen.

Körperöl „Geborgenheit“
Verwöhnt die Sinne, schenkt Ruhe und Entspannung und hebt die Stimmung.

2 Tr. **Tonkaextrakt**, 1 Tr. **Bergamotte**, 4 Tr. **Mandarine rot**,
3 Tr. **Benzoe Siam**,
1 Tr. **Rose türk. 10 %**
+ 50 ml Mandelöl

Haaröl „Duft & Zuversicht“
Etwas Haaröl in in das feuchte Haar massieren. Über Nacht einwirken lassen und morgens auswaschen.

3 Tr. **Tonkaextrakt**, 10 Tr. **Vanilleextrakt**
+ 30 ml Hanfsamenöl

Schmerzen

Vollbad bei chronischen Schmerzen
Die Mischung reicht für 3 Vollbäder. Pro Bad werden 7 EL in das einlaufende Wasser gegeben.

5 Tr. **Tonkaextrakt**, 20 Tr. **Lavendel fein**, 5 Tr. **Rosengeranie**,
6 Tr. **Zeder**
+ 2–3 EL Totes Meer Badesalz

Schmerzöl bei entzündl. Rheuma

7 Tr. **Tonkaextrakt**, 5 Tr. **Pfeffer schwarz**, 5 Tr. **Majoran**,
5 Tr. **Wacholderbeere**,
2 Tr. **Zimtrinde**
+ 100 ml Johanniskrautöl

Pflegeöl bei Lymphödem

7 Tr. **Tonkaextrakt**, 10 Tr. **Grapefruit**, 5 Tr. **Wacholderbeere**,
5 Tr. **Zypresse**, 5 Tr. **Sandelholz**
+ 100 ml Mandelöl

KÜCHE & GENUSS

Tonka-Plätzchen
Mithilfe von Tonka lässt sich Gebäck sehr gut beduften. Einige Tropfen des Extrakts auf ein Taschentuch geben und zusammen mit dem Gebäck in einer luftdichten Dose verpacken. Zwei Wochen stehen lassen.

Tonka-Schlagsahne

2–3 Tr. in 250 ml Sahne geben

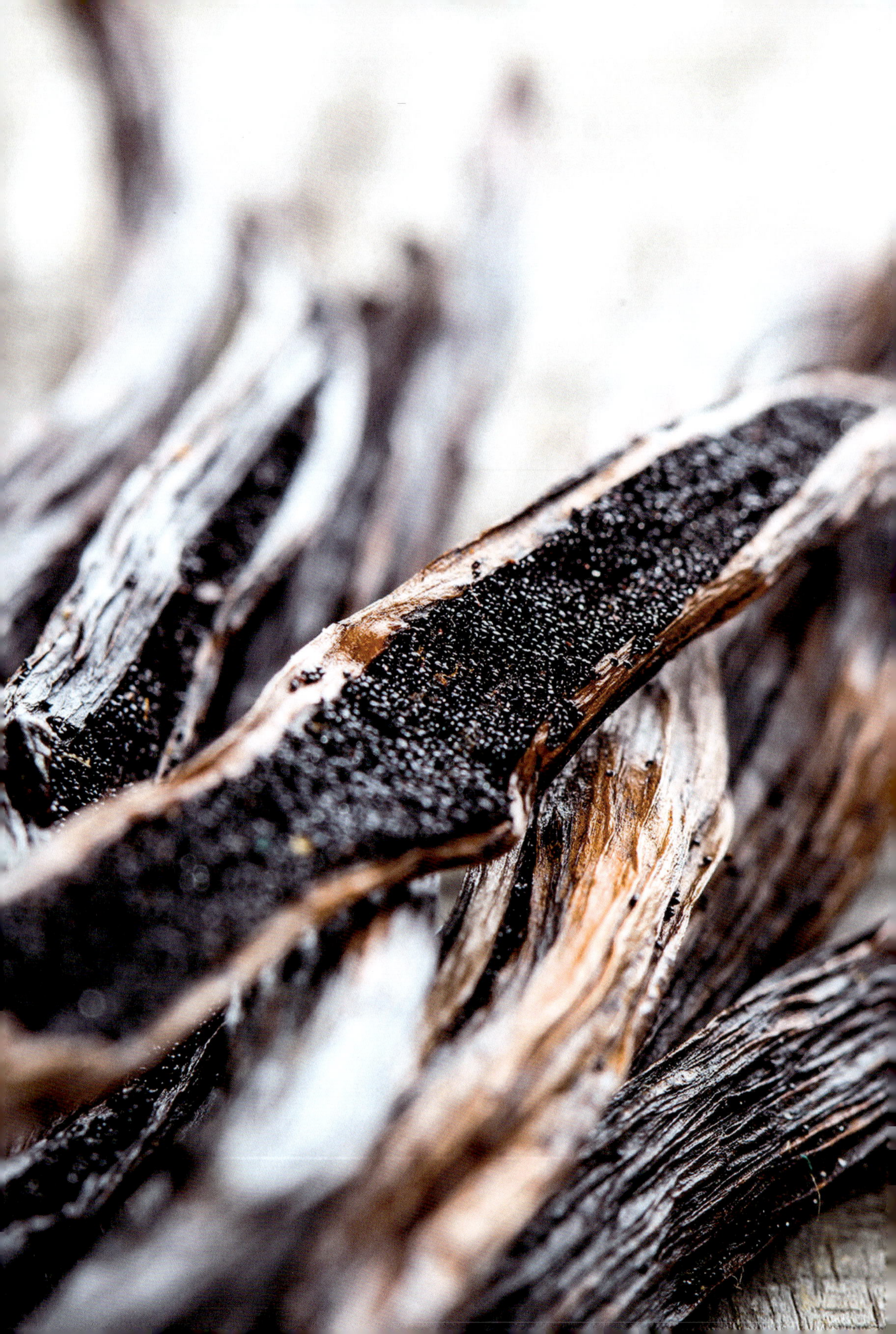

Vanilleextrakt ■

Der glücklichmachende und Geborgenheit vermittelnde Kuscheldduft

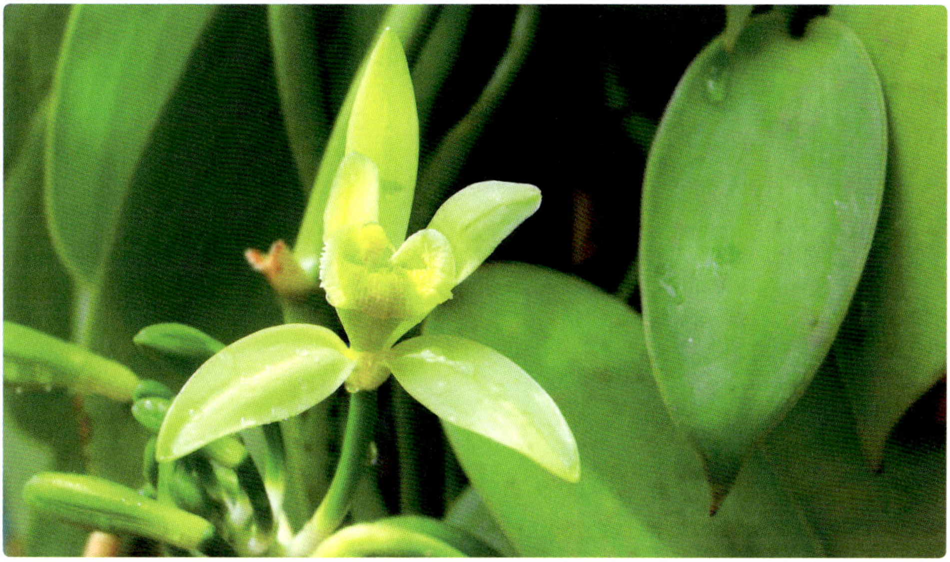

Botanischer Name der Pflanze
Vanilla planifolia

Botanische Familie
Orchidaceae (Orchideengewächse)

Gewinnung
Alkoholauszug der fermentierten, schotenförmigen Fruchtkapseln

Herkunft
Madagaskar, Komoren, La Réunion

Geruch / Farbe / Konsistenz
Süß, aromatisch, vielschichtig, honigartig. Dunkelbraune, etwas klebrige und zähflüssige Substanz

Duftbereich
Basisnote ■

Wichtige Inhaltsstoffe*
(in 50–75 % Ethanol gelöst)
Aromatische Aldehyde
Vanillin 80 %
Aromatische Säuren
Essigsäure, Capronsäure und Isobuttersäure in Spuren
Aromatische Ester, Monoterpenalkohole und Monoterpenphenole
in Spuren

Körperliche Wirkung
Antimykotisch, hautfreundlich.

Psychische Wirkung
Beruhigend, angstlösend, stresslösend, regt die Ausschüttung von Serotonin an; Wärme, Geborgenheit und Behaglichkeit vermittelnd.

Besonderheiten
Die Echte Vanille ist eine rankende Orchideenart, die ursprünglich in Mittelamerika beheimatet ist, aber inzwischen auf La Réunion, Madagaskar, den Komoren, in Indonesien und Indien angebaut wird. Da jedoch die Kolibris, die die Blüten der Pflanze bestäuben, in diesen Ländern nicht leben, müssen die Blüten sehr arbeitsintensiv von Hand bestäubt werden. Sechs bis acht Monate nach der Bestäubung werden die grünen Schoten geerntet und in einem aufwendigen Prozess (die Schoten werden eingepackt und „zum Schwitzen gebracht") fermentiert und anschließend getrocknet.

Der Duft von naturreinem Vanilleextrakt setzt sich aus ca. 100 Duftmolekülen zusammen. Für die meisten Produkte, die Vanille enthalten, wird ein Imitat aus dem Labor verwendet, das sich ausschließlich auf den Inhaltsstoff Vanillin beschränkt. Nur 10% aller Produkte auf dem Weltmarkt enthalten tatsächlich das Naturprodukt. Da die Nachfrage nach echter Vanille stetig steigt, wird sie beständig teurer.

Interessanterweise ist der Duft von Vanille uns bereits aus Kindertagen bekannt, da die Muttermilch danach duftet und Babybrei und Babykosmetik damit verfeinert werden. Somit erinnert uns der Duft lebenslang an Geborgenheit, Schutz und Mama. Vanilleextrakt wird in der Aromatherapie meistens im psychischen Bereich angewandt. Auch in der Küche wird es verwendet.

HAUSAPOTHEKE

Stress & Nervosität

Körperöl „Gelassenheit"

3 Tr. **Vanilleextrakt**,
5 Tr. **Lavendel fein**, 5 Tr. **Orange**
3 Tr. **Muskatellersalbei**
+ 50 ml Mandelöl

Körperöl bei Aufregung und Überanstrengung

1 Tr. **Vanilleextrakt**, 3 Tr. **Lavendel fein**, 1 Tr. **Koriandersamen**,
4 Tr. **Mandarine rot**
50 ml Mandelöl

Riechstift „Angst & Heimweh"
Die ätherischen Öle auf das Watteröllchen des Riechstifts geben und bei Bedarf immer wieder daran schnuppern.

3 Tr. **Vanilleextrakt**, 1 Tr. **Tonkaextrakt**, 4 Tr. **Orange**

KÜCHE & GENUSS

Vanillezucker / Vanillehonig
Vanilleextrakt in ein Schraubglas träufeln und die Innenwände des Glasgefäßes damit benetzen. Danach mit dem Zucker oder Honig befüllen und ein paar Tage reifen lassen.

5–6 Tr. **Vanilleextrakt**
+ 50 g Zucker oder Honig

Gut geerdet und verwurzelt den Stürmen des Lebens begegnen

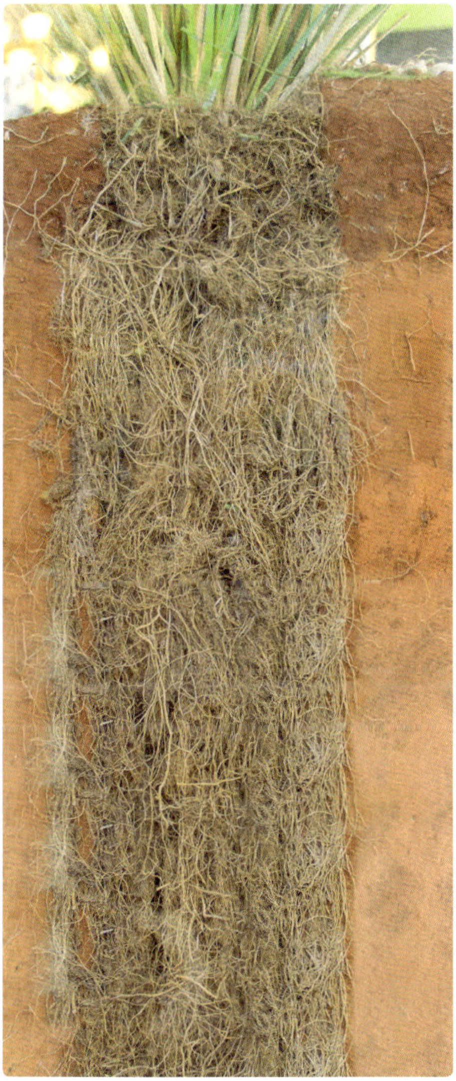

Botanischer Name der Pflanze
Vetiveria zizanioides

Botanische Familie
Poaceae (Süßgräser)

Gewinnung
Wasserdampfdestillation der getrockneten Wurzeln

Herkunft
Madagaskar, La Réunion, Sri Lanka, Indien, Indonesien, Mauritius

Geruch / Farbe / Konsistenz
Dunkler, erdiger, brandig-rauchiger Duft. Weiches, holzig-balsamisches, fast süßes Aroma.
Die Konsistenz ist zähflüssig bis fest und die Farbe ist erdig braun.
Die Substanz wird mit einem kleinen Spatel (Sp.), der in der Verschlusskappe steckt, entnommen

Duftbereich
Basisnote ■

Wichtige Inhaltsstoffe*
(Vetiveröl enthält seine „ganz persönlichen" Inhaltsstoffe, die in anderen Ölen nicht zu finden sind und starken Schwankungen unterliegen)
Sesquiterpene 45–50 %
v. a. Vetiven
Sesquiterpenalkohole 35 %
Vetiverole, Biclovetiverol, Triclovetiverol, Vetivenole, Khusinol 15 %
Sesquiterpenketone 15 %
α- und β-Vetivon
Säuren ca. 10 %
Khusensäure, Isokhusensäure
Weitere Sesquiterpenverbindungen in kleinen Mengen

Körperliche Wirkung
Die Drüsen (endokrines System) sowie den Kreislauf anregend, das arterielle und venöse System unterstützend, stark hautregenerierend, juckreizstillend, immunstärkend.

Psychische Wirkung
Stark beruhigend, schlafördernd, angstlösend, psychisch stärkend, erdend und verwurzelnd, aphrodisierend.

Besonderheiten
Das bis zu zwei Meter hoch wachsende Vetivergras wird in Südamerika zur Befestigung am Straßenrand und in Indien rund um Teeplantagen angebaut, um sie bei starken Regenfällen im Monsun zu schützen. Die fein verzweigten, reißfesten Wurzelfäden wachsen bis zu drei Meter tief in den Boden und schützen ihn vor Austrocknung und Erosion.

Von der einheimischen Bevölkerung in Indien wird das duftende Wurzelgeflecht zu Fenstermatten und Fächern verarbeitet, die bei großer Hitze mit Wasser besprüht werden, um den Duft „von nasser Erde" zu erzeugen und Insekten zu vertreiben. In der Ayurvedamedizin werden die Wurzeln zerrieben und mit Rosenwasser und Kichererbsenmehl zu einer Paste verarbeitet, die man bei Hitzschlag und Fieber auf die Stirn aufträgt.

Vetiver ist ein sehr verträgliches ätherisches Öl und gilt als klassische Basisnote. Es kann als Einzelöl verwendet werden, lässt sich aber auch gut mit anderen Ölen mischen. Duftkompositionen verleiht Vetiver Tiefe und Volumen und sorgt für eine längere Verweildauer der Kopfnoten. **Vetiver** gehört zu den ätherischen Ölen, die im Laufe der Reifung an Aroma gewinnen – wie ein ausgewählter, besonderer Wein. Bei **Vetiver Bourbon** handelt es sich um ein 30 Jahre gereiftes Vetiverextrakt, der als Duftspezialität gehandelt wird. Der zähflüssige Extrakt weist Nuancen von Holz, Tabak und Karamellduft auf. Ein besonderes Dufterlebnis für Vetiverfans.

HAUSAPOTHEKE

Hautpflege
Da **Vetiver** in Verdünnung angenehmer duftet und sich besser verwenden lässt, hier eine praktische Empfehlung: Stellen Sie sich eine Grundmischung mit Vetiveröl für ein Körperöl oder einen Badezusatz her. Diese lassen Sie ein paar Tage reifen. Erst bei Verwendung werden dann weitere ätherische Öle nach Wunsch dazugegeben.

Grundmischung Pflegeöl

- 3–4 Sp. **Vetiver**
  + 100 ml Jojobaöl

Grundmischung Badezusatz
Für 4 Vollbäder, entspannend.

- 4–6 Sp. **Vetiver**
  + 100 ml Honig

Hautpflegeöl für die reife Haut

5 Tr. Benzoe Siam, 3 Tr. Karottensamen, 5 Tr. Myrrhe
+ 100 ml Grundm. Pflegeöl
-> Seite 186

Hautpflegeöl

Bei juckender Haut, Ekzemen, Altershaut, Leberfunktionsstörungen.

10 Tr. Lavendel fein, 3 Tr. Zeder, 3 Tr. Rosengeranie
+ 25 ml Grundm. Pflegeöl
-> Seite 186

Schlafstörung

Honigbad

5 Tr. Lavendel fein, 2 Tr. Benzoe Siam
+ 100 ml Grundm. Badezusatz

Körperöl „Gute Nacht“

2 Sp. Vetiver, 5 Tr. Orange, 3 Tr. Lavendel fein, 5 Tr. Bergamotte
+ 50 ml Mandelöl

Frauenthemen

Bauchöl „Hormonbalance“

Bei geringer oder ausbleibender Menstruation, bedingt durch Nervosität oder inneres Ungleichgewicht.

5 Tr. Rosengeranie, 3 Tr. Fenchel süss
+ 100 ml Grundm. Pflegeöl

Durchhaltevermögen

Körperspray „Wurzelkraft“

1 Sp. Vetiver, 1 Tr. Angelikawurzel, 2 Tr. Orange, 3 Tr. Neroli **10 %**
+ 20 ml Hamameliswasser

Körperöl „Mut & Kraft“

2 Sp. Vetiver, 3 Tr. Benzoe Siam, 2 Tr. Zeder, 4 Tr. Lavendel fein, 4 Tr. Neroli **10 %**, 6 Tr. Bergamotte
+ 100 ml Jojobaöl

Raumbeduftung

Beduftung von Holzobjekten, Kästen, Kugeln oder Figuren

Das Holz muss unlackiert, aber glatt poliert sein. Da Vetiver lange haftet, kann man einen Holzgegenstand mit 1–2 Tr. betupfen oder einreiben. Der zunächst sehr strenge, herbe Duft entwickelt sich über 24 Std. allmählich zu seinem Höhepunkt und klingt nach 1–2 Tagen langsam wieder ab. Eine mit Vetiver beduftete, etwa faustgroße Holzkugel ist ein wunderbares Meditationsobjekt. Alternativ kann hierfür auch Sandelholz verwendet werden.

NATURPARFUM

Vetiveröl bildet eine ideale Basis für ausdrucksvolle Mischungen und verbindet sich gut mit Blütendüften, insbesondere den Absolues. Auch in Kombination mit allen Zitrusschalenölen ist Vetiver geeignet.

Wacholderbeere ▲

Den Körper entschlacken und neue Energie gewinnen

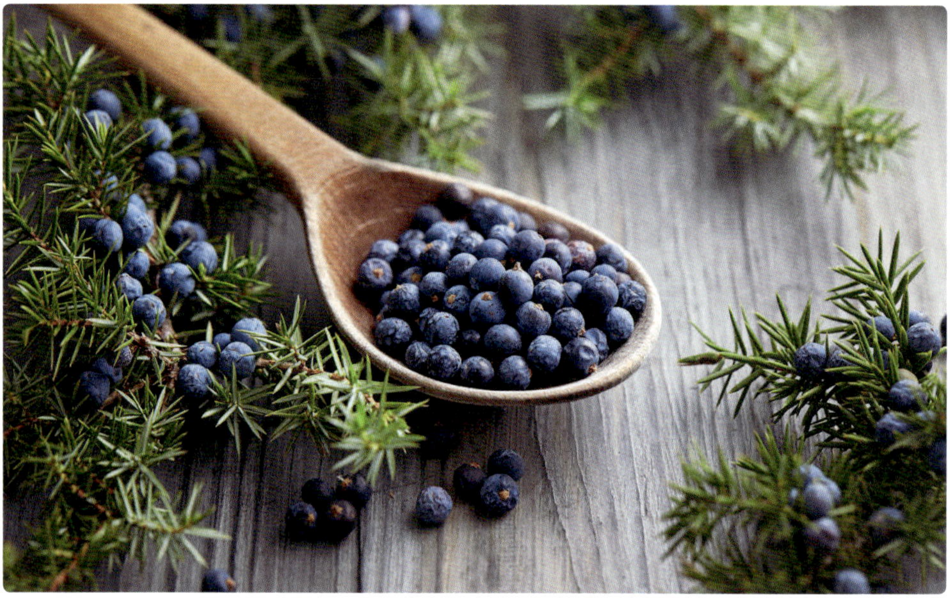

Botanischer Name der Pflanze
Juniperus communis

Botanische Familie
Cupressaceae (Zypressengewächse)

Gewinnung
Wasserdampfdestillation der reifen Beeren (bot. Zapfen)

Herkunft
Italien, Südfrankreich, Ungarn und einige Balkanländer

Geruch / Farbe / Konsistenz
Frischer, würziger, heller Geruch, holzig, krautig. Farbe wechselnd von farblos bis hellgelb oder leicht grünlich. Dünnflüssiges Öl

Duftbereich
Kopfnote ▲

Wichtige Inhaltsstoffe*
Monoterpene ca. 80 %
α-Pinen 30–60 %
Sabinen 18–24 %
β-Myrcen 16–22 %
Limonen 3–10 %
weitere in kleinen Mengen
Monoterpenalkohole
Terpinen-4-ol 3–5 %
Sesquiterpene 5–8 %
α-GermacrenD ca. 4 %
β-Caryophyllen 2 %
γ- und δ-Cadinen 2 %
weitere in kleinen Mengen

Körperliche Wirkung
Fördert die Wasserausscheidung (ohne dass Elektrolyte verloren gehen), wirkt harntreibend und dadurch entgiftend, antibakteriell, entzündungshemmend, schmerzlindernd, tonisierend, das Bindegewebe festigend.

Psychische Wirkung
Reinigend, kräftigend, aufbauend, wach- und muntermachend, verhilft durch verstärkte Noradrenalinausschüttung zu Konzentration und Sammlung.

Warnhinweise / Besonderheiten
WACHOLDERBEERE ist ein gut verträgliches, hautfreundliches ätherisches Öl, das auch in der Schwangerschaft verwendet werden darf. Bei WACHOLDERÖL handelt sich um die gleiche Ausgangspflanze (*Juniperus communis*), jedoch werden zusätzlich auch die Zweige destilliert. Es enthält etwas mehr Monoterpen, ist aber ähnlich einsetzbar.

Vorsicht: Beim Einkauf von Wacholderöl ist es besonders wichtig, auf den korrekten botanischen Namen der Ausgangspflanze zu achten. Dieser sollte immer auf dem Etikett ausgewiesen sein. Es gibt ätherische Öle von anderen Juniperusarten, die deutlich andere Wirkweisen haben und während einer Schwangerschaft nicht verwendet werden dürfen. Dies trifft ganz besonders auf das ätherische Öl vom Sadebaum (*Juniperus sabina*) zu, welches als toxisch einzustufen ist und abortiv wirkt.

HAUSAPOTHEKE

Detox

Ausleit- und Entgiftungsöl
Die nachfolgende Ölmischung zwei Wochen lang als Massageöl verwenden und reichlich dazu trinken. Der Körper kann mit dem Öl auch vor dem Duschen eingerieben und nach kurzer Einwirkungszeit wieder abgebraust werden.

6 Tr. WACHOLDERBEERE,
6 Tr. GRAPEFRUIT,
2 Tr. BERGAMOTTE,
4 Tr. MYRTE TÜRK.
+ 50 ml Sesamöl

Bademischung „Detox"

4 Tr. WACHOLDERBEERE,
4 Tr. LORBEERBLÄTTER,
4 Tr. GRAPEFRUIT,
2 Tr. MYRTE TÜRK.
+ 2–3 EL Basensalz oder Totes Meer Badesalz

Arthrose, Gicht und entzündete Gelenke

Körperölmischung zur Anregung der Ausscheidung von Harnsäure

5 Tr. WACHOLDERBEERE,
5 Tr. LORBEERBLÄTTER,
5 Tr. ROSMARIN CAMPHER,
5 Tr. ZITRONE,
5 Tr. PFEFFER SCHWARZ
+ 50 ml Johanniskrautöl

Venenleiden

Venenöl

4 Tr. Wacholderbeere,
3 Tr. Zypresse, 3 Tr. Myrte türk.,
5 Tr. Grapefruit
+ 50 ml Jojobaöl

Venenöl

Bei heißen und entzündeten Beinen

4 Tr. Wacholderbeere,
3 Tr. Zypresse, 3 Tr. Myrte türk.,
5 Tr. Lavendel fein
+ 50 ml Jojobaöl

Zusätzlich zu der Venenölmischung können die Beine mit Quarkauflagen gekühlt werden. In den verwendeten Quark werden vor dem Aufstreichen auf die Beine einigen Tropfen Lavendel fein gegeben.

Hämorrhoiden

Ein Sitzbad mit einer Badesalz-Mischung mit Zusätzen von Wacholderbeere und Weihrauch afrikanisch ist bei Problemen mit Hämorrhoiden hilfreich. Diese Mischung wirkt adstringierend, also gewebestraffend. Sie wird in eine mit warmem Wasser gefüllte Sitzbadewanne gegeben. Geeignet ist auch ein WC-Aufsatz, der in Sanitätshäusern erhältlich ist.

Sitzbad-Mischung

3 Tr. Wachoderbeere,
3 Tr. Weihrauch afrik.
+ 1–2 EL Meersalz

Sauna

Wacholderbeere eignet sich für Saunaaufguss-Mischungen. Es lässt sich gut mit Nadelbaum- und Zitrusschalenölen sowie Myrte gut kombinieren.

Raumbeduftung

Mischungen mit Wacholderbeere sorgen für eine frische Raumatmosphäre. Es eignen sich Kombinationen mit Nadelbaum- und Zitrusschalenölen sowie Litsea.

Schutz vor Fremdenergien und zu vielen Eindrücken

Körperspray „Schutzhülle“

Die genannten ätherischen Öle in ein 50-ml-Sprühfläschchen träufeln und mit Wodka und Orangenblütenwasser auffüllen.

4 Tr. Wacholderbeere,
1 Tr. Angelikawurzel,
4 Tr. Zirbelkiefer,
4 Tr. Neroli **10 %**, 8 Tr. Orange
+ 10 ml Wodka und
40 ml Orangenblütenwasser

Duschbalsam

Duschbalsam „Wachmacher für Morgenmuffel“

Erfrischende und aktivierende Mischung.

10 Tr. Wacholderbeere,
10 Tr. Lavandin, 10 Tr. Litsea
+ 200 ml neutr. Duschbalsam

Weihrauch afrikanisch ■

Unterstützt die Hautregeneration und stärkt bei Erschöpfung

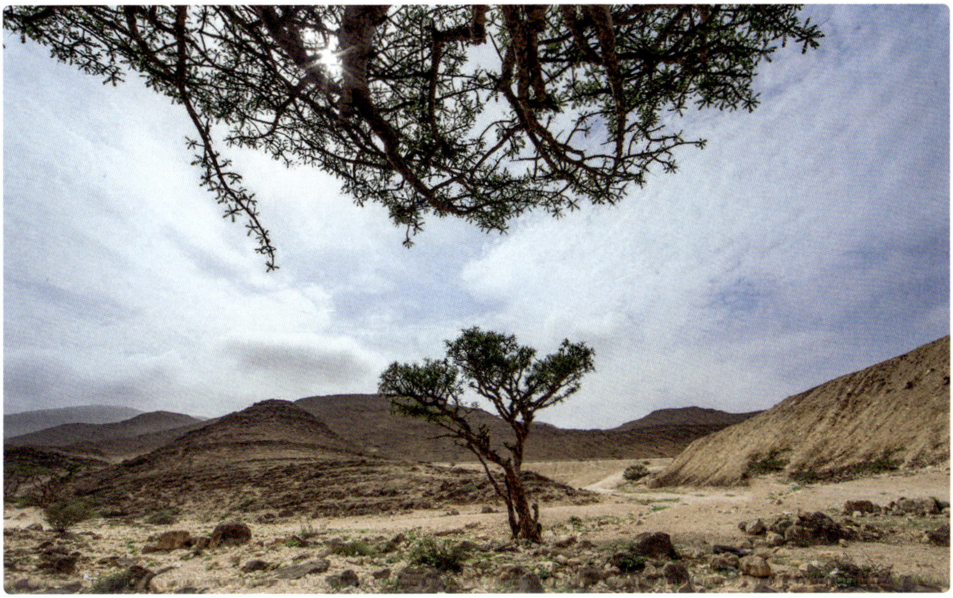

Botanischer Name der Pflanze
Boswellia carteri

Botanische Familie
Burseraceae (Balsambaumgewächse)

Gewinnung
Wasserdampfdestillation des Harzes

Herkunft
Äthiopien, Somalia

Geruch / Farbe / Konsistenz
Harzig-süßer, balsamischer Duft. Farblos bis schwach gelblich, dünnflüssig

Duftbereich
Basisnote ■

Wichtige Inhaltsstoffe*
Monoterpene 70–80 %
δ-Thujen 16–25 %
α-Pinen 20–35 %
Sabinen 5–8 %
Limonen 6–14%
viele weitere in kleinen Mengen
Sesquiterpene ca. 4 %
β-Caryophyllen 3 %
δ-Cadinen 1 %
weitere in kleinen Mengen

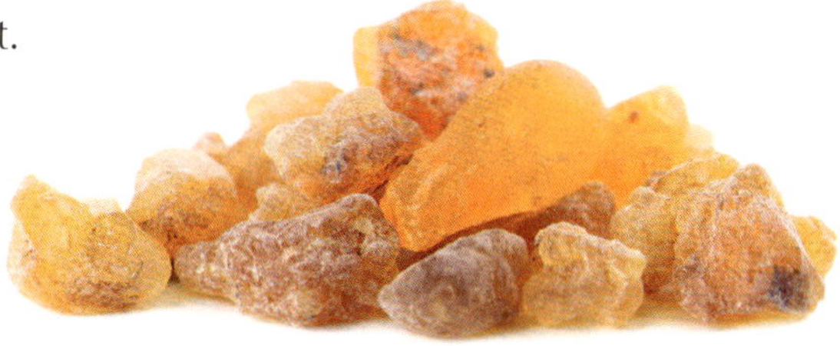

Körperliche Wirkung
Antiseptisch (besonders in den Atemwegen), vertieft die Atmung, schleimlösend, auswurffördernd, entzündungshemmend, immunmodulierend, antioxidierend (wirkt dem Alterungsprozess entgegen), zellregenerierend.

Psychische Wirkung
Nervenstärkend, wirkt gegen Niedergeschlagenheit durch Nervosität, gegen psychische und mentale Erschöpfung, beruhigend, verlangsamt den Atemrhythmus (über den Hypothalamus).

Besonderheiten
Die Gewinnung des Weihrauchharzes erfolgt – ähnlich wie bei der Myrrhe – durch Anritzen der Baumrinden. Zunächst tritt ein trüber, dunkler Milchsaft aus, der noch kein Harz bildet. Erst wenn bei wiederholtem Anritzen des Baumes dicke, weiße Blasen hervortreten, beginnt die eigentliche Ausbeute. Die zu Kügelchen („Harztränen") angetrocknete Masse wird nach 8–10 Tagen eingesammelt. Die hellsten „Tränen" bilden das wertvollste Harz, das auch zur Destillation herangezogen wird.

WEIHRAUCH INDISCH wird von der Boswellia-serrata-Art gewonnen. Das Öl duftet eher frisch-harzig und enthält bis zu 75 % α-Thujen. Die Wirkungen der beiden Weihrauchöle ähneln sich stark. Bei der Auswahl entscheidet vor allem die persönliche Duftvorliebe.

International wird Weihrauch u. a. auch Olibanum genannt.

HAUSAPOTHEKE

Hautpflege

WEIHRAUCH ist sehr hautverträglich und eignet sich gut für Gesichtspflegeprodukte. Insbesondere bei müder, fahler und welker Haut bringt es die Spannkraft zurück, die Zellen regenerieren sich und Fältchen werden minimal verkleinert. Zu Zeiten Kleopatras und der Königin von Saba wurde diese Wirkweise als das „Glätten der Sorgenfalten" beschrieben.

Gesichtsöl für die reife Haut

- 3 Tr. **WEIHRAUCH**, 3 Tr. **BENZOE SIAM**, 1–2 Tr. **YLANG YLANG KOMPL.**
  + 50 ml Wildrosenöl

Alternativ mit Rosenduft:

- 3 Tr. **WEIHRAUCH**, 3 Tr. **BENZOE SIAM**, 1–2 Tr. **ROSE 100 %**, 2 Tr. **PALMAROSA**
  + 50 ml Wildrosenöl

Akne

WEIHRAUCH desinfiziert und vermindert die Narbenbildung. Es kann in Hautpflegemischungen oder für Kompressen verwendet werden. Der herbe Duft wird von männlichen Betroffenen eher akzeptiert als etwa Rosengeranie. Ebenfalls geeignet sind **PETIT GRAIN BIGARADE** und **MYRTE**.

Erkältung

Weihrauchöl ist für Inhalationen oder Bäder einsetzbar. Es löst Husten und Schleim und stärkt das Immunsystem. Auch Brustölmischungen aus diesem Buch kann es tropfenweise zugefügt werden.

Asthma

WEIHRAUCH ist für Asthmatiker in der Duftlampe gut geeignet, weil der Atem beruhigt und die Angst vorm nächsten Anfall genommen wird. Mit der ruhigeren, tieferen Atmung lösen sich auch psychisch bedingte Verspanungen.

Raumbeduftung

Weihrauchharz ist ein bekannter Räucherstoff. Der Duft wird bei Ritualen z. B. in der katholischen Kirche häufig eingesetzt.

Auch das ätherische Weihrauchöl eignet sich gut für besondere Formen der Raumbeduftung. Mit Nadelholzölen und Zitrusschalenölen gemischt, sorgt es für eine besonders angenehme Luft zum Atmen. Besinnliche Stunden lassen sich mit Weihrauchöl in Kombination mit Blüten- und weiteren Harzölen begleiten. WEIHRAUCH AFRIK. ist erfahrungsgemäß auch ein geeigneter Duft zur Unterstützung der Meditation und beim Yoga. Der Atemrhythmus verlangsamt sich, die Atumung wird ruhiger und tiefer und die Konzentration verstärkt sich.

Für nachtragende oder traumatisierte Menschen empfiehlt sich die Verwendung von Weihrauchöl, um das Loslassen und den inneren Abstand zu bestimmten Geschehnissen zu erleichtern.

Traumata

Duftmischung „Erste Hilfe bei Traumata“

Für Duftlampe oder Riechstift.

- 2 Tr. **WEIHRAUCH AFRIK.**, 3 Tr. **LAVENDEL FEIN** (od. **NEROLI 10 %**), 1 Tr. **NARDE**

Duftmischung bei Erschöpfung

Die Mischung ist geeignet für den späten Nachmittag im Büro – wenn man nicht mehr weiß, wo einem der Kopf steht.

- 1 Tr. **WEIHRAUCH AFRIK.**, 2 Tr. **ZEDER,** 4 Tr. **NEROLI 10 %**, 1 Tr. **LEMONGRASS**

Therapeutisches Parfumöl

Zum Auftragen auf Handgelenke und im Bereich des Brustraums.

- 5 Tr. **WEIHRAUCH AFRIK.**, 1 Tr. **VETIVER**, 1 Tr. **NARDE**, 2 Tr. **IRIS 1 %**, **2 TR. NEROLI 10 %**, 11 Tr. **MANDARINE ROT** **+ 50 ml Jojobaöl**

Schmerzende Gelenke

Körperöl für Einreibungen

- 6 Tr. **WEIHRAUCH AFRIK.**, 6 Tr. **CAJEPUT**, 2 Tr. **LITSEA** **+ 50 ml Johanniskrautöl**

Waldbaden im Tannenduft

Botanischer Name der Pflanze
Abies alba

Botanische Familie
Pinaceae (Kieferngewächse)

Gewinnung
Wasserdampfdestillation der benadelten Zweige

Herkunft des Öls
Europa, insbesondere Frankreich

Geruch / Farbe / Konsistenz
Kräftig-würzig, waldiger Duft. Klares, helles und dünnflüssiges ätherisches Öl

Duftbereich
Kopf- / Herznote ▲ / ❤

Wichtige Inhaltsstoffe*
Monoterpene ca. 90 %
α-Pinen 35 %
β-Pinen 3,5 %
Limonen 40 %
Camphen 6 %
Sesquiterpen ca. 5,5 %
β-Caryophyllen
Ester 1,3 %
Bornylacetat

Körperliche Wirkung
Stark antiseptisch, raumluftreinigend, entzündungshemmend, schmerzstillend, atmungsvertiefend, immunsystemstärkend, schleimlösend.

Psychische Wirkung
Anregend, stimulierend, konzentrationsfördernd, psychisch stärkend.

➡ Besonderheiten
Für die Germanen und Kelten war die Weißtanne ein Baum von magischer Kraft, der als Sinnbild von Standfestigkeit und Ausdauer galt.

Heutzutage erfreut sich das waldig-würzig duftende ätherische Öl der Weißtanne großer Beliebtheit. Der Duft erinnert an frisch geschnittene Tannenzweige und eignet sich besonders gut zur Verwendung in der Advents- und Weihnachtszeit.

WEISSTANNE hat viele positive Eigenschaften. Neben einer stark raumluftdesinfizierenden Wirkung, vermag der Duft auch die Aktivität der „Killerzellen" des Immunsystems zu erhöhen. Auch bei der Bekämpfung von Krankheitserregern in der Raumluft und stressbedingten Atembeschwerden ist es hilfreich.

HAUSAPOTHEKE

Immunabwehr

Abwehrkräfte stärkendes Vollbad

💧 3 Tr. WEISSTANNE, 4 Tr. MYRTE TÜRK., 6 Tr. MANDARINE ROT
+ 2–3 EL Meersalz und 1 EL Mandelöl

Motivation

Körperöl zur Stärkung der „Standfestigkeit"

5 Tr. **Weisstanne**, 2 Sp. **Vetiver**, 7 Tr. **Zeder**, 2 Tr. **Jasmin** 4 %, 5 Tr. **Zitronenverbene**
+ 100 ml Mandelöl

Schlechte Gerüche

Raum- und Kleiderspray
Erfrischender Duft bei schlechten oder muffigen Gerüchen.

4 Tr. **Weisstanne**, 5 Tr. **Litsea**, 2 Tr. **Pfefferminze**, 10 Tr. **Zitrone**, 6 Tr. **Zirbelkiefer**

Raumduft

Duftmischung „Kraft des Waldes"
Zur Stressreduzierung und atmosphärischen Raumluftklärung.

8 Tr. **Weisstanne**, 5 Tr. **Douglasfichte**, 1 Tr. **Zeder**

Duftmischung „Advent Advent"

2 Tr. **Weisstanne**, 3 Tr. **Orange**, 2 Tr. **Mandarine rot**, 2 Tr. **Kardamon**

Duftmischung „Frischluftfans"

3 Tr. **Weisstanne**, 4 Tr. **Litsea**, 2 Tr. **Pfefferminze**

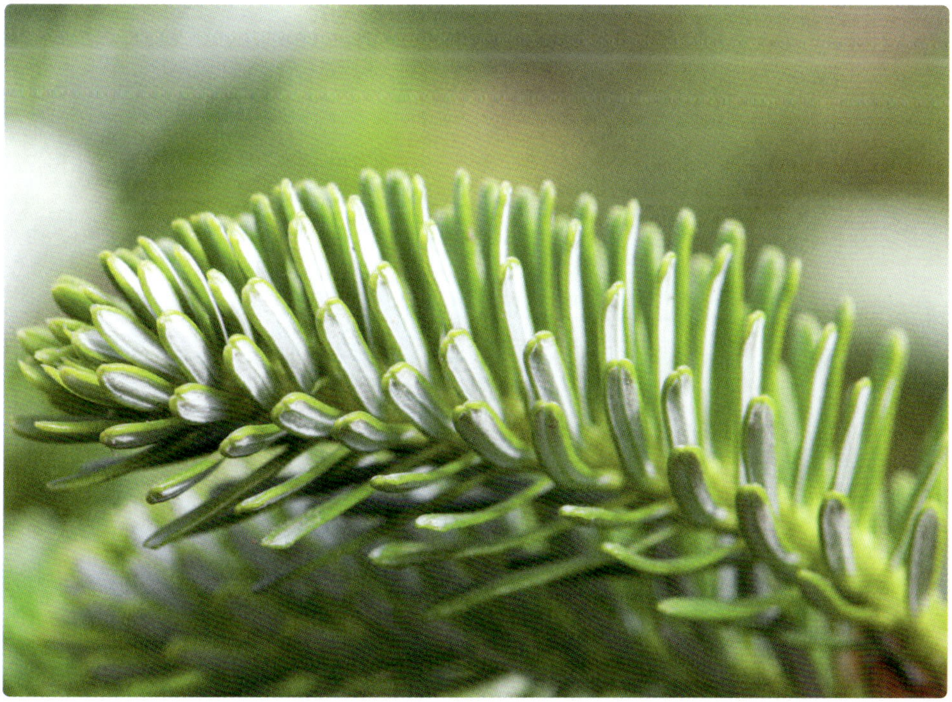

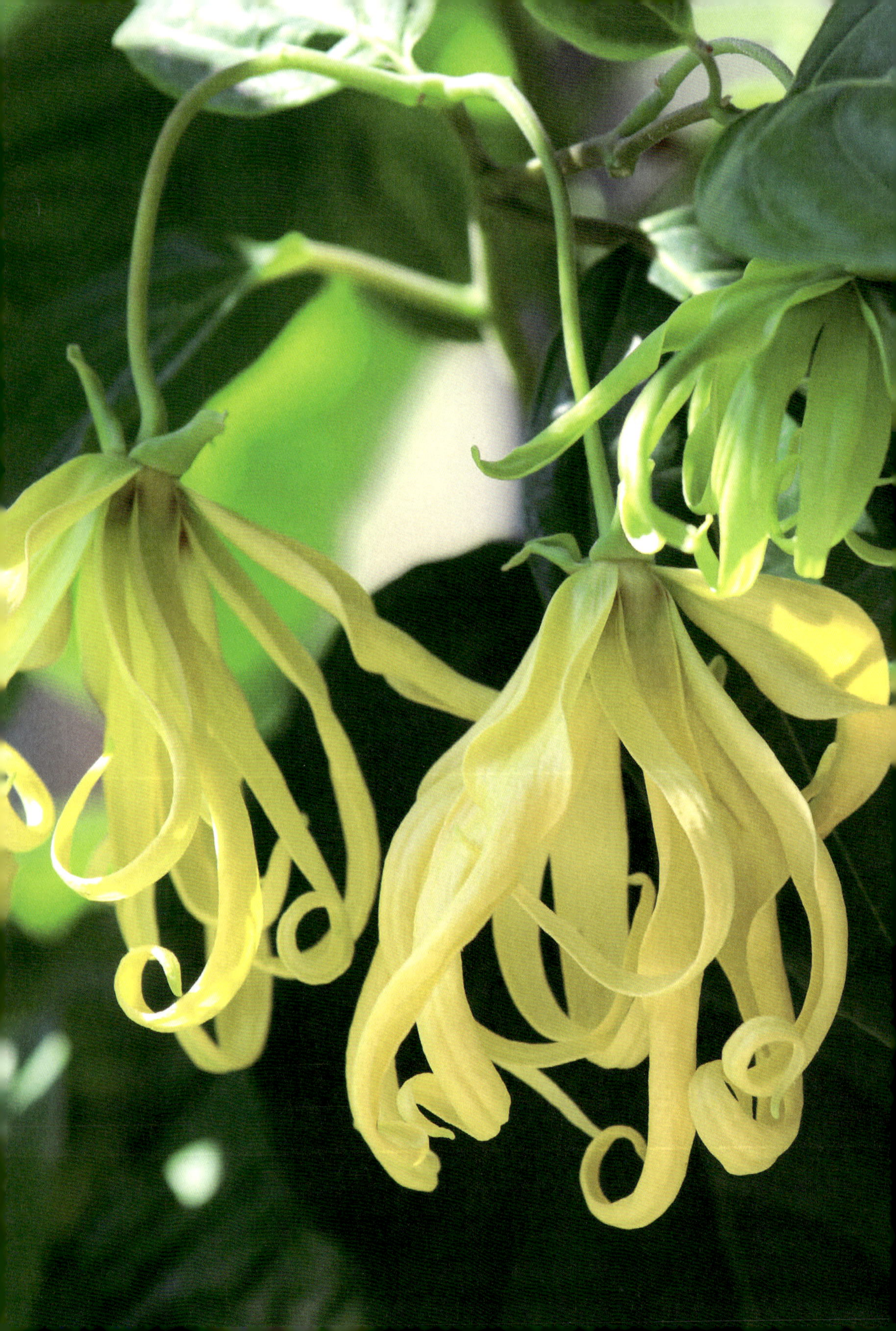

Ylang Ylang komplett ❤

Exotischer Duft mit euphorisierender Wirkung

Botanischer Name der Pflanze
Cananga odorata

Botanische Familie
Annonaceae (Annonengewächse)

Gewinnung
Wasserdampfdestillation der frischen Blüten

Herkunft des Öls
Komoren, Madagaskar

Geruch / Farbe / Konsistenz
Schwerer, süßer, sinnlicher Blütenduft mit vollem Aroma. Das Öl ist durchsichtig, klar bis hellgelb und dickflüssig

Duftbereich
Herznote ❤

Wichtige Inhaltsstoffe*
Sesquiterpene ca. 55 %
β-Caryophyllen 15 %
GermacrenD 13–20 %
Farnesen 9–20 %
Humulen 4 %
Ester / aromatische Ester ca. 20 %
Benzylbenzoat 7–11 %
Geranylacetat 5–10
Monoterpenalkohole ca. 9 %
Linalool 4 %
Geraniol 1 %
Sesquiterpenalkohole 5–9 %
Cadinol 2,5 %
Farnesol 2 %

Körperliche Wirkung
Stark krampflösend, leicht blutdrucksenkend, schmerzmindernd bei chronischen Schmerzen, antiseptisch, epithelisierend, Haut und Haar pflegend.

Psychische Wirkung
Euphorisierend, antidepressiv, beruhigend und ausgleichend, aphrodisisch.

➡ Besonderheiten
Die gelbe Blüte des Ylang-Ylang-Baumes ist in den Tropen schon lange Zeit als Heilmittel und natürliches Aphrodisiakum bekannt. In Indonesien werden die duftenden Blüten traditionell für die Hochzeitsnacht über das Bett des Brautpaars gestreut.

Das ätherische Ylang-Ylang-Öl wird traditionell mehrstufig destilliert. Ylang Ylang Extra supérieure oder Ylang Ylang Extra wird vornehmlich für die Parfumindustrie produziert. Es handelt sich um die erste Fraktion, in der sich die meisten Ester befinden, was den sehr blumigen Duftcharakter bedingt. Die danach folgenden Fraktionen der Destillation riechen dann zunehmend erdiger und herber.

Für aromatherapeutische Zwecke wird Ylang Ylang komplett bevorzugt. Bei der Gewinnung dieses Öls wird nicht in Fraktionen destilliert, sondern wie bei allen anderen Ölen das ätherische Öl mit allen Inhaltsstoffen in Summe gewonnen. **Ylang Ylang komplett** kann die Endorphin-Ausschüttung anregen und die Serotonin-Ausschüttung verstärken. Damit erklärt sich auch die entspannende, schmerzlindernde und entkrampfende Wirkung des Öls und das Wohlgefühl, das der Duft auslöst.

HAUSAPOTHEKE

Hautpflege

Neben Körperölen sind auch Vollbäder mit **Ylang Ylang kompl.** sehr geeignet, um zu einer wohligen Ausgeglichenheit zu kommen. Juckreiz, der auf innerer Unruhe und Stress beruht, beruhigt sich. Dabei kann sich stressbedingter Bluthochdruck etwas senken.

Grundmischung „Ylang Ylang" für Körper- oder Parfumöl oder ein Vollbad

3 Tr. **Ylang Ylang kompl.**,
3 Tr. **Rose 10 %**,
1 Tr. **Jasmin 4 %**,
5 Tr. **Sandelholz**,
2 Tr. **Pfeffer schwarz**
+ 50 ml Jojobaöl (Körperöl)
+ 10 ml Jojobaöl (Parfumöl)
+ 2 EL Sahne od. Honig (Vollbad)

Für die Duftlampe kann die Grundmischung der ätherischen Öle in einer etwas größeren Menge hergestellt werden (3–5-fache Menge) und davon jeweils ca. 5 Tropfen in die Duftlampe geben.

Frauenthemen

Unterleibsöl „PMS"

3 Tr. **Ylang Ylang kompl.**,
3 Tr. **Fenchelsamen**, 2 Tr. **Kamille römisch**, 3 Tr. **Muskatellersalbei**
+ 50 ml Jojobaöl

Wechseljahre

Bei Hormonschwankungen während der Wechseljahre eignet sich folgende Grundmischung, die wiederum in ein fettes Pflanzenöl gegeben werden kann, um ein wohltuendes Körperöl zu erhalten.

5 Tr. **Ylang Ylang kompl.**, 5 Tr. **Bergamotte**, 5 Tr. **Muskatellersalbei**,
3 Tr. **Rosengeranie**, 5 Tr. **Sandelholz**
+ 50 ml Nachtkerzenöl

Pubertät „Stimmungsschwankung"

Mischung für die Duftlampe.

1 Tr. **Ylang Ylang kompl.**,
5 Tr. **Grapefruit**, 1 Tr. **Lavendel fein**,
1 Tr. **Sandelholz**, 1 Tr. **Zeder**

Depressive Verstimmung

Körperöl „Balsam für die Seele"

1 Tr. **Ylang Ylang kompl.**,
4 Tr. **Benzoe Siam**, 3 Tr. **Jasmin 4 %**,
2 Tr. **Narde, 7 Bergamotte**
+ 50 ml Aprikosenkernöl

Zeder ❤ / ■

Schutz- und Kraftöl

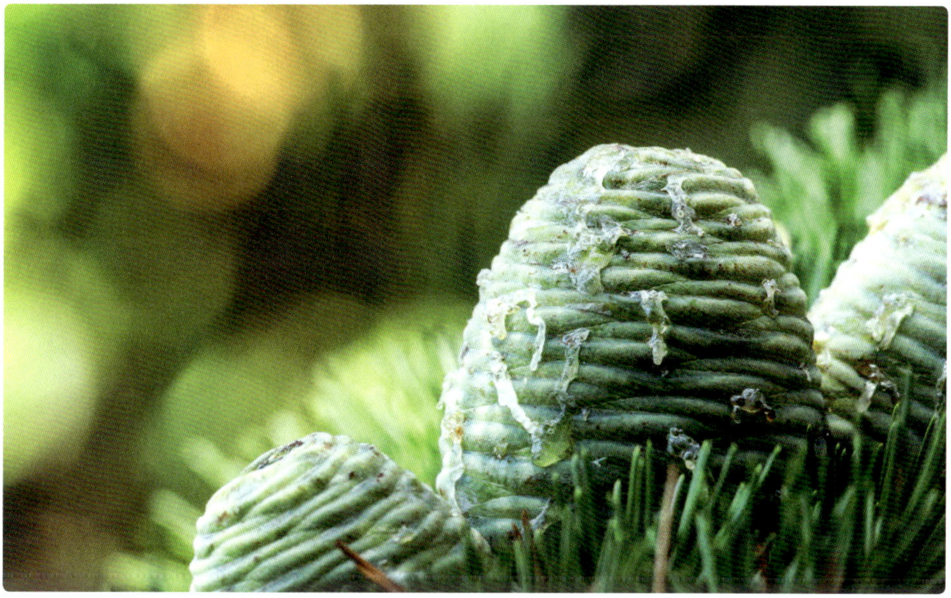

Botanischer Name der Pflanze
Cedrus atlantica
(Atlaszeder)

Botanische Familie
Pinaceae (Kieferngewächse)

Gewinnung
Wasserdampfdestillation der Holzspäne

Herkunft des Öls
Marokko, Frankreich

Geruch / Farbe / Konsistenz
Süßer, frischer, holziger Duft, sehr weich, leicht süß.
Zedernöl hat eine gelbliche Farbe und ist ein normalflüssiges Öl

Duftbereich
Herz / Basisnote ❤ / ■

Wichtige Inhaltsstoffe*
Sesquiterpene 75–85 %
β-Himachalen 46–55 %
α-Himachalen 16–20 %
γ-Himachalen 10 %
viele weitere in kleinen Mengen
Sesquiterpenketone ca. 5 %
α- und β-Atlantone 3 %
Sesquiterpenalkohole 4–12 %
in kleinen Mengen

Körperliche Wirkung
Entzündungshemmend, stark epithelisierend, zellregenerierend, wundheilend, das Lymphsystem anregend, entgiftend, schleimlösend, antiallergisch, antihistaminisch, entkrampfend; Insekten abwehrend.

Psychische Wirkung
Stärkend, innerlich aufbauend, stressreduzierend, Ängste mindernd (besonders, wenn sie durch Trennung ausgelöst wurden).

Warnhinweise / Besonderheiten
Zedernholzöl ist von den enthaltenden Sesquiterpenverbindungen geprägt. Es handelt sich um ein hautverträgliches ätherisches Öl. Neben dem Holz der Atlaszeder (*Cedrus atlantica*) wird häufig auch das duftende Holz der Himalayazeder oder weiterer Zedernarten destilliert und als ätherisches Öl angeboten.

Himalayzeder hat einen etwas blumigeren Duftcharakter und weist ein bisschen weniger Sesquiterpene und dafür mehr Sesquiterpenketone auf, hat aber vergleichbare Wirkweisen wie das Öl der Atlaszeder.

Wichtig zu prüfen ist immer, ob es sich tatsächlich um ein echtes Zedernöl handelt. Folgende echte Zedernarten sind hier zusammen mit ihrem botanischen Namen kurz aufgeführt:

- Atlaszeder (*Cedrus atlantica*)
- Himalayazeder (*Cedrus deodara*)
- Libanonzeder (*Cedrus libani*)
- Zypernzeder (*Cedrus previfolia*)

Vorsicht: Unechte Zedernöle werden aus verschiedenen **Juniperusarten** (z. B. *Juniperus virginiana u.v.m.*) **oder Thujaarten (**z. B. *Thuja occidentalis***)** gewonnen und dennoch als Zedernöle bezeichnet. Sie weisen jedoch andere Inhaltsstoffe auf (z. B. Monoterpenketone) und können Hautreizungen verursachen und eventuell abortive Wirkungen haben. Deshalb immer den korrekten botanischen Namen zur Beurteilung eines Zedernöls prüfen.

HAUSAPOTHEKE

Erkältung / Husten

Grundmischung

- 5 Tr. **Zeder**, 5 Tr. **Fichtennadel sibir.**, 5 Tr. **Niauli**, 5 Tr. **Douglasfichte**, 5 Tr. **Lavendel fein**

Duftlampe

- 5 Tr. der Grundmischung

Brustöl bei Husten:
Wirkt entkrampfend und beruhigend, auch bei Asthma.

- 15 Tr. Grundmischung s. o. **+ 50 ml Johanniskrautöl**

Nasenöl
Die nachfolgende Mischung mit einem Watteträger mehrmals täglich auf Nasenschleimhaut und Nasenflügel auftragen.

1 Tr. **Zeder**, 2 Tr. **Zypresse**,
1 Tr. **Cajeput**
+ 1 TL Jojobaöl

Schutz und Kraft
Zeder gehört zu den sogenannten Schutzölen. Das Öl hilft gegen innere Unsicherheit vor großen Aufgaben, wichtigen Verhandlungen oder auch, um Trennungsschmerz zu überwinden (Schuleintritt, Wohnortwechsel, neuer Lebensabschnitt).

Fußöl
Bei Unsicherheit & Angst.
Jeweils ein Tropfen **Zeder** kann pur auf die beiden Fußsohlen aufgetragen werden. Dies gibt Kraft z. B. vor Prüfungen oder wichtigen Auftritten.

Duftlampe Mischung

1 Tr. **Zeder**, 1 Tr. **Rosengeranie**,
2 Tr. **Lavendel fein**
(nach Bedarf für eine besonders erdende Mischung noch zusätzlich 1 Sp. **Vetiver**)

Sterbebegleitung
Bei der tiefgreifenden Trennungsangst, die das Sterben zumeist mit sich bringt, hilft **Zeder** – zusammen mit Rosenöl – den Trauernden, innere Ruhe und Stärke zu bewahren und den geliebten Menschen loszulassen.

Insektenabwehr
Zedernholz wirkt insektenabwehrend und wird z. B. gegen Motten erfolgreich eingesetzt. Das Öl kann hierzu auch verwendet werden. Ein paar Tropfen auf ein Vlies geben und zwischen die Kleidung legen.

NATURPARFUM
Zeder verleiht Naturparfummischungen eine holzige und vertiefende Note. Das Öl gilt als Fixativ, d. h. es verlängert die Verweildauer der Mischung auf der Haut und hält somit auch die flüchtigeren ätherischen Öle in der Mischung etwas länger fest.

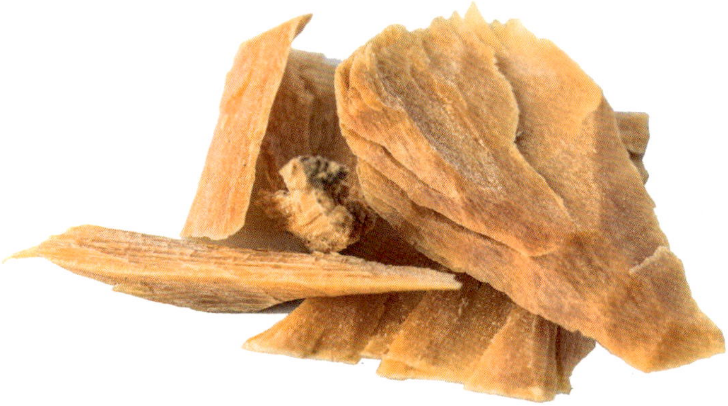

Feurig, stark antiseptisch und schmerzlindernd

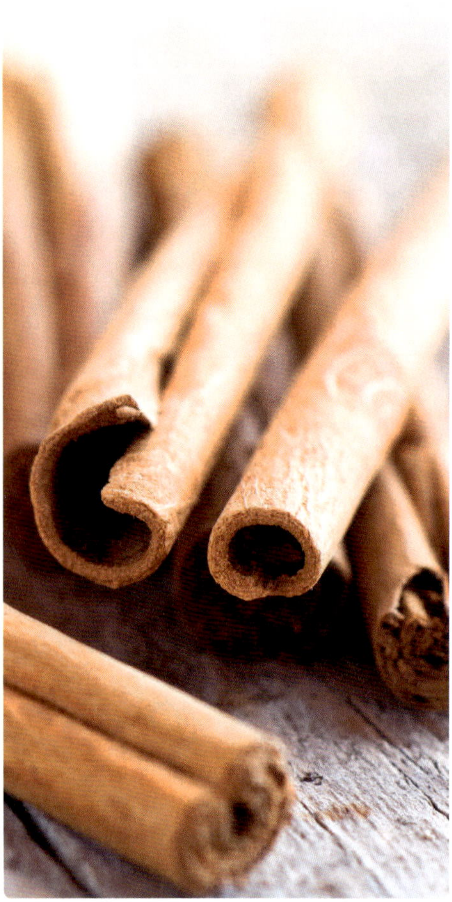

Botanischer Name der Pflanze
Cinnamomum zeylanicum

Botanische Familie
Lauraceae (Lorbeergewächse)

Gewinnung
Wasserdampfdestillation der abgeschälten und getrockneten Rindenstücke

Herkunft des Öls
Sri Lanka, Südindien, Komoren, Seychellen, Madagaskar

Geruch / Farbe / Konsistenz
Sehr intensiver, würziger bis süßer, fast blumiger Duft, frisch, feurig-scharf.
Hellgelbliches, dünnflüssiges Öl

Duftbereich
Herznote ❤

Wichtige Inhaltsstoffe*
Aromatische Aldehyde
Zimtaldehyd 64–70 %
Aromatische Ester ca. 6 %
Cinnamylacetat 4–7 %
Benzylbenzoat 1,5–2 %
Aromatische Ether 6–10 %
Eugenol 4–7 %
Monoterpene ca. 8 %
β-Phellandren 3 %
para-Cymen 2 %
weitere in kleinen Mengen
Sesquiterpene ca. 4–6 %
β-Caryophyllen 4–5 %
Monoterpenalkohole 3–5 %
Linalool 3 %
weitere in kleinen Mengen

Körperliche Wirkung
Stark antiseptisch, hat ein breites antibakterielles Spektrum, antiviral, antimykotisch, immunstimulierend, stark erwärmend, Monatsblutungen auslösend, Wehen auslösend, schmerzstillend.

Psychische Wirkung
Stärkend, stimulierend, auch gegen „seelisches Frieren" und Introvertiertsein. Aphrodisisch.

➡ **Warnhinweise / Besonderheiten**
Vorsicht: Der hohe Gehalt an Zimtaldehyd ist stark hautreizend und kann insbesondere bei empfindlichen oder allergisch reagierenden Menschen zu heftigen Reaktionen führen. Zimtrindenöl wird nie für Gesichtsmischungen und für Anwendungen auf den Schleimhäuten verwendet und darf in keinem Fall pur angewendet werden. In allen Rezepturen mit ZIMTRINDE ist die angegebene Tropfenzahl genau einzuhalten. Bereits beim Umgang mit dem Ölfläschchen ist Vorsicht geboten. Es darf nie in Reichweite von Kindern aufbewahrt werden. Zimtrinde wird auch nicht in Mischungen für Kinder verwendet!

Zimtblätteröl: Dieses ätherische Öl wird aus den Blättern des gleichen Baums gewonnen und ist ebenfalls mit deutlicher Vorsicht zu verwenden. Es enthält bis zu 75 % Eugenol (siehe Seite 21), so dass auch hier Hautreizungen nicht auszuschließen sind. Inhaltsstofflich ähnelt es dem Nelkenknospenöl.

HAUSAPOTHEKE

Sport & Massage

Muskelerwärmendes Sportöl
Die nachfolgende Mischung wirkt durchblutungsfördernd und erwärmt die Muskulatur vor einer sportlichen Betätigung. Sie kann auch bei Verspannungen im Schulter- und Nackenbereich oder zur Fußmassage bei kalten Füßen eingesetzt werden. Eine gute Wirkung wird erzielt, wenn das Öl auf eine vorher mit warmem Wasser angefeuchtete Haut aufgetragen wird. Auch ein warmfeuchter Wickel nach einer Massage hat sich zur Enspannung verhärteter Muskelpartien bewährt.

1 Tr. ZIMTRINDE, 1 Tr. NELKENKNOSPE, 5 Tr. MANDARINE ROT
+ 20 ml Johanniskrautöl

„Heiße Zimtrolle"
Zur Schmerzlinderung von verkrampfen Schulter-, Nacken-, oder Rückenpartien. Kleines Frotteetuch in der Mischung tränken und ausgewrungen auf die schmerzenden Stellen auflegen. Mit einem weichen, warmen Tuch abdecken und damit ruhen, bis die Auflage lauwarm geworden ist.

1 Tr. ZIMTRINDE
+ 1 L heißes Wasser

Körperöl bei innerlichem Frieren
Innerliches Frieren kann verschiedene körperliche, aber auch

psychische Ursachen haben. Bei länger anhaltenden Symptomen sollte ein Hausarzt aufgesucht werden.

1 Tr. **Zimtrinde**, 1 Tr. **Nelkenknospe**,
3 Tr. **Lavendel fein**,
4 Tr. **Mandarine rot**
+ 50 ml Mandelöl

Fußöl „Kalte Füße ade"

4 Tr. **Zimtrinde**, 4 Tr. **Tonkaextrakt**,
4 Tr. **Ingwer**, 4 Tr. **Orange**
+ 50 ml Sesamöl

Körperöl „Akutschmerz"
Zum Einreiben von schmerzenden Muskelpartien.

2 Tr. **Zimtrinde**, 5 Tr. **Rosmarin Campher**, 5 Tr. **Lavendel fein**,
5 Tr. **Mandarine rot**
+ 50 ml Sesamöl

Raumbeduftung
Winterliche Stimmung zur Vorweihnachtszeit und in den Weihnachtstagen vermittelt Geborgenheit und innere Wärme. Diese Stimmung zaubert beispielsweise folgende Raumduftmischung für die Duftlampe oder den Aroma-Ventilator. Wenn Benzoe Siam zähflüssig ist, kann es mit Alkohol gelöst werden.

Raumduft „Winterzeit"

1 Tr. **Zimtrinde**, 4 Tr. **Orange**,
3 Tr. **Mandarine rot**,
1 Tr. **Benzoe Siam**

Raumduft „Heimelige Stimmung"

1 Tr. **Zimtrinde**, 1 Tr. **Kardamom**,
1 Tr. **Weisstanne**, 1 Tr. **Jasmin 4 %**,
5 Tr. **Orange**

Raumduft „Power"
Für „müde" Stimmungslagen.

1 Tr. **Zimtrinde**, 1 Tr. **Nelkenknospe**,
2 Tr. **Vanilleextrakt**,
5 Tr. **Orange**

KÜCHE & GENUSS
Zimt war bereits im Altertum ein beliebtes Gewürz und ist heute bei uns vor allem in der Weihnachtsküche nicht wegzudenken. Es ist dieser typische Winterduft, bei dem einem sofort Erinnerungen an wohlige und gemütliche Winterstunden in den Sinn kommen. Traditionell findet man Zimt vor allem in der indischen und arabischen Küche, wo es in vielen Gewürzmischungen Verwendung findet.

Zimtbutter
Schmeckt herrlich im Winter, z. B. auf Brezeln.

1 Tr. **Zimtrinde**
+ 250 g Butter

Ahornsirup „Weihnachtszauber"
Zur Aromatisierung von weihnachtlichem Gebäck oder Punsch.

1 Tr. **Zimtrinde**, 5 Tr. **Orange**
+ 100 ml Ahornsirup

ZIRBELKIEFER ▲ / ❤

Vertieft den Schlaf und bringt Entspannung

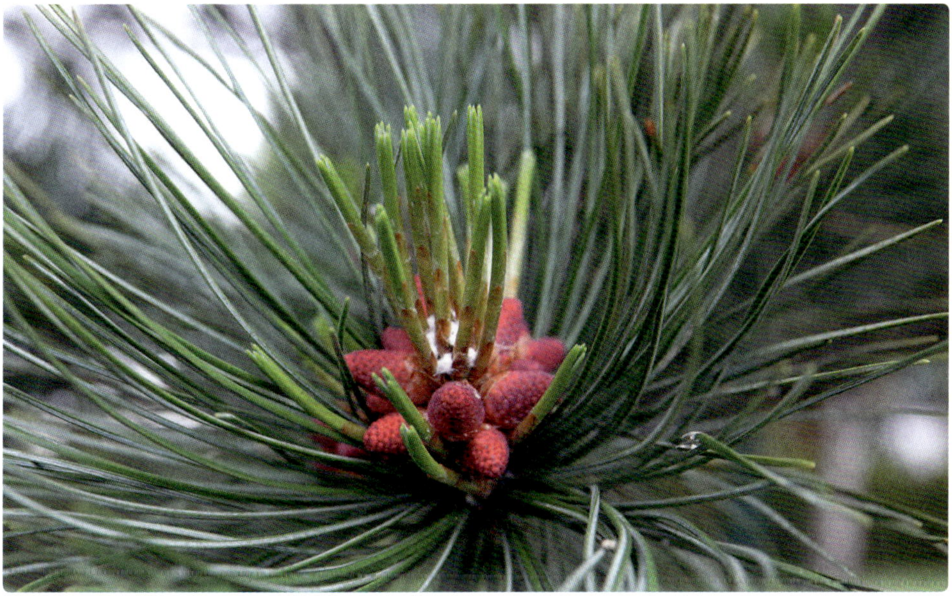

Botanischer Name der Pflanze
Pinus cembra

Botanische Familie
Pinaceae (Kieferngewächse)

Gewinnung
Wasserdampfdestillation der zerkleinerten, benadelten Zweige

Herkunft des Öls
Österreich, Italien (Südtirol)

Geruch / Farbe / Konsistenz
Klarer, frisch und heller Holzduft mit süßen, balsamisch-würzigen Anteilen.
Farbloses, dünnflüssiges Öl

Duftbereich
Kopf / Herznote ▲ / ❤

Wichtige Inhaltsstoffe*
Monoterpene ca. 90 %
α-Pinen 45 %
β-Phellandren 18 %
β-Pinen 11 %
Limonen 11–12 %
weitere in kleinen Mengen
Sesquiterpene 3 %
Cadinen und GermacrenD in kleinen Mengen
Ester 0,5 %
Bornylacetat

Körperliche Wirkung
Antiseptisch (in der Raumluft effektiver als auf der Haut), schleimlösend, durchblutungsfördernd, atmungsvertiefend, Insekten vertreibend.

Psychische Wirkung
Stabilisierend, reinigend, das Selbstbewußtsein stärkend, ausgleichend, mutmachend, hilft durchzuhalten, die Schlafqualität verbessernd.

Besonderheiten
Die Zirbe, auch Arve genannt, ist eine Kiefernart, die in den Hochlagen unserer Alpenregion wächst und ab einer Höhe von ca. 1.800 m ü.M. in der Schweiz, in Österreich oder in Italien (Südtirol) anzutreffen ist. Es handelt sich um äußerst widerstandsfähige, dem Wind und dem Wetter standhaltende Bäume, die bis zu 1.000 Jahre alt werden können. Zur Ölgewinnung werden nur Pflanzenrückstände verwendet, die durch Ausholzung oder Schneebruch entstanden sind.

Das ätherische Öl der Zirbelkiefer erfreut sich in den letzten Jahren zunehmender Beliebtheit. Die angenehm kräftige Duftnote hat einen positiven Effekt auf unsere Psyche. Das Öl wirkt kräftigend, stabilisierend und mutmachend und lässt sich bei leichter depressiver Verstimmung oder Burnout-Symptomen vielseitig einsetzen. **Zirbelkiefer** gehört wie Zeder und Vetiver zu den sogenannten **Schutzölen**, die einen unterstützen, sich vor einem „Zuviel" an äußeren Einflüssen abgrenzen zu können.

HAUSAPOTHEKE

Raumduftmischungen
Zirbelkiefer ist Bestandteil vieler raumluftverbessernder Mischungen. Aufgrund des hohen Anteils an Monoterpenen und des holzig-waldigen Dufts wird das Öl auch gerne in „Waldbaden-Mischungen" verwendet. **Zirbelkiefer** wirkt klärend, reinigend, desinfizierend und lässt uns tiefer durchatmen. Auch unangenehme Gerüche oder abgestandene Raumluft können mit **Zirbelkiefer** neutralisiert werden, so dass sich der Einsatz in Kliniken, Fitnessstudios oder Bars gut eignet. **Zirbelkiefer** lässt sich mit Zitrusschalenölen kombinieren und zur Motivation am Arbeitsplatz einsetzen.

Raumduft am Arbeitsplatz

- 5 Tr. **Zirbelkiefer**, 3 Tr. **Zitrone**, 1 Tr. **Angelikawurzel**

Raumduft im Krankenzimmer

- 3 Tr. **Zirbelkiefer**, 4 Tr. **Bergamotte**

Raumduft „Rauchen Ade"

- 5 Tr. **Zirbelkiefer**, 5 Tr. **Myrte türk.**

Raumspray für ein Hotelzimmer

- 5 Tr. **Zirbelkiefer**, 3 Tr. **Zeder**, 10 Tr. **Zitrone**, 5 Tr. **Lemongrass**, 3 Tr. **Myrte türk.**
  + 30 ml destilliertes Wasser und 20 ml Wodka

Sauna

Auch für Saunaaufgüsse ist Zirbelkiefer gut geeignet. Es lässt sich gut kombinieren mit weiteren Nadelbaumölen und allen Zitrusschalenölen.

Saunamischung „Arvenduft"

Ätherische Öle und Alkohol in eine leere Flasche füllen, verschließen und schütteln. Auf einen Liter Aufgusswasser ein bis zwei Teelöffel der Saunamischung geben, durchmischen und über die heißen Steine gießen.

30 Tr. **Zirbelkiefer**, 20 Tr. **Zitrone**
+ 50 ml Alkohol

Erholsamer Schlaf

Die Erfahrung hat gezeigt, dass sich der Duft des Holzes der Zirbelkiefer positiv auf die Schlafqualität auswirkt. Er verlängert die Tiefschlafphase, verhilft zu einer erholsamen Nachtruhe und unterstützt einen entspannten Schlaf. Diese Qualität kann man sich auch mit dem ätherischen Öl zunutze machen.

Duftträger mit Zirbenduft

3–5 Tr. **Ziebelkiefer**
auf Zirbenholzspäne oder auf ein Stück Zirbenholz mit kleiner Vertiefung geben und auf dem Nachttisch platzieren. Alternativ ein Baumwoll- oder Zirbenspänekissen mit dem ätherischen Öl beträufeln und neben sich ins Bett legen.

Schulkinder

Mischung für die Duftlampe zur Stärkung zarter Kinderseelen im turbulenten und manchmal rauen Schulalltag.

3 Tr. **Zirbelkiefer**,
3 Tr. **Mandarine rot**,
3 Tr. **Mimose 15 %**

Schutz & Kraft

Körperöl „Stürmische Zeiten"

3 Tr. **Zirbelkiefer**, 5 Tr. **Benzoe Siam**,
3 Tr. **Weihrauch afrik.**,
2 Tr. **Zypresse**, 6 Tr. **Rose 10 %**
+ 100 ml Jojobaöl

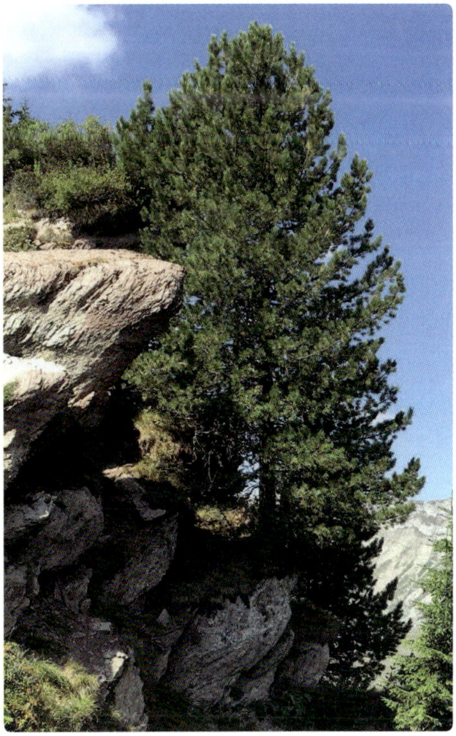

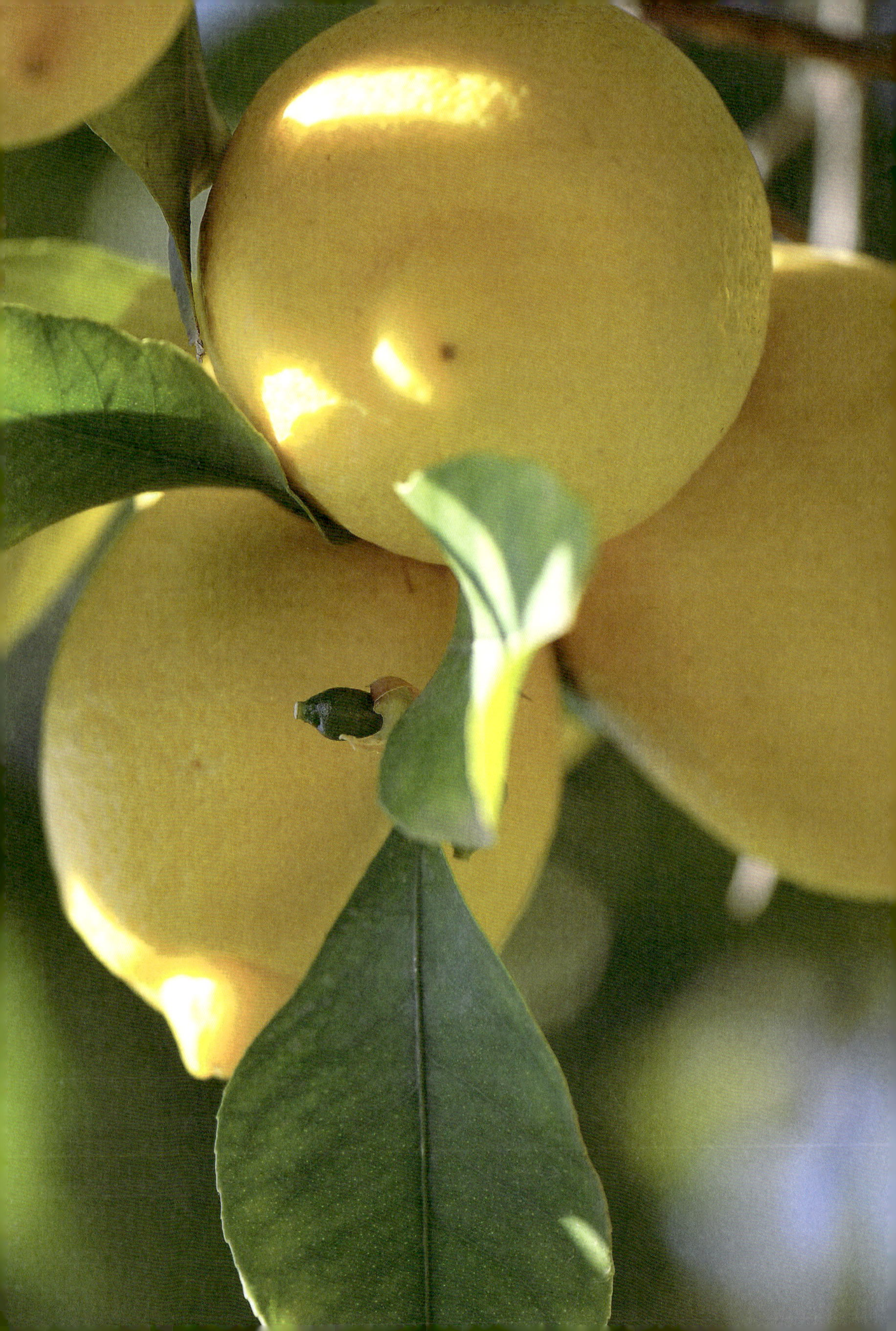

ZITRONE ▲

Sorgt für Klarheit, Durchblick und Frische

Botanischer Name der Pflanze
Citrus limon

Botanische Familie
Rutaceae (Rautengewächse)

Gewinnung
Kaltpressung der Fruchtschalen

Herkunft des Öls
Italien, USA, Argentinien

Geruch / Farbe / Konsistenz
Frischer, belebender Duft, strahlend hell, spritzig, süß-fruchtig und herb zugleich.
Das dünnflüssige Öl ist von hellgelber bis leicht grünlicher Farbe

Duftbereich
Kopfnote ▲

Wichtige Inhaltsstoffe*
Monoterpene ca. 95 %
Limonen 65–75 %
β- und α-Pinen 11–21 %
β-Terpinen 8–10 %
weitere in kleinen Mengen
Monoterpenaldehyde ca. 3 %
Geranial und Neral
Sesquiterpene 1 %
β-Bisabolen
Ester 1 %
Furanocumarine, Cumarine 0,1 %
Bergamottin
Bergapten

Körperliche Wirkung
Antibakteriell, antiviral, antiseptisch in der Raumluft, entzündungshemmend, venenstärkend, adstringierend, immunmodulatorisch, fiebersenkend, lymphflussfördernd.

Psychische Wirkung
Erfrischend, belebend, aktivierend, kühlend, konzentrationsfördernd (ohne hektisch zu machen), macht einen klaren Kopf, stimmungsaufhellend.

➡ **Besonderheiten / Warnhinweise**
Ätherisches Zitronenöl ist sehr vielseitig einsetzbar und sollte in keiner Hausapotheke fehlen. Bei der Verwendung sollten jedoch ein paar wichtige Punkte berücksichtigt werden.

- Zitronenöl enthält Furanocumarine. Bei der Verwendung in Hautpflegeprodukten ist die photosensibilisierende **Wirkung** dieses Inhaltsstoffes zu berücksichtigen, siehe Seite 21.
- Auf **Bioqualität** achten: Zitronenöl wird aus der Fruchtschale gewonnen. Beim konventionellen Anbau von Zitrusfrüchten werden Pestizide eingesetzt, die evt. im ätherischen Öl nachweisbar sind.
- Die **Haltbarkeit** von kaltgepressten Zitrusschalenölen beträgt ca. ein halbes Jahr.

Raumduftmischungen

Zitronenöl ist bestens geeignet für die Raumbeduftung. Mithilfe von Duftlampe, Duftbrunnen, Vernebler oder Streamer lässt sich **Zitrone** als Einzelöl oder in Kombination universal einsetzen. **Zitrone** duftet frisch und vermag gleichzeitig die Anzahl der Keime in der Raumluft zu verringern. Somit erfrischt es die Raumluft in den Sommermonaten und desinfiziert sie, wenn im Herbst die Grippezeit beginnt. Zitronenöl ist aufgrund der desinfizierenden Wirkung auch bestens geeignet zur Verwendung in Therapie- und Praxisräumen.

Besonders bewährt und erprobt ist naturreiner Zitronenduft zur Steigerung der Konzentration. Sei es in Schulen, am Arbeitsplatz, in Prüfungssituationen oder beim Autofahren.

Raumduft „Konzentration“

- 4 Tr. **Zitrone**,
  2 Tr. **Rosmarin Verbenon**

Raumduft „Praxiszimmer“

- 3 Tr. **Zitrone**, 5 Tr. **Zirbelkiefer**,
  4 Tr. **Myrte türk.**

Autoduft bei Übelkeit und zur Förderung der Konzentration

Die Tropfen auf ein Vlies geben und dieses im Auto platzieren.

- 3 Tr. **Zitrone**, 3 Tr. **Pfefferminze**

Raumduft „Klassenzimmer“

- 6 Tr. **Zitrone**, 4 Tr. **Zirbelkiefer**,
  4 Tr. **Weisstanne**, 8 Tr. **Grapefruit**

Duftmischung „Volle Konzentration“

- 4 Tr. **Zitrone**, 3 Tr. **Grapefruit**,
  2 Tr. **Fichtennadeln sib.**

Raumspray „Meine Yogazeit“

- 10 Tr. **Zitrone**, 6 Tr. **Zirbelkiefer**,
  4 Tr. **Weisstanne**, 5 Tr. **Orange**
  + 50 ml Orangenblütenwasser

Raumduft „Nach dem Kochen“

- 2 Tr. **Zitrone**, 2 Tr. **Zirbelkiefer**,
  1 Tr. **Pfefferminze**

Erkältung / Grippe

Raumduft „Grippezeit“

- 3 Tr. **Zitrone**, 3 Tr. **Zirbelkiefer**,
  2 Tr. **Myrte türk.**, 2 Tr. **Cajeput**

Brustöl „Leichter Atmen“

- 5 Tr. **Zitrone**, 7 Tr. **Fichtennadeln**,
  2 Tr. **Benzoe Siam**, 3 Tr. **Weihrauch afrik.**
  + 50 ml Mandelöl

Gurgelwasser „Halsschmerz“

- 2 Tr. **Zitrone**
  + ½ Glas Wasser zum Gurgeln, vorher gut vermischen

Fieber

Fußbad

Anstelle eine Wadenwickels hilft auch ein Fußbad. Das Wasser hierfür sollte nur 1–2 °C kälter als die Körpertemperatur sein, so dass kein Kälteschock erzeugt wird.

2–3 Tr. ZITRONE
+ warmes Wasser

Hautpflege

Unter Berücksichtigung der auf Seite 209 genanten Hinweise kann frisches Zitronenöl Hautpflegemischungen zugefügt werden. Es wird durch seine entzündungshemmende und adstringierende Wirkung bei großporiger Haut und Hautunreinheiten geschätzt. Durch die zusammenziehende (adstringierende) Wirkung werden die Poren der Haut feiner. Zudem wird die Haut gestrafft und die Reinigung unterstützt, weshalb wir Zitrone auch häufig in Mischungen für Detox oder Cellulite finden. Für längere, heiße, und durchwärmende Bäder sollte Zitronenöl als Einzelöl jedoch nicht verwendet werden, da es zu Hautreizungen kommen könnte.

Gesichtsdampfbad bei Akne

Die ätherischen Öle in eine Schüssel mit heißem Wasser geben, ein Handtuch über den Kopf legen und das Gesicht bedampfen.

2 Tr. ZITRONE, 1 Tr. LAVENDEL FEIN

Lymphflussförderndes Pflegeöl

10 Tr. ZITRONE, 10 Tr. GRAPEFRUIT, 5 Tr. ZYPRESSE, 2 Tr. FENCHEL SÜSS
+ 100 ml Mandelöl

KÜCHE & GENUSS

Zitronenschalenöl ist für Speisen und Getränke täglich einsetzbar. Es lässt sich für alle Süßspeisen, aber auch für salzige Saucen und Dips, Salate und Suppen verwenden. Das Öl sollte in Bioqualität verwendet werden.

Aroma-Trinkwasser

Stilles Mineralwasser wirkt besonders erfrischend und vitalisierend, wenn ein paar Tropfen ZITRONE dazugefügt werden. Hierfür wird eine Scheibe frische Zitrone geschnitten, mit Zitronenöl beträufelt und dann in die Karaffe mit dem Wasser gegeben.

3 Tr. ZITRONE (Bio)
+ 1 Scheibe frische Zitrone (Bio), 1L Mineralwasser

Schneidbrett-Methode

Eine verblüffend einfache Methode hat die Aromaküchen-Expertin Maria M. Kettenring entwickelt: Eine angefeuchtete Schneideunterlage wird mit 2–4 Tr. Zitronenöl beträufelt. Das ätherische Öl zunächst auf dem Brett verteilen und dann Kräuter, Gemüse, Salatzutaten darauf zerkleinern. Auf diese Weise werden die Kräuter usw. aromatisiert.

Zitronenverbene ▲

Beruhigt und erfrischt das Gemüt zugleich

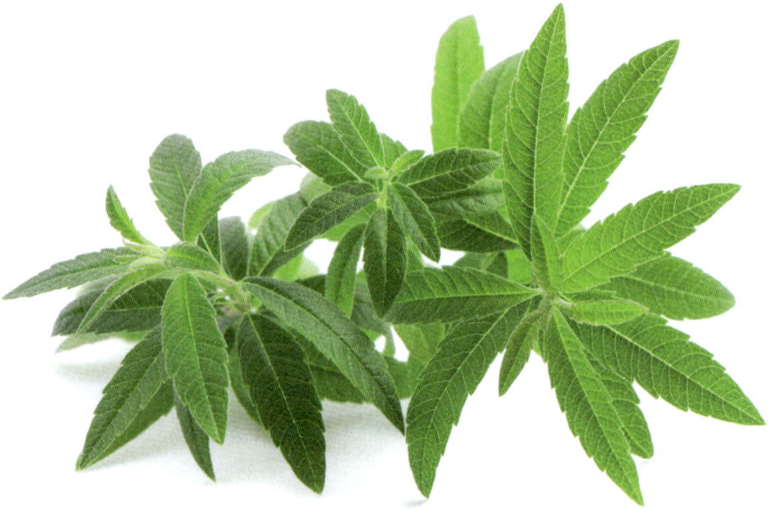

Botanischer Name der Pflanze
Aloysia citrodora

Botanische Familie
Verbenaceae (Eisenkrautgewächse)

Gewinnung
Wasserdampfdestillation der Blätter

Herkunft des Öls
Frankreich, Peru (Anden), Nepal

Geruch / Farbe / Konsistenz
Sehr klar und rein, streng, etwas zitronig, wenig süß; ähnelt dem häufig verwendeten Lemongrassöl – das jedoch deutlicher nach Zitrone riecht und nicht so klar wirkt.
Helles, dünnflüssiges Öl

Duftbereich
Kopfnote ▲

Wichtige Inhaltsstoffe*
(Herkunft Frankreich)
Monoterpene 35–42 %
Limonen 15–35 %
Aldehyde 15–25 %
Geranial (Citral A) 15 %
Neral (Citral B) 10 %
Monoterpenalkohole
in kleinen Mengen
Oxide 5–10 %
1,8-Cineol 7 %
Sesquiterpene ca. 15 %
β-Caryophyllen 4,4 %
Curcumen 5 %
Zingiberen 3,5 %

Körperliche Wirkung
Entzündungshemmend und schmerzmindernd, das Zentralnervensystem wird angeregt, die Wehentätigkeit wird angeregt und gefördert.

Psychische Wirkung
Sehr stark beruhigend, zugleich konzentrationsfördernd, angstmindernd, depressive Stimmungen ausgleichend, gegen nervöse Erschöpfung.

Warnhinweise / Besonderheiten
Die Heimat des Zitronenstrauches (Zitronenverbene) ist in Südamerika. Die Pflanze wird jedoch auch in Frankreich kultiviert, wo die wohlriechenden Blätter für Erkältungs- und Stärkungstees verwendet werden. Die bei uns heimische Verbene (*Verbena officinalis*) ist hingegen geruchslos.

Vorsicht: Aufgrund des hohen Anteils an Aldehyden kann es bei diesem ätherischen Öl zu Hautreizungen kommen. Es sollte deshalb in Hautpflegemischungen immer niedrig dosiert werden (0,5 %ig).

HAUSAPOTHEKE

Raumduft
Die Tropfenzahl von ZITRONENVERBENE in der Duftlampe entscheidet über die Wirkung des Dufts:

1 Tr. -> zur Beruhigung

2–3 Tr. -> zur Konzentration

Entspannung

Schläfenöl „Kopfschmerz"

1 Tr. ZITRONENVERBENE,
2 Tr. MANDARINE ROT
+ 10 ml Jojobaöl

Bauchöl „Entspannung"

1 Tr. ZITRONENVERBENE,
3 Tr. MAJORAN, 1 Tr. ANGELIKAWURZEL, 5 Tr. LAVENDEL FEIN
+ 50 ml Sesamöl

Rasierwasser
ZITRONENVERBENE eignet sich gut als Zusatz in Rasier- und Erfrischungswässern.

Saunamischung

Grundmischung
Die Mischung reicht für 20 Aufgüsse. Jeweils 5 Tropfen verwenden.

20 Tr. ZITRONENVERBENE,
10 Tr. LEMONGRASS, 30 Tr. ZIRBELKIEFER, 40 Tr. MYRTE TÜRK.

Frauenthemen

Geburtshilfe
Zur Förderung der Wehentätigkeit (in einem Massageöl oder als Badezusatz). Über die Verwendung von Zitroneneverbenenöl sollte jedoch immer eine aromatherapeutisch ausgebildete und erfahrene Hebamme entscheiden. Nicht während der Schwangerschaft einsetzen!

Zypresse ❤

Eingrenzend und strukturgebend

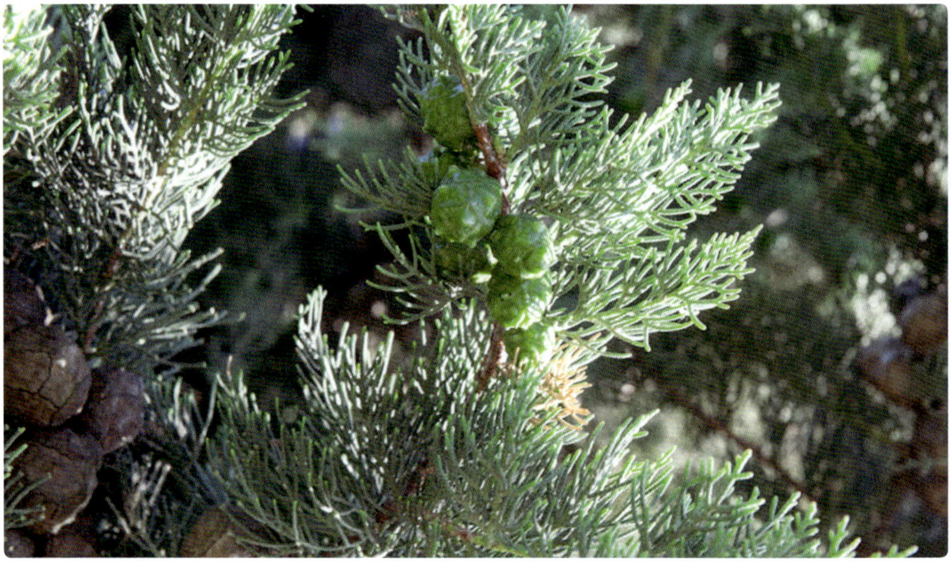

Botanischer Name der Pflanze
Cupressus sempervirens

Botanische Familie
Cupressaceae (Zypressengewächse)

Gewinnung
Wasserdampfdestillation der Zweige mit den Nadeln und Zapfen

Herkunft des Öls
Mittelmeerländer, z.B. Frankreich, Nordafrika, Algerien

Geruch / Farbe / Konsistenz
Holzig-harziger Geruch, klar, frisch, herb, etwas kratzig.
Durchsichtiges, helles, dünn- bis normalflüssiges Öl

Duftbereich
Herznote ❤

Wichtige Inhaltsstoffe*
Monoterpene 74–80 %
α-Pinen 42–50 %
δ-3-Careen 14–17 %
Limonen 2–3 %
Ester
Terpinylacetat 3–4 %
Monoterpenalkohole 3–4 %
Terpinen-4-ol 2 %
Sesquiterpene ca. 3 %
GermacrenD 1,7 %
Sesquiterpenalkohole
Cedrol 1–2 %

Körperliche Wirkung
Adstringierend, gefäßverengend, die Venenwände stärkend, entstauend, das Lymphsystem anregend, leicht entwässernd, schleimlösend, in den Bronchien gefäßerweiternd, schweißhemmend, blutungsregulierend (Menstruation).

Psychische Wirkung
Nervenstärkend, aufrichtend, Halt gebend, macht wach und aufmerksam, fördert die Konzentration auf das Wesentliche.

➡ Besonderheiten
Der schmale, aufrechte Habitus der Zypressenbäume prägt vielerorts das Landschaftsbild Italiens. Die Baumform strahlt Achtung und Respekt aus. Der aufrechte Wuchs wird auch durch starken Wind nicht gebeugt, die Pflanze bleibt aufrecht – ohne dabei starr zu sein.

Auch das ätherische Öl der Zypresse richtet uns psychisch auf und gibt Halt. Im Sturm des Lebens oder wenn wir zu nah am Wasser gebaut sind, aber einen klaren Kopf benötigen, reicht es, kurz an einem Fläschchen mit Zypressenöl zu schnuppern – und die Augen werden wieder trocken.

Zypressenöl vermag tatsächlich die überschüssige Produktion verschiedenster Körperflüssigkeiten einzugrenzen und das Gewebe zu straffen. So hilft es beispielsweise bei Wassereinlagerungen, starker Schweißbildung, bei Fließschnupfen, tränenden Augen und bei Heuschnupfen.

HAUSAPOTHEKE

Venenleiden
Die Beine mit der unten genannten Mischung in Richtung Herz einreiben. Falls sich das Bein plötzlich sehr heiß anfühlt und vielleicht sogar eine Venenentzündung beginnt, kann man akut etwas von der Mischung oder nur einige Tropfen Lavendel fein mit zwei Esslöffel Quark verrühren und auf die heißen Stellen auftragen.

Venenöl

- 5 Tr. **Zypresse**, 8 Tr. **Grapefruit**, 3 Tr. **Wacholderbeere**, 5 Tr. **Lavendel fein**, 3 Tr. **Myrte türk.**
  + 100 ml Calendulaöl

Hämorrhoiden
Das Hämorrhoidenöl fördert die Festigkeit der Venen und unterstützt die Heilung der Schleimhäute.

Hämorrhoidenöl & Sitzbadesalz

- 5 Tr. **Zypresse**, 5 Tr. **Lavendel fein**, 3 Tr. **Schafgarbe**, 3 Tr. **Zeder**, 3 Tr. **Teebaum**
  + 50 ml Calendulaöl

- 5 Tr. **Zypresse**, 2 Tr. **Wacholderbeere**, 2 Tr. **Weihrauch afrik.**
  + 1–2 EL Meersalz

Cellulite

Das Celluliteöl wirkt gewebestraffend und kann zweimal täglich angewendet werden. Eine kurmäßige Anwendung verläuft über zwei bis drei Wochen.

Celluliteöl

5 Tr. Zypresse, 5 Tr. Grapefruit, 3 Tr. Myrte türk., 3 Tr. Rosmarin Cineol
+ 50 ml Mandelöl

Gesichtspflege

Gesichtsmaske „Hautstraffend"

1 Tr. Zypresse, 1 Tr. Wacholderbeere, 2 Tr. Lavendel fein
+ 1 Portion Heilerde (hautfein) und etwas Hamameliswasser

Gesichtswasser „Hautstraffend"

2 Tr. Zypresse, 3 Tr. Grapefruit, 2 Tr. Lavandin
+ 50 ml Lavendelwasser

Rasierwasser herb-frisch

2–3 Tr. Zypresse, 2 Tr. Petit Grain Bigarade
+ 50 ml Hamameliswasser

Haarpflege

Bei schnell fettenden Haaren.

3–5 Tr. Zypresse
+ 200 ml neutrales Shampoo

Fußschweiß

Regelmäßig die Füße in folgender Mischung baden. In der Zeit zwischen den Fußbädern Puder (z.B. Seidenpuder) zwischen die Zehen geben.

4 Tr. Zypresse, 3 Tr. Muskatellersalbei, 3 Tr. Lavendel fein
+ 1–2 EL Meersalz

Raumbeduftung

Raumduft „Krankenzimmer"

Für Duftlampe od. Aroma-Ventilator.

2–3 Tr. Zypresse, 2 Tr. Zirbelkiefer, 2–4 Tr. Grapefruit

Als Raumspray bei unangenehmen Gerüchen (Verbandswechsel usw.).

6 Tr. Zypresse, 10 Tr. Zirbelkiefer, 8 Tr. Grapefruit, 4 Tr. Petit Grain Bigarade, 2 Tr. Pfefferminze
+ 50 ml Wodka

Konzentration

Ein paar Tropfen Zypresse zusammen mit Zeder in der Duftlampe hilft, die Gedanken zu ordnen und strukturiert zu Arbeiten.

Raumduft „Am Ball bleiben"

Für Jugendliche, die sich pubertätsbedingt nicht konzentrieren können und gedanklich leicht abschweifen.

2 Tr. Zypresse, 1 Sp. Vetiver, 3 Tr. Rosmarin Campher

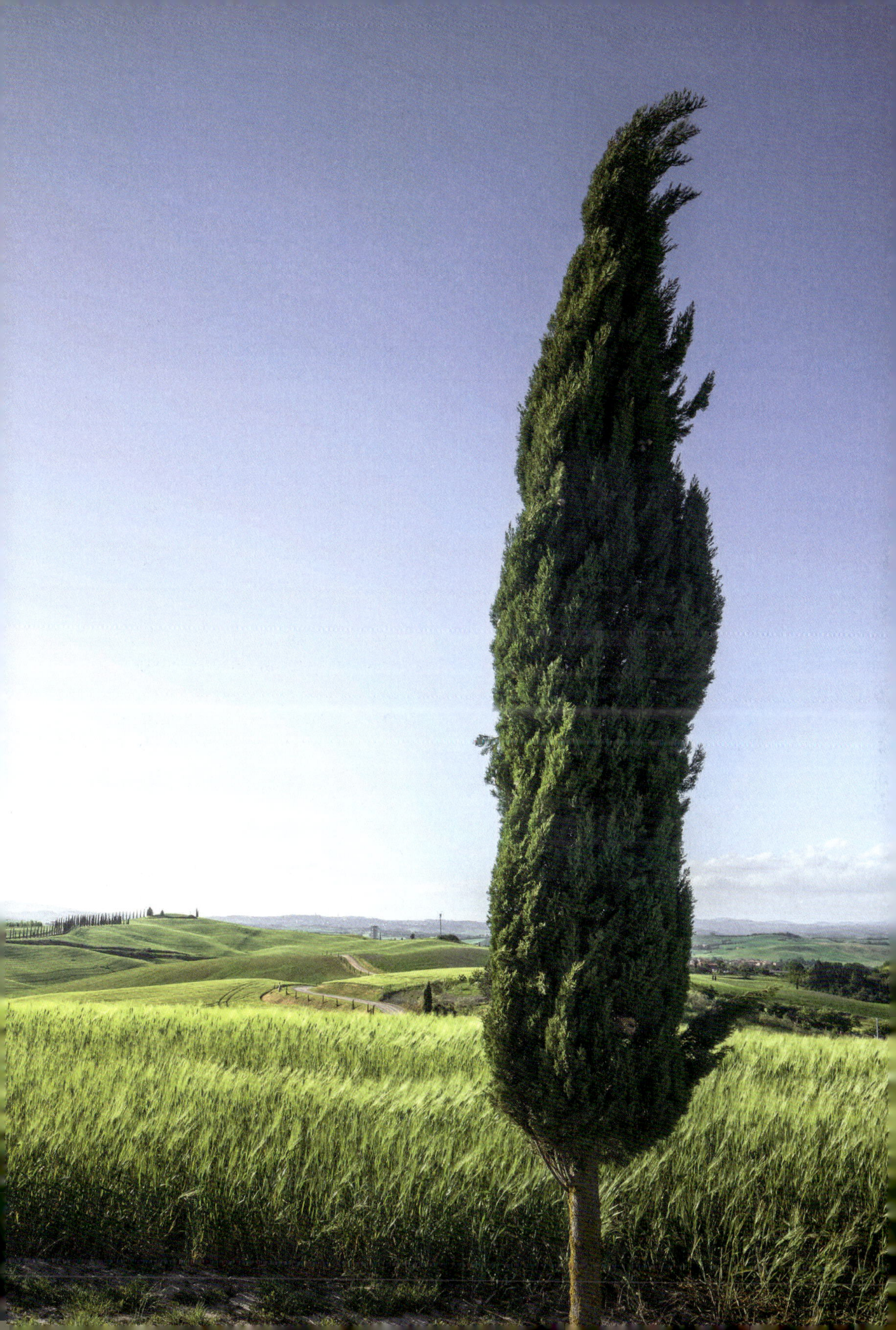

Zum Nachschlagen

Literaturverzeichnis

Beier, C., Demleitner, M., Hamm, D., Danner, H.: Aromapraxis Heute. Therapeutische Anwendung und Monografien, Urban u. Fischer, 2022

Braunschweig, Ruth von: Pflanzenöle – Über 50 starke Helfer für Genuss und Schönheit, Stadelmann Verlag, 2020

Frasnelli, J.: Wir riechen besser als wir denken. Wie der Geruchssinn Erinnerungen prägt, Krankheiten voraussagt und unser Liebesleben steuert, Molden Verlag 2021

Hatt, Hanns; Dee, R.: Das kleine Buch vom Riechen und Schmecken, Knaus Verlag 2012

Herber, S.; Zimmermann, E.: Aromatherapie für Frauen, Joy Verlag 2019

Keller, V.; Merbele, J.; Leube, A.: So duftet Glück, Knaur 2019

Kettenring, M.: Hausapotheke Ätherische Öle, Joy Verlag 2014

Primavera Akademie: Fachbuch der Aromatherapie, Band 3, 2012/2013

Steflitsch, H.; Wolz, D.; Buchbauer, G.; Heuberger, E.; Stadelmann, I.: Aromatherapie in Wissenschaft und Praxis, Stadelmann Verlag, 2021

Thumm, A.; Kettenring, M.: Waldmedizin – Die Heilkraft der ätherischen Baumöle, Joy Verlag 2018

Thumm, A.; Kettenring, M.: Zitrusdüfte – Die Heilkraft der ätherischen Öle von Orange, Zitrone, Limette & Co., Joy Verlag, 2021

Thumm, A.; Kettenring, M.: Ätherische Öle in der Erkältungszeit, Joy Verlag, 2020

Trunzer, J.: Natürlich Mama, Joy Verlag 2022

Werner, M.; Braunschweig, R. von: Praxis Aromatherapie, Haug Verlag, 2020

Zimmermann, E.: Aromatherapie für Pflege- und Heilberufe. Kursbuch für Ausbildung und Praxis, Überarbeitete Auflage 2022

Hersteller von naturreinen ätherischen Ölen, Hydrolaten und fetten Pflanzenölen

Aromaris: www.aromaris.de

Bahnhof-Apotheke: www.bahnhof-apotheke.de

Bergila: www.bergila.com

Farfalla: www.farfalla.ch

Feeling: www.feeling.at

Jophiel Aromaöle: www.jophiel-aromaoele.de

Karadar, Doris: www.doriskaradar.it

Neumond: www.neumond.de

Oshadi: www.oshadi.com

Primavera Life GmbH: www.primaveralife.com

Taoasis: www.taoasis.de

Vegaroma: www.vegaroma.de (lebensmittelzertifizierte äth. Öle)

Wadi: www.etherischeoele.de

Quellen:

*Alle mit diesem Sternchen versehene Informationen stammen von der Firma Primavera Life, 2022.

Bildnachweis:

Umschlag: U1 Fotolia (2017 © weseethewold; U4 Shutterstock © Marian Weyo; Klappe rechts: © Anusati Thumm, © Katharina Zeh
Inhalt: © Primavera Life:
S. 8, 11, 29, 48, 57, 61, 67, 69, 72, 74, 77, 78, 79, 81, 83, 88, 90, 110, 112, 115, 122, 125, 135, 154, 157, 169, 182, 183, 191, 196, 202, 207, 214; Fotograf Tobias Görner für Primavera Life: S. 63, 160, 174, 208
© Anusati Thumm: S. 59, 138;
© Shutterstock: S. 9, 32, 50, 53, 54, 65, 70, 85, 87, 89, 92, 95, 97, 103 ,105 ,106, 121, 127, 128, 130, 132 o., 132 u., 134, 143, 141, 144, 146, 148, 151, 161, 164, 166, 180, 185, 188, 191 u., 195, 199, 201, 205, 212, 217; © Fotolia: S. 6, 41, 49, 99, 108, 117, 172; © Adobe Stock: S. 31, 177

Dank:

Wir bedanken uns bei der Firma Primavera Life, die uns aktualisierte Informationen zu den Inhaltsstoffen im zweiten Teil des Buches zur Verfügung gestellt hat. Ebenso bedanken wir uns bei Maria M. Kettenring für Ihre Beiträge zum Thema Aromaküche, insbesondere auf den Seiten 31, 38, 85, 96, 105 und 211.

Impressum

Bibliografische Information der Deutschen Nationalbibliothek
Die Deutsche Nationalbibliothek verzeichnet diese Publikation in der Deutschen Nationalbibliografie; detaillierte bibliografische Daten sind im Internet über http://dnb.d-nb.de abrufbar.

Wollgrasweg 41, 70599 Stuttgart (Hohenheim)
E-Mail: info@ulmer.de
Internet: www.ulmer-verlag.de
Lektorat: Anette von Löwenstern, Hamburg
Herstellung: Feliza K.-von Beckerath
Druck: AZ Druck und Datentechnik GmbH, Kempten
Printed in Germany

ISBN 978-3-8186-2418-7

FSC® www.fsc.org
MIX
Papier | Fördert gute Waldnutzung
FSC® C008457